21世纪普通高等教育规划精品教材
高等医药教材编写委员会专家审定

机能学实验

周喬春　卢　琼　李维礁　主编

上海科学技术文献出版社
Shanghai Scientific and Technological Literature Press

图书在版编目（CIP）数据

机能学实验 / 周裔春，卢琼，李维礁主编 .—上海：上海科学技术文献出版社，2023

ISBN 978-7-5439-8852-1

Ⅰ . ①机… Ⅱ . ①周… ②卢… ③李… Ⅲ . ①实验医学 Ⅳ . ① R-33

中国国家版本馆 CIP 数据核字（2023）第 096368 号

责任编辑：付婷婷
封面设计：美职教育

机能学实验
JINENGXUE SHIYAN
周裔春　卢　琼　李维礁　主编
出版发行：上海科学技术文献出版社
地　　址：上海市长乐路 746 号
邮政编码：200040
经　　销：全国新华书店
印　　刷：廊坊市伍福印刷有限公司
开　　本：889mm×1194mm　1/16
印　　张：17.5
字　　数：542 000
版　　次：2023 年 8 月第 1 版　2023 年 8 月第 1 次印刷
书　　号：ISBN 978-7-5439-8852-1
定　　价：59.00 元
http://www.sstlp.com

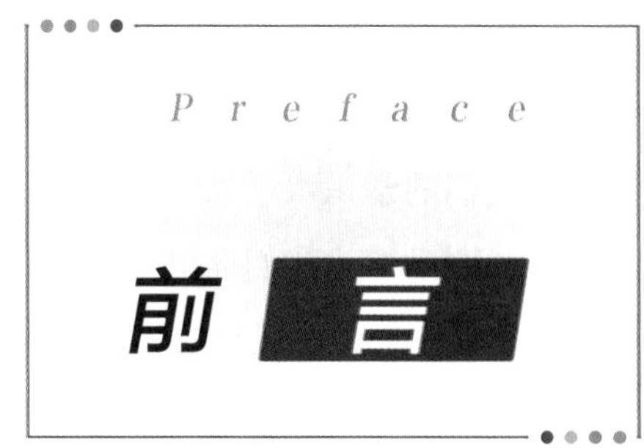

前言

进入21世纪以来，国内各高校对医学教育特别是医学实验教学进行了一系列的改革，也都取得了较好的成效。在这样的背景下，我校也在不断地努力和探索，2000年就已对生理学、病理生理学和药理学实验教学进行了整合，将原先分属三个教研室的实验室也整合为一个机能实验中心，并开设了机能学实验这门新的课程。经过整合，有效地克服了三个学科实验的分散重复开设、综合效益差、实验资源浪费等缺点，实现了实验设备和资源的共享，极大地提高了实验设备和资源利用的效率，也减少了实验准备人员的配置，提高了实验室和实验准备人员的工作效率。与此同时，国内与机能学实验教学改革相配套的实验教材建设也如火如荼地进行着，每年都有新的相关实验教材面世。在机能学实验教材建设方面，我校也取得了一定的成绩，早在2011年，我们就牵头编写出版了《机能学实验教程》一书，该教材在各参编院校多年的使用过程中，也获得了较好的评价。但随着时间的推移，我们也逐渐发现该教材已经越来越难以适应我们当今实验教学的需要。这一是由于该教材存在一些不足和错误之处；二是由于该教材毕竟是十多年前编写出版的，而这十多年来不少机能学实验的仪器设备早已更新换代，许多实验方法也在不断改进，实验教学理念和要求也在不断地发生变化。鉴于此，在上海科学技术文献出版社的大力支持下，以我校机能学教学团队为主体，我们联合湖南医药学院、昆明医科大学、宁夏医科大学和厦门医学院等高校部分机能学相关科室的专家和具有丰富教学经验的一线教师共同设计、编写了这部《机能学实验》。

新编《机能学实验》的编写指导思想是以培养知识全面、具有开拓创新精神的实用型医学人才为目标，紧密结合各参编院校当今实验教学的实际，“量身定做”，体现特色；以训练学生动手、动脑和自主创新能力为重点，既要重视基础性实验的训练，又要加强医学科研能力的培养；自始至终贯彻实用性、综合性、探索性和先进性并适度超前的设计编写理念，既要内容丰富，又要精简、实用。

新编《机能学实验》删减了部分基础验证性实验内容，更新了部分仪器设备的介绍，主要增加并充实了医学科研基础知识、机能学综合与创新性实验和疾病动物模型的复制等部分的内容，使之能充分体现教材的编写指导思想和设计编写理念，并能更好地满足各参编院校当今以及今后较长时间内机能学实验教学实际的需要。在内容增减的同时，《机能学实验》还增加了大量的插图和表格，使版面更加清新活跃。通过机能学实验的教学，使同学不仅能够掌握机能学实验的基本操作技术，将生理学、病理生理学和药理学的知识融会贯通，而且可以全面培养学生的观察问题和解决问题的能力、实验设计与实验结果统计分析的能力，培养学生科学的思维方法与科研论文撰写的能力以及培养学生团结协作、开拓创新的精神，为提高学生的综合学习素质以及今后临床课程的学习打下坚实的基础。

在《机能学实验》的编写过程中，虽然各位编者都非常敬业认真，参阅大量的资料并反复修改，但由于我们的学识水平和经验有限，该教材难免还会存在不少错误和不足之处，我们恳求使用本教材的老师和同学能为我们提出宝贵的意见和建议，以便在再版修订时能够及时更正。在此，我们也向使用这部教材并能提出宝贵意见和建议的师生以及上海科学技术文献出版社表示衷心的感谢！

编者

编　委　会

主　编　周裔春　　卢　琼　　李维礁

副主编　何　巍　　李凤梅　　王中平

于　欢　　张　鹤　　赵　勇

编　委（按姓氏汉语拼音为序）

何　巍（九江学院）

李成今（九江学院）

李凤梅（宁夏医科大学）

罗　海（湖南医药学院）

李辉敏（九江学院）

卢　琼（湖南医药学院）

李维礁（昆明医科大学海源学院）

李兴暖（九江学院）

秦仲君（九江学院）

舒　旭（湖南医药学院）

吴周环（九江学院）

王中平（九江学院）

于　欢（厦门医学院）

余文敏（九江学院）

钟东火（九江学院）

张　鹤（许昌学院）

赵　勇（九江学院）

周　阳（湖南医药学院）

周艳芳（广州医科大学）

周裔春（九江学院）

Contents

目录

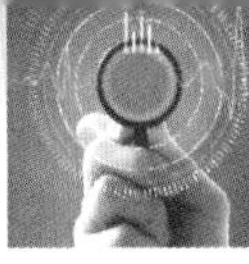

第一章　绪　论

第一节　机能学实验的内容和要求

一、机能学实验的内容

随着医学教育教学改革的深入，逐渐形成了一门新的医学实验课程，这就是机能学实验。机能学实验以观察器官功能变化的动物实验为主，兼顾人体机能实验，从正常－病理状态－药物影响三个不同的角度全面而系统地观察和探讨了机体功能变化的规律。长期以来，生理学、病理生理学和药理学三门学科的实验课程分别独立开设，但这三门学科实验课程的设置、内容、操作和仪器的使用存在着密切的相关性，也存在很多雷同之处，因而在教学过程中常常造成不必要的重复。机能学实验在内容上将传统生理学、病理生理学和药理学的验证性实验进行了重新梳理和有机融合，并增加了机能学常用仪器设备、实验动物及其操作、医学科研基础知识、机能学综合性实验、疾病动物模型和病案讨论等内容。通过有机融合并优化整合，机能学实验克服了传统教学过程中实验重复开设、资源浪费、综合效益差等缺点，实现了实验设备、耗材和人力资源等的共享，因而极大地提高了实验教学的效率，同时也降低了实验教学的成本。通过机能学实验的教学，不仅可使学生掌握机能学实验的基本操作和技能，还可巩固和验证三门学科的基本理论，并将三门学科的理论知识融会贯通，从而培养学生的动手能力和观察、分析、解决问题的能力，同时培养学生严谨的科学作风、严密的逻辑思维能力并学习医学科研的一些基本知识，为今后的学习和工作打下坚实的基础。

二、机能学实验的要求

要达到机能学实验的目的，须遵循以下要求。

（一）实验前

（1）仔细阅读实验教程，了解实验目的和要求，掌握实验步骤方法和注意事项。

（2）复习相关的理论知识并查阅有关的文献资料，充分理解实验原理。预测各项实验的结果，对预期的实验结果进行初步分析。

（3）设计记录实验原始项目和数据的表格。

（二）实验中

（1）进入实验室必须穿工作服，严格遵守实验室各项规章制度。

（2）根据实验内容和班级人数分组，每组人数不宜过多，每组选出一名组长。实验以组为单位进行，合理分工，尽可能使每个同学都有操作机会并使全组每个同学都能看到每一步实验过程。

（3）按照实验教程或指导老师的要求，认真规范操作，不得随意更改实验步骤和实验项目。

（4）仁慈对待实验动物，减少对实验动物不必要的刺激和痛苦。保护实验动物和标本，维持其良好的机能状态。

（5）按照操作规程正确使用实验仪器和手术器械，爱护公物。节约实验耗材。注意安全，严防触电、火灾、动物咬伤和中毒等事故的发生。

（6）耐心仔细观察实验现象，及时客观地记录实验结果并加上文字注释，不可单凭记忆，以免发生错误或遗漏。在实验过程中，实验条件应始终保持一致，如有变化应加文字说明。

（三）实验后

（1）规范关闭实验仪器和设备电源，清洗、擦干手术器械，清点实验用品，如数归还实验器材和用品，如有损坏或缺少立即报告指导老师。

（2）规范妥善处理实验动物和标本，值日生做好实验室清洁卫生工作，关闭水电和门窗。

（3）整理和分析实验结果，认真独立地完成实验报告，按时收集呈交指导老师批阅。

第二节　实验结果的记录和处理

一、实验结果的记录

实验结果的记录是实验结果的客观反映，也是实验结果分析的客观依据。实验时须认真观察，及时记录。记录时要做到客观、具体、完整、清楚，如刺激的种类、强度、时间，给药名称、剂量和给药时间，动物或标本发生反应的表现、特征、强度、持续时间以及动物生命体征的改变等。特别是在实验过程中，每次刺激、给药后均需与刺激、给药之前或对照组进行对照。记录实验结果时要有耐心，需等前一项实验基本恢复正常后，才能进行下一项实验。在两项实验之间，若有较长时间的操作或等待，可暂停记录，以节约内存。观察完全部实验结果后，命名保存，也可剪辑打印，以便进行处理分析。对一些不能使用仪器记录的实验结果，可通过绘图或设计表格来记录，也可同时拍摄照片或录像来记录。

二、实验结果的处理

实验结束后需将所记录到的实验结果进行科学的统计、分析和整理，使之转变为有说服力的定性或定量的数据或图表，以明确实验结果的可靠性，分析其产生的机制，得出正确的结论。

实验过程中直接记录到的结果数据称为原始资料或原始数据。原始资料根据其性质可分为计量资料和计数资料两大类。计量资料是以数值大小来表示实验指标的变化程度，如体温、心率、血压、血糖浓度和尿量等，这类资料可用测量仪器测得。计数资料是通过清点数目所得到的实验结果，如实验动物存活或死亡的数目、阳性反应或阴性反应的例数等。在获得一定量的原始资料后，即可进行统计学处理，使实验结果具有较高的可靠性。凡可用曲线方式记录结果的实验，应尽量采用曲线方式来记录实验结果，并在曲线上标注实验项目。如果记录到的曲线太长，可以用客观科学的态度将没有实验意义的曲线部分去掉，通过剪辑方式得到具有典型变化的实验曲线。有些实验结果可采用表格或绘图的方式来表示。制表时，一般将观察项目列在表内左侧，自上而下逐项填写，表内右侧依次填写各项结果变化的数据。绘图时，应在横轴和纵轴上列出数值、标明单位，一般横轴表示时间或各种刺激条件、纵轴表示所记录到的反应强度。绘制通过各点的曲线要光滑，如果不是连续性的变化，也可用柱形图表示。绘图时，在图的下方须注明实验名称和实验条件等。有些实验数据，须经相应的统计学方法处理，才能对其进行评价。

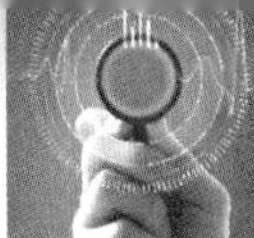

第三节　实验报告的撰写

实验报告是学生完成实验后，对实验过程和结果所作的全面而又简明扼要的总结。撰写实验报告是机能学实验的一个重要环节。学生通过撰写实验报告，认真整理实验结果，并用已知的理论知识和文献资料对实验结果进行分析和总结，得出实验结论，从而培养自己应用知识、独立思考、分析和解决问题的能力。通过书写实验报告，还可以提高学生的文字表达能力，了解科研论文撰写的基本格式、图表绘制、数据处理和文献资料查阅的基本方法，为今后撰写医学科研论文打下良好的基础。

一、实验报告撰写的内容

实验报告撰写的内容包括：

（1）一般项目：包括实验题目、班级、实验组、日期、实验室温度和湿度等。

（2）实验目的：尽可能简要地说明实验目的，如通过实验掌握某种实验方法或验证某方面的理论原理。

（3）实验原理：简要阐明与本实验相关的理论知识。

（4）实验对象：包括名称、性别、种属、体重和健康状况等。

（5）实验器材和药品：列举实验过程中所用到的仪器设备、器材和药品，不应遗漏。

（6）实验方法和步骤：简要叙述实验方法和步骤，不应照抄实验教程。

（7）实验结果：是实验报告中最为重要的部分。应将实验过程中观察到的实验现象真实、详细地记录下来，每项观察都要作原始记录。书写实验报告时，应根据原始记录填写实验结果，而不能单凭记忆或凭空想象。

（8）讨论和分析：讨论和分析是利用所学的理论知识对实验现象和结果进行解释和推理分析。如果实验失败或实验结果与理论预期不相符，分析其可能的原因。讨论和分析是培养独立思考、综合分析问题能力的重要环节，不可凭空想象或盲目抄袭书本或他人的实验报告。

（9）实验结论：实验结论是从实验结果中归纳总结出的一般而概括性的判断，也是该实验所要验证的理论原理的简要总结。实验结论要简明扼要、高度概括、符合逻辑。实验结论中不必罗列具体的实验结果，在实验过程中未获得充分证据支持的理论分析也不应写入实验结论。

二、实验报告撰写的要求

实验报告撰写的要求如下：

（1）以科学严谨的态度，独立认真地撰写实验报告，而不可抄袭他人的实验报告。

（2）撰写实验报告时文字要言简意赅，书写工整、字迹清楚，正确使用标点符号。

（3）按要求使用统一的实验报告本或报告纸撰写，并在指导老师规定的时间内完成，由学习委员收集交指导老师批阅。

第四节　处　方

一、处方的意义

处方是医师为患者所开具的药单，药师则根据处方配药和发药。因此，处方是医师和药师对病人共同负责的重要书面文件。当因处方书写或配制、发药差错而造成医疗事故时，处方便是重要的法律凭证，以追究医师或药师相应的责任。同时，处方还是患者在治疗过程中用药的真实凭证和药品消耗、结账的原始依据，因此原始处方必须保存，以供备查。开具和调配处方须由取得相应专业资格认定的医师和药师完成。医师在开具处方时，须遵循安全、合理、有效和经济的原则，药师则须按处方准确、快捷配药发放给患者使用。

二、处方制度

（1）医师处方权由科主任提出，经院长批准，登记备案并将本人签名留样于药剂科，药师凭此签名留样，对比处方上医师签名，二者一致时方可接收处方并配发药品。

（2）无处方权的医师开写处方，必须由有处方权的医师审核同意并签名后，方能生效。医师不得为自己开写处方。

（3）药剂科不得擅自修改处方。如处方有误，应通知医师更改并在更改处签名，处方方能生效。若因处方内药品短缺而需用其他药品代替时，也需经处方医师更改并签名。凡处方不合格者，药师有权拒绝调配。

（4）药房应建立错误处方登记制度，对医师的错误处方如配伍禁忌、剂量有误、名称用法不清楚和不完整等进行登记，定期上报公布。

（5）一般药品处方剂量以 3 日为限，急症处方剂量以 1 日为限，某些慢性病或特殊情况可酌情适当延长。

（6）对有关毒性药品、麻醉药品、精神药品和其他限制药品处方，应遵照国家有关规定执行。对违反规定、滥用药品行为，药师应拒绝调配，情况严重者应向上级报告。

（7）处方限当日内有效，超过日期不予配发药品。必要时经处方医师更改日期并重新签字后方可配发。

（8）一般处方保存 1 年，精神药品和毒性药品处方保存 2 年，麻醉药品处方保存 3 年。到期造册登记后由院长批准销毁。

三、处方的结构和内容

一般医疗单位都有印好的统一处方笺，便于应用和保存，书写处方时只需将相应的项目填写即可。完整的处方可分为以下六部分。

（一）处方前记

包括医院全名、就诊科室、病人姓名、性别、年龄、门诊号或住院号以及处方的日期等。

（二）处方头

凡写处方都以 Rp 或 R 起头。Rp 是拉丁文 Recipe 的缩写，是“请取”的意思，即请药师“取下列药品”并发给病人。

（三）处方正文

这是处方的主要部分，包括药品的名称、剂型、规格和用量。如一张处方中有几种药品，则每一种药品应另起一行书写。药品数量一律用阿拉伯数字表示，药品用量的小数应排列整齐，以防错误。

（四）配制法

凡是完整处方，均应写明调配方法，简单处方则省去这一项。

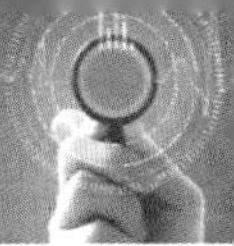

（五）用法

用药方法通常以 Sig 或 S 即拉丁文 Signa 的缩写标记，包括每次剂量、每日次数、给药途径、给药时间及注意事项。口服给药可省去给药途径，饭后服用可省去给药时间，除此之外均应写清楚。

（六）医师、药师签名

医师开完处方，需细看一遍，确保无误后才能交给患者或护士取药。急诊处方须立即取药者，一般用急诊处方笺书写或在处方笺左上角加写“急!”、加盖红色“急!”的字样图章或“Cito”字样。药师有责任检查处方，如发现错误有权退还医师改正，确认无误后才能进行配制和发药并在处方笺上签名。

四、处方的种类

处方主要有完整处方和简化处方两大类。此外，还包括法定处方和协定处方。

（一）完整处方

医师根据病情需要而设计的比较复杂的处方，包括主药、佐药、赋形药、矫味药等，处方中必须包括配制方法和剂型要求。配制后的药量是一个总量。例如：

Rp　　胃蛋白酶　　5.0　　（主药）
　　　稀盐酸　　2.0　　（佐药）
　　　单糖浆　　2.0　　（矫味药）
　　　橙皮酊　　10.0　　（矫味药）
　　　尼泊金醇　　0.5%，1.0　　（防腐药）
　　　蒸馏水　　加至 200.0　　（赋形药）
　　　配制：混合、摇匀
　　　用法：每次 10 mL，每日 3 次，饭前服

（二）简化处方

简化处方是与完整处方相对而言。为了提高医疗工作效率，在不影响处方质量和正确性的基础上，将处方结构加以简化的处方称为简化处方。简化处方所列药物均为已经制成各种制剂的药品，在处方正文中药物名称、剂型、规格和所需剂量一行书写即可。简化处方可省略配制方法。例如：

Rp　　青霉素 G　　80 万单位 ×6 支
　　　用法：每次 80 万单位，每 12h 1 次，肌注
　　　（皮试，阴性者应用）

Rp　　阿司匹林片　　0.3 ×6#
　　　用法：每次 1 片，每日 3 次

（三）法定处方

以简化处方形式开写的国家最新颁布的药典上的制剂称为法定处方。如果这种制剂只有一种规格可省略规格不写，若有两种以上规格则应注明规格。例如：

Rp　　复方氯化钠注射液　　500.0 mL/ 瓶 ×2
　　　用法：1 000 mL　　静脉滴注

有些制剂虽非药典所规定，但临床上应用已久或被药品规范等专著收载，而制药单位也按这一规格生产，这称为标准制剂，其处方方法与法定处方相同。

（四）协定处方

医疗单位内部或几个医疗单位联合协商议定之处方称为协定处方。由于已预制好制剂，在书写处方和发药时可节省时间，提高工作效率。协定处方仅适用于制定该协定处方的医院内部使用。例如：

Rp　　胃蛋白酶合剂　　100.0 mL/ 瓶 × 1
　　用法：每次 10 mL，每日 3 次，饭前服

五、处方的书写方法

（一）单量处方法

单量处方要求药物制剂独立可数，每次用量可以分装。如片剂、胶囊剂、丸剂、栓剂、注射剂及冲剂等都是可数的，这些制剂均可采用单量处方法。单量处方法的通式如下：

药物名称及制剂：规格 × 总个数

用法：每次用量，每日次数，给药时间，给药途径

规格是指每个可数制剂的主药含量，如硝酸甘油片每片含硝酸甘油 0.6 mg、阿托品注射液每支含阿托品 0.5 mg、10% 葡萄糖注射液每瓶 500 mL 等。复方制剂则不必写出制剂规格，只开写总个数。

每次用量根据患者年龄大小和病情需要而定，可以是一个规格的含药量，也可以是半个或者两个以上规格的含药量。例如：

Rp　　硝苯地平片　　10 mg × 20 片
　　用法：每次 1 片，每日 3 次

Rp　　青霉素 G 钠粉针剂　　80 万 u × 6 支
　　用法：每次 80 万 u，每 12 h 1 次，肌注
　　（皮试，阴性者应用）

（二）总量处方法

总量处方的制剂是不可数的，每次剂量需从药物制剂的总量中取出。如溶液剂、合剂、糖浆剂、酊剂、洗剂、软膏剂、喷雾剂及滴眼剂、滴鼻剂、滴耳剂等都是不可数的药物制剂，这些制剂均应采用总量处方法。总量处方法的通式如下：

药物：名称、剂型、浓度、总需要量

用法：每次用量、每日次数、给药时间、给药途径

总需要量即一次处方所开写的几日量。这类处方的药物制剂，其容器都有一定的规格。例如，合剂 100 mL/ 瓶、洗剂 200 mL/ 瓶、软膏剂 10 g/ 袋、眼膏剂 2.5 ~ 5g/ 袋、滴眼剂 5 mL/ 支、滴鼻剂 10 mL/ 支。开写处方时，总需要量应是 1 个或几个完整规格的包装。有些需要临时配制的药物制剂，则根据病情需要开写总量。

Rp　　10% 氯化钾溶液　　100.0 mL/ 瓶 × 1 瓶
　　用法：每次 10 mL，每日 3 次，饭后服

Rp　　炉甘石洗剂　　200.0 mL/ 瓶 × 1 瓶
　　用法：涂于患处，一日数次，用前摇匀

Rp　　金霉素眼膏　　0.5%，2.5g/ 支 × 1 支
　　用法：涂布于下眼睑内，每日 3 ~ 4 次

六、处方书写的要求

（1）处方可采用中文、英文或拉丁文书写。无论采用何种文字，均要用蓝黑墨水或圆珠笔书写，

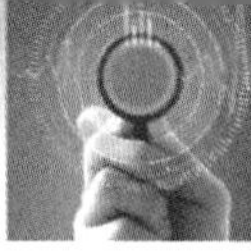

而不可用铅笔书写；字迹工整清楚，切勿潦草；中文处方要正确使用简化汉字，不准用自造字和繁体字，不可有错别字。

（2）处方的前记均应认真填写。姓名、年龄和性别完全相同者不少，这时门诊号或住院号就成为唯一重要的区别。成人有青年、中年和老年之分，药物用量也有所区别，所以年龄必须填写具体，不得用“成人”代替，婴儿应写明周龄或月龄；处方日期亦甚为重要，随着时间的推移，病情也在发展变化，还使用原来的处方不一定有效，甚至发生意外，因此只有当日处方才是有效的。

（3）处方药品的第一个字母均应大写。在不致引起误解的前提下，有些药名可用缩写词。对毒性药品和麻醉药品，则应写出全称而不得使用缩写。请求药师调配的用语可用缩写词“Sig”或“S”表示。服用方法一般用中文较好，但在不致引起误解的原则下，亦可用拉丁文缩写词替代。复杂而重要的用法说明，仍应采用中文。

（4）药物的剂量数字一律用阿拉伯数字表示，并应排列整齐，写在每个药物的右边，上下的小数点要对齐，小数点前要加零，整数后面也应加小数点和零，如 0.5 和 1.0。药物用量一般不应超过药典规定剂量，如果达到或超过药典剂量时，医师应在剂量或总剂量旁边标注惊叹号，如 2.0！并在此处签名盖章以示负责，否则药师有权拒绝发药。

（5）药物用量单位一律采用药典规定的法定单位，固体以克（g）为单位，液体以毫升（mL）为单位，在书写处方时可省略“g”和“mL”的字样，仍表示 ××g 或 ×× mL。但若以毫克（mg）或国际单位（u）等作为用量单位时，则必须注明单位，不可省略。

（6）如果在同一个处方笺上开两个或两个以上处方时，可在各个处方之间用“#”号隔开或用阿拉伯数字加以区分。

（7）麻醉药品、精神药品、毒性药品和放射性药品等应采用规定的处方笺书写。需要做过敏试验的药物应注明“皮试！”字样，急症处方应在处方笺的左上角加盖红色“急！”的字样图章或写上“Cito”，药师见到急症处方应尽快配发药品。

（8）医师写完处方后应仔细核对，确保无误后方可签名。药师有责任检查处方，发现错误有权退还医师修改，确认无误后方可调配发药并在处方笺上签名。

附：

处方常用拉丁文缩写词

拉丁缩写	中文意思	拉丁缩写	中文意思	拉丁缩写	中文意思
aa.	各	C.T.	皮试	pulv.	粉剂、散剂
a.c.	饭前	dim.	一半	p.r.n.	必要时
a.m.	上午	em.;emuls.	乳剂	q.d.	每天
a.u.agit.	使用前振荡	h.s.; h.d.	临睡觉时	q.h.	每 1h
ac.;acid	酸	in d.	每日	q.n.	每天晚上
ad.	到、为、止	inj.	注射剂	q.i.d.	1d 4 次
ad.us.	应用	i.h.	皮下注射	Rp.	取
alt.die	隔日	i.m.	肌肉注射	s. ;sig.	指示，标记
amp.	安瓿	i.v.	静脉注射	s.i.d.	每天 1 次
aq.	水	liq.	溶液，液体	s.o.s.	需要时
aq.dest.	蒸馏水	neb.	喷雾剂	sir.; syr.	糖浆
aq.steril.	无菌水	O.D.	右眼	stat.; St.	立刻
b.i.d.	1d 2 次	O.L.	左眼	supp.	栓剂
cap.	应服用	O.U.	双眼	t.i.d.	每天 3 次
caps.	胶囊剂	ol.	油	tab.	片剂
cit.	快	om.bid.	每 2 日	ug.;ung.	软膏
collut.	漱口剂	om.man.	每天早晨	us.ext.	外用
collyr.	洗眼剂	p.c.	饭后	us.int.	内服
co.	复方的	p.o.	口服	vesp.	晚上
cort.	皮	pil.	丸剂		

第二章　机能学实验的常用设备、器械和溶液

第一节　BL-420N 生物信号采集分析系统

自 20 世纪 90 年代以来，以计算机为中心的生物信号采集与处理系统在机能学实验中的应用日趋成熟，数字化、信息化、网络化的生物信号采集分析系统已在机能实验室得到普及应用。生物信号采集与处理系统已有很多系列产品，在每一系列产品中又有多种型号。这里仅介绍当前国内各高校较为常用的 BL-420N 生物信号采集分析系统（下文均简称为 BL-420N 系统）。

BL-420N 系统是一套基于网络化、信息化的新型生物信号采集与处理系统，除具有常规生物信号采集与处理系统的功能外，还具备以下功能：①信息化多媒体展示功能，能帮助学生在实验前通过系统学习到有关仪器和实验的知识；②系统设备使用的自动记录、统计和管理功能，系统可自动记录设备的使用情况，包括首次使用时间、末次使用时间、累计使用次数和平均每次实验使用时间等；③实验数据存储的实验环境信息保存功能，系统能同时存贮实验时的环境条件，包括温度、湿度、大气压以及计算机软硬件信息如 CPU、内存和操作系统等，便于对比不同实验环境对实验数据的影响，以确保实验数据的精确；④通道具有智能识别功能，通过连接适配智能传感器，系统可自动识别智能传感器的信息，用户无需进行定标等操作即可完成传感器的设置，直接进行试验，方便快捷；⑤物理通道的自动扩展功能，通道接口与具有多通道扩展功能的传感器连接时，系统会自动扩展这些新引入的通道，增加新的信号采集通道；⑥无纸化的实验报告管理功能，实验结束后学生可在系统软件上编辑自己的实验报告，然后传输到相应的实验信息化管理中心，由实验老师进行网上批阅和管理。综合上述多样化功能，BL-420N 系统能很好地满足当前信息化教学的需求，实现实验资源、实验数据等的信息化、网络化管理，帮助用户获得更好的机能学实验教学效果。

一、BL-420N 系统硬件

BL-420N 系统硬件的连接包括前面板连接和后面板连接两个部分。

BL-420N 系统硬件前面板主要为系统的工作接口，包括通道信号输入接口、全导联心电输入接口、监听输出接口、记滴输入接口以及刺激输出接口等（图 2-1）。

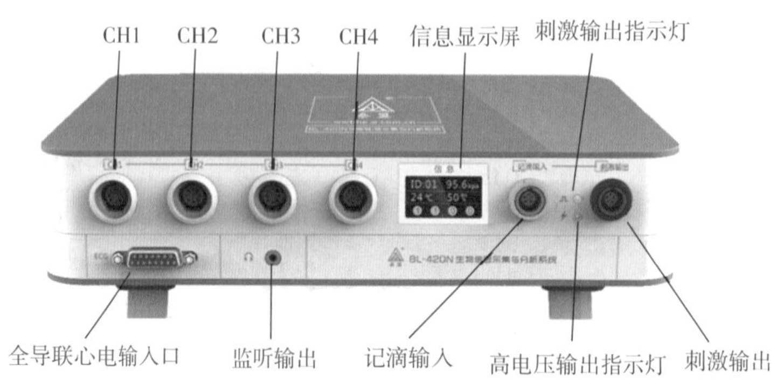

图 2-1　BL-420N 系统硬件的前面板

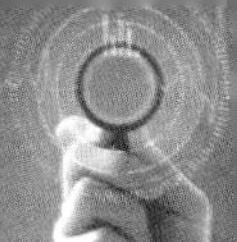

BL-420N 系统硬件前面板的功能见表 2-1。

表 2-1　BL-420N 系统硬件前面板的功能

前面板结构	功　能
CH1— CH4	生物信号输入接口。可连接各种圆形接头的传感器（信号源为血压、张力、呼吸等）、信号引导线（信号源 为心电、脑电或胃肠电等生物电信号），4 个通道的性能完全相同
信息显示屏	显示系统基本信息。包括温度、湿度和通道连接状况指示等
记滴输入	记滴输入接口。将记滴器的圆形接头连接到记滴输入口，当液体滴落在记滴器上时可将该信号输入系统进行记录
刺激输出	刺激输出接口。将刺激输出线的圆形接头连接到刺激输出口，另一端连接到生物体需要刺激的部位，即可进行电刺激
刺激输出指示灯	灯亮表示系统正在输出刺激
高电压输出指示灯	灯亮表示系统输出的刺激超过 30V
全导联心电输入口	记录动物全导联心电信号。将心电导线的方形接头连接到全导联心电输入口，另一端按心电图连接方式连接到动物不同部位处（红 - 右前肢、黄 - 左前肢、绿 - 左后肢、黑 - 右后肢、白 - 胸前），即可记录动物的心电图
监听输出	输出监听声音信号。减压神经放电、膈神经放电等电生理实验需要监听声音，将耳机或音箱的输入线连接到此处即可进行监听

BL-420N 系统硬件后面板连接是系统正常工作的基础。后面板上通常为固定连接口，包括电源开关、12V 电源接口、接地柱、A 型 USB 接口、B 型 USB 接口、多台设备级联的同步输出和输入接口（图 2-2）。

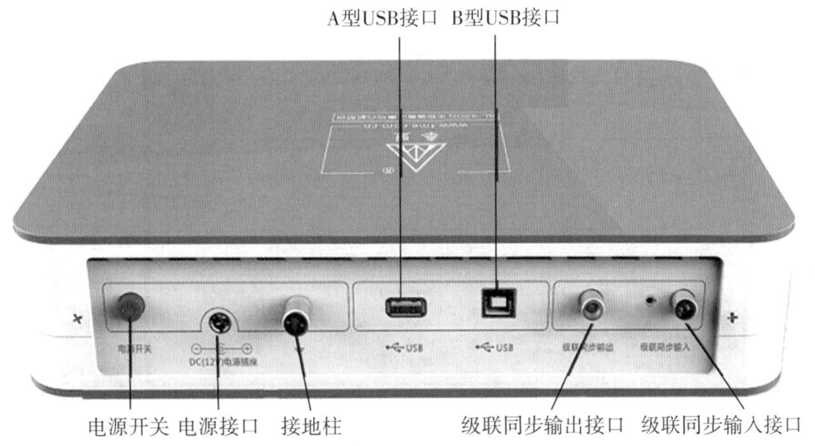

图 2-2　BL-420N 系统硬件的后面板

BL-420N 系统硬件后面板的功能见表 2-2。

表 2-2　BL-420N 系统硬件后面板的功能

后面板结构	功　能
电源开关	硬件设备电源开关
电源接口	硬件电源输入接口。连接 12V 直流电源
接地柱	硬件接地柱。将接地线的一端连接到接地柱，另一端连接到实验室地线接头处，以消除或减少实验过程中对心电、脑电等的干扰波

（续表）

后面板结构	功　能
A 型 USB 接口	硬件固件程序升级接口。升级时先关闭 BL-420N 设备电源，然后将升级固件程序 U 盘插入到 A 型 USB 接口，再打开 BL-420N 设备电源，系统将自动对固件程序升级。等待约 60 s 后，BL-420N 设备小屏幕上显示“Success，Take off U disk then restart”（升级成功，请拔出 U 盘并重启设备）后再拔下 U 盘，然后接通 BL-420N 设备电源重启 BL-420N 系统，完成硬件固件程序升级
B 型 USB 接口	BL-420N 系统硬件与计算机连接的通信接口。将 USB 连线一端连接到 B 型 USB 接口，另一端连接到计算机 USB 接口，即可完成系统通信线路的连接
级联同步输入接口	多台 BL-420N 硬件设备级联同步输入接口。连接可获得不同级联设备更精确的采样同步，但在不连接级联同步接口的情况下也可以进行多台设备的级联采样
级联同步输出接口	多台 BL-420N 硬件设备级联同步输出接口

二、BL-420N 系统软件

BL-420N 系统软件的主界面主要分为功能区、波形显示视图区、实验数据列表视图区以及其他视图区等（图 2-3）。由于 BL-420N 系统软件的很多视图都可以移动和隐藏，也可以相互覆盖，因此在实际使用过程中主界面可能与图 2-3 不完全一致。

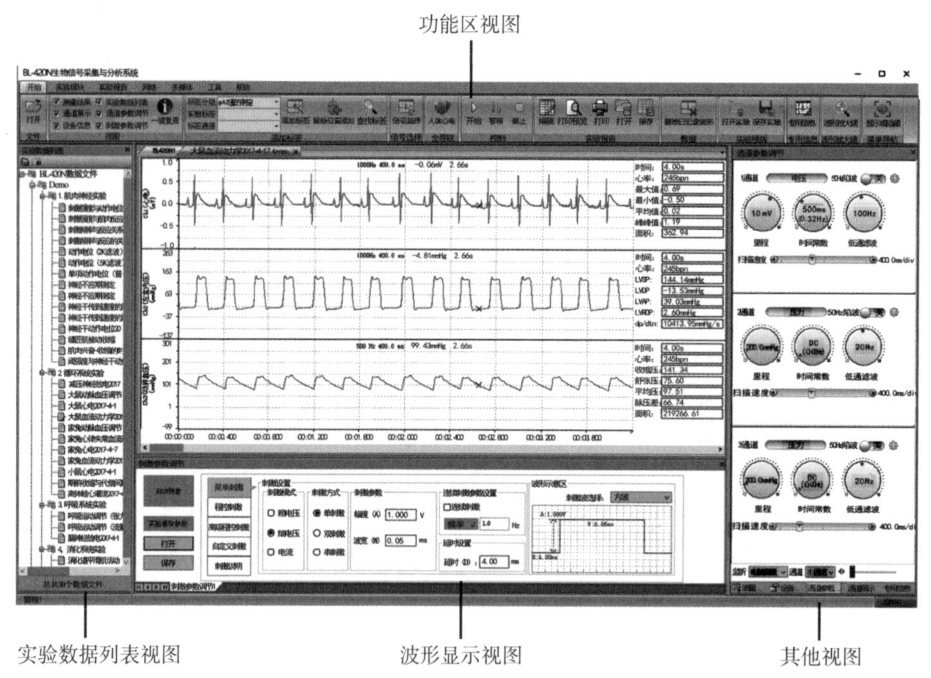

图 2-3　BL-420N 系统软件主界面的功能分区

视图区是指一块独立功能规划的显示区域，这些区域可以装入不同的视图。在 BL-420N 系统中，除了波形显示视图不能隐藏之外，其余视图均可以显示或被隐藏。在其余的视图中除顶部的功能区之外，均还可以任意移动位置。在“其他视图”中通常包括许多被覆盖的视图，如通道参数调节视图、刺激参数调节视图、快捷启动视图以及测量结果显示视图等。这些视图的隐藏或显示状态显示在“功能区”—“开始”分类栏下面的“视图”选项中。当“视图”选项中的某一个视图前面的方框中有一个小钩，表示该视图被显示，比如实验数据列表视图。由于视图在某一个区域中可相互覆盖，因此即使该视图处于显示状态，但它也可能因为被其他视图所覆盖而无法显示。如果要显示这些被覆盖的视

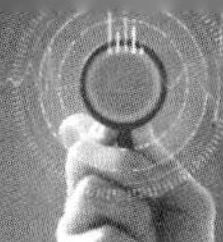

图，在视图区的下方单击该视图名称即可。BL-420N 系统主界面各视图区的基本功能见表 2-3。

表 2-3 BL-420N 系统主界面各视图区的基本功能

视图区名称	基本功能
功能区	主要功能按钮的存放区域，是各种功能的开启点
波形显示视图	显示采集到或分析后的通道数据波形
实验数据列表视图	默认位置的数据文件列表，双击文件名可直接打开该文件
通道参数调节视图	调节系统通道硬件参数，包括量程、滤波和 50 Hz 陷波等
刺激参数调节视图	刺激参数调节和刺激输出控制区
设备信息视图	显示连接的设备信息、环境信息、通道信息等基础信息
快捷启动视图	快速启动和停止实验
测量结果视图	显示所有专用和通用的测量数据

（一）功能区

功能区是指 BL-420N 系统主界面顶部的功能按钮选择区域，是用户操作系统的入口点。整个功能区共有 7 个栏目，分别为开始栏、实验模块栏、实验报告栏、网络栏、多媒体栏、工具栏和帮助栏。默认情况下系统显示开始栏（图 2-4A），该栏目提供用户最常用的功能。当需要切换到某个分类下的功能时，直接点击分类名称即可。功能区可以被最小化。在功能区的分类标题位置单击鼠标右键，会弹出功能区相关的快捷菜单，选择“最小化功能区”命令，则功能区分类标题下面的功能按钮就被隐藏（图 2-4B）。如果要恢复被隐藏的功能区按钮，再次在功能区分类标题上单击鼠标右键弹出快捷菜单，然后选择打钩的“最小化功能区”命令，则可将最小化的功能区切换为正常功能区视图。

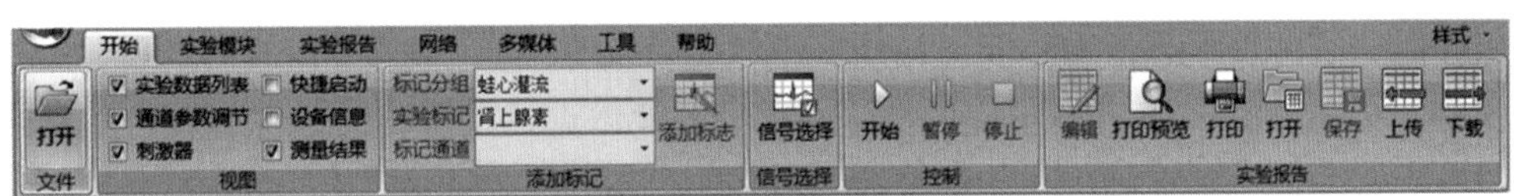

A.正常的功能区视图

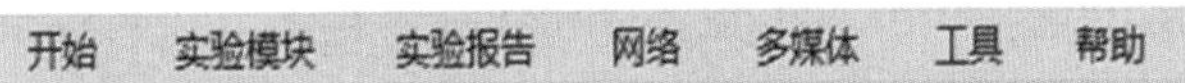

B.最小化的功能区视图

图 2-4 BL-420N 系统软件主界面的功能区视图

1. 开始　功能区开始栏是系统默认的功能区分类，系统将最常用的功能放在该分类中。在功能区开始栏中又包括文件、视图、添加标记、信号选择、控制和实验报告 6 个功能分类（图 2-4A）。

（1）文件：打开指定文件并可对打开的文件进行反演。

（2）视图：显示或隐藏除主视图以外的其他视图，选中即为打开，非选中即为隐藏。

（3）添加标记：在实验采样过程中添加实验标记。含三个下拉框，分别用于选择标记的分组、标记的名称和标记添加到的通道。该功能只在采样过程中可用。

（4）信号选择：用户可自主选择并设置通道参数，启动实验。

（5）控制：控制波形采集的开始、暂停与停止。

（6）实验报告：可进行实验报告的编辑、打印预览、打印、上传和下载等操作。

2. 实验模块　实验模块栏包括肌肉神经实验、循环系统、呼吸系统、消化系统、感官系统、中枢神经、泌尿系统、药理实验、病生实验、自定义实验共 10 个分类（图 2-5）。

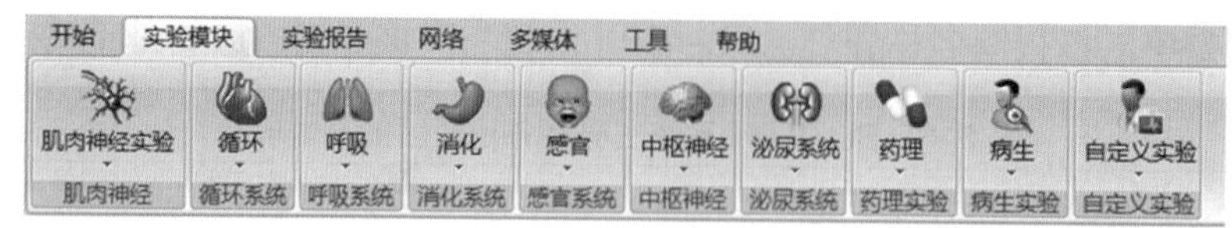

图 2-5　功能区实验模块栏

（1）神经肌肉实验：含刺激强度与反应的关系、刺激频率与反应的关系、神经干动作电位的引导、神经干兴奋传导速度的测定、神经干不应期的测定、肌肉兴奋 – 收缩的时相关系、阈强度与动作电位的关系、心肌不应期的测定、神经纤维的分类、痛觉实验、肌梭放电等实验模块。

（2）循环系统实验：含蛙心灌流、期前收缩 – 代偿间歇、心肌细胞的动作电位、心肌细胞的动作电位与心电图、减压神经放电、动脉血压的调节、左室内压和动脉血压、急性心肌梗死及药物治疗、血流动力学、全导联心电图等实验模块。

（3）呼吸系统实验：含膈神经放电、呼吸运动的调节、呼吸相关参数的采集与处理、肺通气功能的测定等实验模块。

（4）消化系统实验：含消化道平滑肌的电活动、消化道平滑肌的生理特性、消化道平滑肌的活动、苯海拉明拮抗参数的测定等实验模块。

（5）感觉器官实验：含耳蜗微音器电位、视觉诱发电位、脑干听觉诱发电位等实验模块。

（6）中枢神经实验：含大脑皮层诱发电位、中枢神经元单位放电、脑电图、脑电睡眠分析、突触后电位的观察等实验模块。

（7）泌尿系统实验：含影响尿生成的因素实验模块。

（8）药物作用实验：含 PA2 的测定、药物的镇痛作用、吗啡对呼吸的抑制作用及解救、药物对离体肠的作用、传出神经系统药物对麻醉动物血压的影响、药物对实验性心律失常的作用、药物对麻醉大鼠的利尿作用、垂体后叶激素对小鼠离体子宫的作用等实验模块。

（9）病理生理学实验：含实验性肺水肿、急性失血性休克及抢救、急性左心衰合并肺水肿、急性右心衰、急性高钾血症、家兔呼吸功能不全等实验模块。

（10）自定义实验：点击可以打开创建新实验对话框，创建自定义实验。在自定义实验中，可以对新添加的实验进行个性化设置。在填入实验名称和保存名称之后，可以对采样模式、通道数、通道参数进行设置，也可以对刺激器配置进行自定义设置。采样模式设置部分可以设置为连续采样、刺激触发、程控采样；通道参数设置部分，可以对通道的物理通道号、信号种类、量程等参数进行自定义；刺激器配置部分，可以设置刺激为单刺激、双刺激、串刺激模式（图 2-6）。在完成个性化设置后点击对话框中的“确定”按钮。

成功创建新实验后，点击“自定义实验”，即可以看到新创建的实验已经出现在实验列表中。此时点击菜单中创建好的自定义实验，则可以开始该实验，实验的各个参数与创建新实验对话框中的配置一致。

3. 实验报告　功能区实验报告栏用于实验报告的配置，包括编辑、报告类型选择、实验基本信息和报告网络操作 4 个分类。

（1）编辑：在编辑实验报告时 BL-420N 系统会有默认的模板，如果用户想修改模板的内容时就可以使用该编辑功能。需要注意的是：在功能区开始栏下实验报告分类中的“编辑”是指编辑实验报告；而在实验报告栏下的“编辑”分类是指对实验报告模板的编辑。

（2）实验报告类型选择：可选择简易实验报告模板或详细实验报告模板。BL-420N 系统默认的实验报告模板为简易实验报告模板。

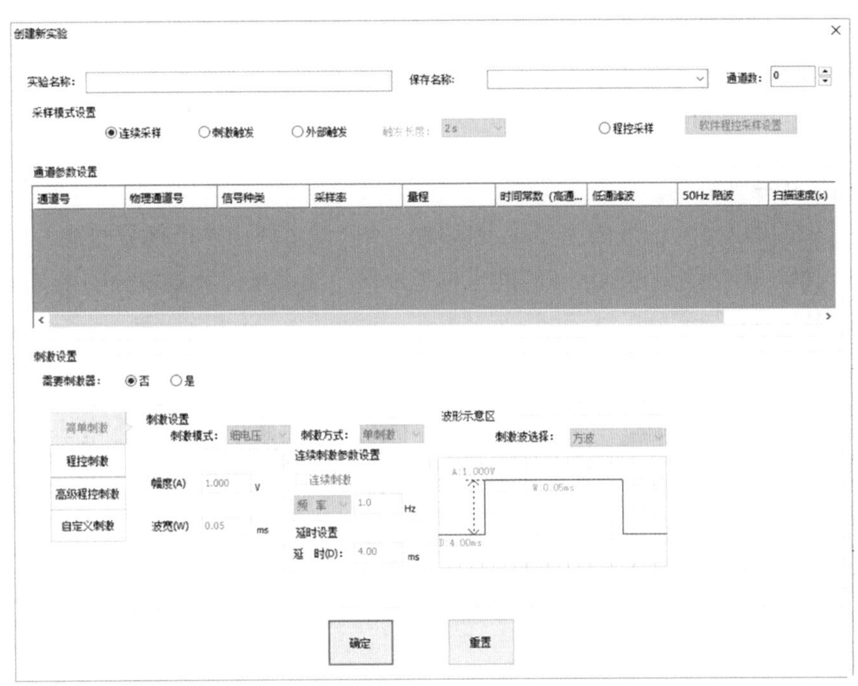

图 2–6　创建自定义实验对话框

（3）实验基本信息：实验基本信息包括学院、院系、课程名称等。在编辑实验报告时，BL–420N 系统会将这些信息自动填入实验报告中。

（4）报告网络操作：将实验报告上传到 NIEM–100 或从 NIEM–100 下载实验报告。

4. 网络　功能区网络栏包括 Internet、系统更新两个分类。

（1）Internet：含实验数据的上传和下载、服务器地址配置等功能；若服务器地址有变化，可以在系统中手动配置服务器地址。

（2）系统更新：可进行 BL–420N 系统软件的在线升级。

5. 多媒体　功能区多媒体栏用于管理系统的多媒体功能，包括视频制作、视频播放、模拟实验操作等。

（1）视频监控：用于实时监控实验操作以及录制实验操作过程的视频。

（2）学习中心：学生可通过该功能区观看实验教学视频和实验模拟动画。

6. 工具　工具栏包含 BL–420N 系统中的各种计算工具，包括数据分析工具、分析工具、硬件工具、扫描速度 4 个分类。

（1）数据分析工具：BL–420N 系统配置的专业计算工具可根据用户输入的数据计算出相应的结果。

（2）分析工具：BL–420N 系统配置的专业分析工具，可用于进行心率变异和心电向量的分析。

（3）硬件工具：用于对外部传感器进行定标。

（4）显示刷新速度：用于实时控制波形扫描速度，快慢各分为五个挡位，点击“中”按钮可使扫描速度还原至默认值。

7. 帮助　帮助栏是关于 BL–420N 软件系统的相关帮助信息，包括配置、帮助、关于、反馈 4 个分类。

（1）配置：打开系统配置对话框。可以配置、查看刺激器的默认设置，根据复杂性分为简单刺激器信息、简单程控刺激器信息、高级程控刺激器信息。

（2）帮助：显示系统帮助说明书、使用反馈以及开发者的相关信息。

（3）关于：显示系统相关的其他信息。

（4）反馈：连接 BL-420N 反馈服务器，可反馈系统使用过程中遇到的各种问题。

（二）波形显示视图

波形显示视图是采集生物信号的主要显示区域，该区域主要由 7 个部分组成，包括波形显示区、顶部信息区、标尺区、测量信息显示区、时间坐标显示区、滚动条以及双视分隔条等（图 2–7）。

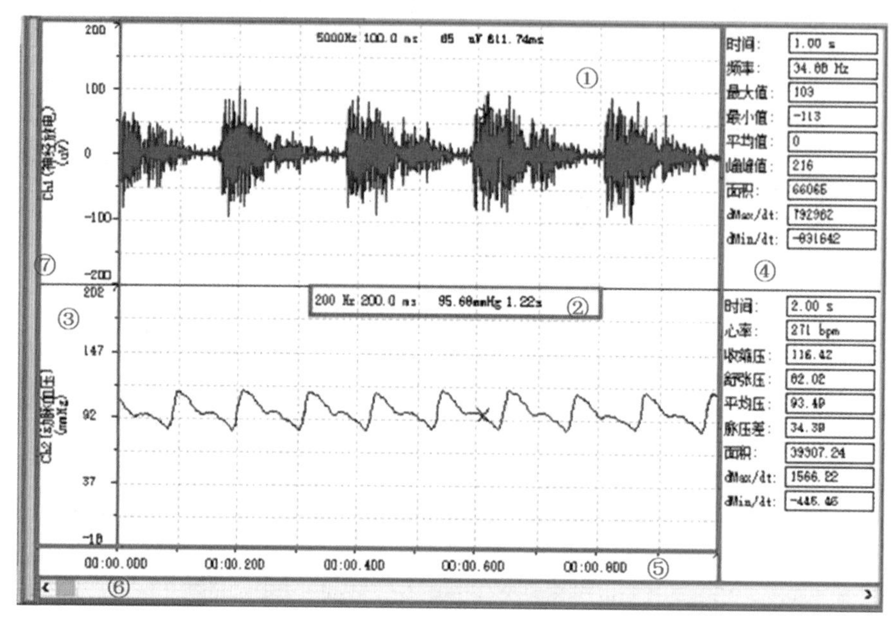

图 2–7　BL–420N 系统的波形显示视图

1. 波形显示区　可以通道为基础同时显示 1 到多个通道的信号波形。

2. 顶部信息区　显示通道基本信息，包括采样率、扫描速度和测量数据等。

3. 标尺区　显示通道幅度标尺，幅度标尺用于对信号的幅度进行定量标识。

4. 测量信息显示区　显示通道区间测量的结果。

5. 时间显示区　显示所有通道的时间位置标尺，以 1 通道为基准。

6.滚动条　可通过拖动滚动条来定位反演文件中的波形。

7. 双视分隔条　拖动双视分隔条可以实现波形的双视显示，用于波形的对比。

8. 快捷菜单　在波形通道中单击鼠标右键会弹出对应通道相关的快捷菜单，包含很多与通道相关的命令，如数据分析、测量、通道信息区的隐藏、叠加波形开关以及数据导出等。

（三）实验数据列表视图

实验数据列表视图包含列出“当前工作目录 \Data\”子目录下的全部原始数据文件，可双击文件名称打开文件进行查看与反演（图 2–8）。

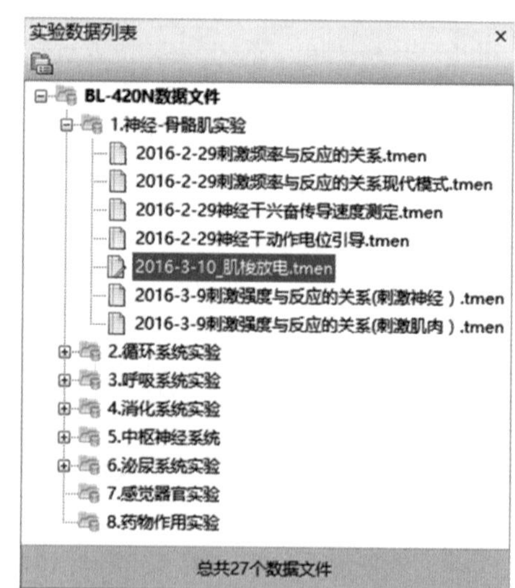

图 2–8　实验数据列表视图

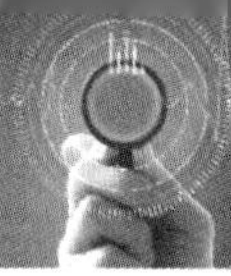

（四）其他视图区

在其他视图区中包括许多被覆盖的视图，如通道参数调节视图、刺激参数调节视图、快捷启动视图以及测量结果显示视图等。

1. 通道参数调节视图　通道参数调节视图用于在采样过程中调节系统硬件参数，每一个采样通道都有对应的参数调节区域，可调节该通道的量程、高通滤波、低通滤波和 50Hz 陷波等参数。参数调节视图区的底部为监听音量调节功能，可通过在圆形旋钮上单击鼠标左键旋钮逆时针旋转或单击鼠标右键旋钮顺时针旋转修改相应参数大小（图 2–9）。

2. 刺激参数调节视图　刺激参数调节视图包括启动刺激按钮、模式选择区、参数调节区和波形示意区 4 个部分（图 2–10）。

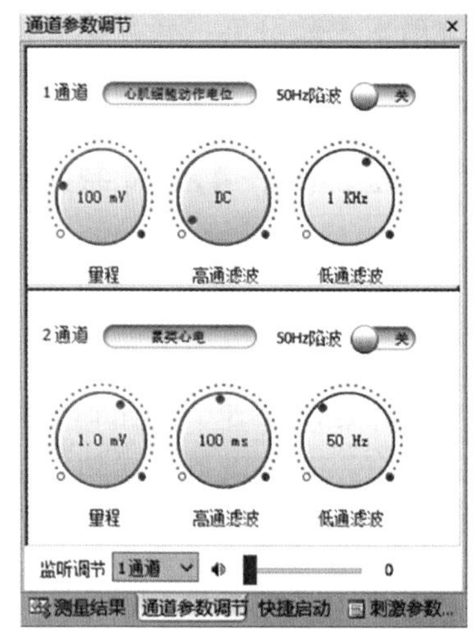

图 2–9　通道参数调节视图

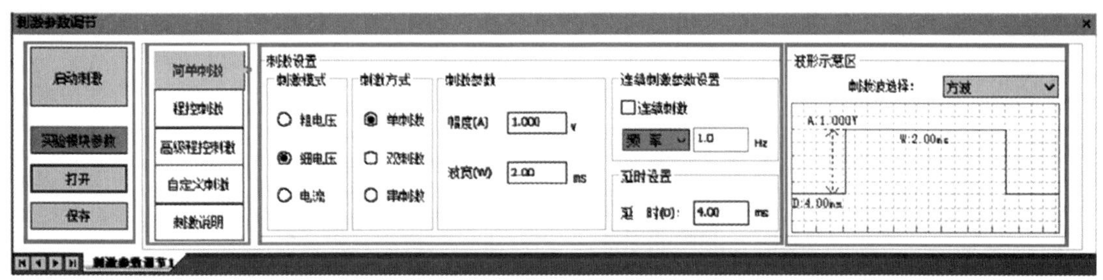

图 2–10　刺激参数调节视图

（1）模式选择区：用于选择刺激模式与方式。

1）刺激模式：分为电压模式与电流模式两种。电压刺激模式的刺激调节区间为 –100 ～ 100 V，步长为 5 mV。当调节刺激强度小于 30 V 时为低电压状态；当调节刺激强度超过 30 V 时为高电压状态，此时硬件前面板的刺激高电压状态指示灯（图 2–1）亮起。电流刺激模式的刺激调节区间为 –100 ～ 100 mA，步长为 10 μA。

2）刺激方式：分为单刺激、双刺激和串刺激三种。如果用户选择了刺激方式选择框后面的“连续”复选框，系统将按选定的刺激方式连续发出脉冲刺激。

3）程控模式：一般情况下当用户选择实验模块中的项目开始实验时，系统自动启动程控模式，此时参数调节区变为无效。或者在实验开始后手动切换至程控模式，然后点击“启动刺激”按钮也可以启动程控模式。

（2）参数调节区：参数调节区主要包括参数名称、单位、参数调节滑动条、参数编辑框等模块。用户可以通过拖动滑动块来调节参数，也可以点击滑动条两端的三角箭头来精细调节，或者点击滑动块左右两边来进行粗调。另外，用户还可以在参数编辑框中直接输入刺激参数值。

（3）波形示意区：可用于直观显示用户调节的刺激参数，还可以在“波形选择”下拉框中选择不同的刺激脉冲波形，包括方波、正弦波、余弦波和三角波等，系统默认的刺激波形为方波。

3. 设备信息视图　用户可以通过设备信息视图中查看 BL–420N 系统硬件设备的基本信息、设备的使用信息、设备通道数、全部通道信息和设备环境信息等。

4. 测量结果视图　在 BL–420N 软件系统，用户在主视图中进行的各种测量结果都可以在测量结果视图中显示。用户在测量过程中的测量结果首先被暂存在主视图中，而当用户完成测量单击鼠标右键取消本次测量后，暂存在主视图中的所有测量结果将提交到测量结果视图中进行显示（图 2–11）。

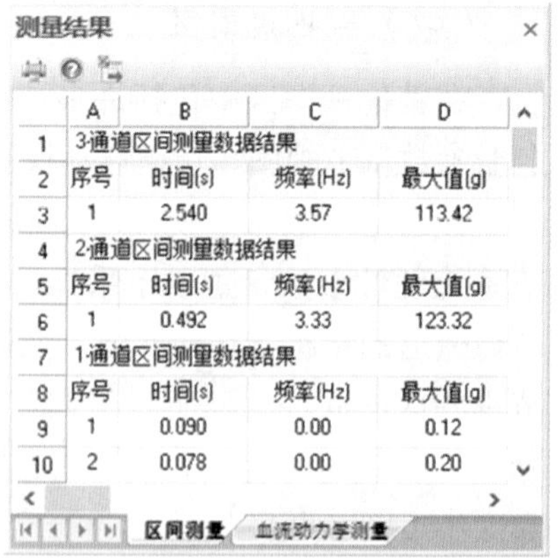

图 2–11 测量结果视图

三、BL–420N 系统的使用方法

（一）BL–420N 系统硬件的启动

按下 BL–420N 系统硬件后面板上的电源开关，前面板信息显示屏亮起，显示开机画面，等待大约 30 s 后系统硬件会发出“嘀”的一声，表示设备已启动完毕，可以开始实验。硬件设备启动完成后，前面板的信息显示屏上会显示当前环境的温度、湿度、大气压和当前信号通道的设备连接状况等信息。若 BL–420N 系统硬件与软件之间的连接正确，则 BL–420N 系统主界面功能区启动按钮的“开始”字样为蓝色，代表系统可用（图 2–12A）；若 BL–420N 系统硬件与软件之间的连接不正确，则系统主界面功能区启动按钮的“开始”字样为灰色，代表系统不可用（图 2–12B），这时需要检查 BL–420N 系统硬件与电脑是否正确连接。

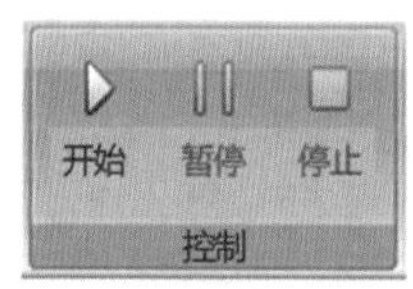

A.“开始”按钮为蓝色

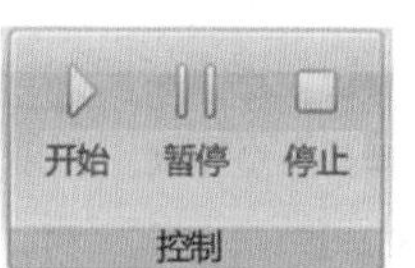

B.“开始”按钮为灰色

图 2–12 BL–420N 系统主界面功能区的“开始”启动按钮

（二）BL–420N 系统软件的使用

1. 启动实验 BL–420N 系统软件的实验启动有三种途径，分别是从实验模块启动实验、从信号选择对话框进入实验以及从快速启动视图开始实验。

（1）从实验模块启动实验：用户选择功能区“实验模块”栏目，然后根据需要选择相应的实验模块开始实验。例如，选择“消化系统实验”→“消化道平滑肌的生理特性”，系统就将启动该实验模块。实验模块通常根据教学内容配置，因此一般适用于学生的教学实验。

从实验模块启动实验时，系统会根据用户选择的实验项目自动设置各种相应的初始实验参数，包括采样通道的采样率、增益、时间常数、滤波、扫描速度等。系统自动设置的这些初始参数，一般都能满足用户完成相应实验的要求。但在具体实验过程中，由于不同实验标本个体间的差异，系统自动设置的初始参数有时可能并不能使用户获得较好的实验效果。因此在具体实验过程中，用户有时仍需通过在系统主界面右边的参数控制区内调节各种试验参数，以获得最佳的实验效果。例如，神经放电类实验系统自动设置的初始增益为 5 000 倍，如果实验标本本身放电较强，增益设置为 2 000 倍时即可以记录到很好的神经放电波形；但如果实验标本放电很弱，用户则可能需要将增益调节到 20 000 倍甚至以上时才能记录到较好的神经放电波形。

（2）从信号选择对话框启动实验：该途径适用于科研或创新性实验。用户选择工具区“开始”→“信号选择”按钮，系统会弹出一个信号通道选择对话框（图 2–13）。在“信号选择”对话框中，用户可根据自己的实验要求，在每个通道调节相应的实验参数（图 2–14）。

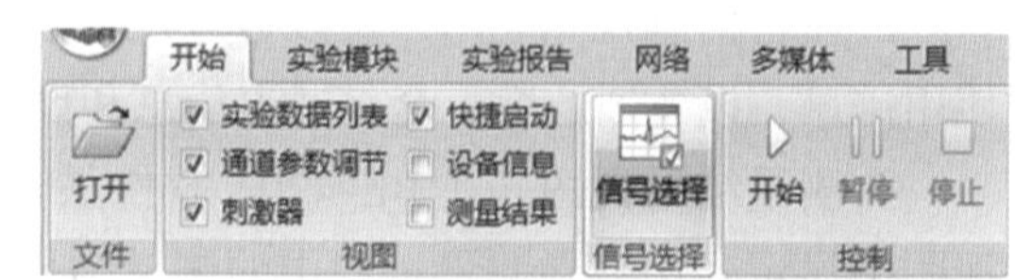

图 2–13 从信号选择对话框启动实验

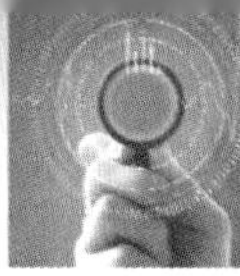

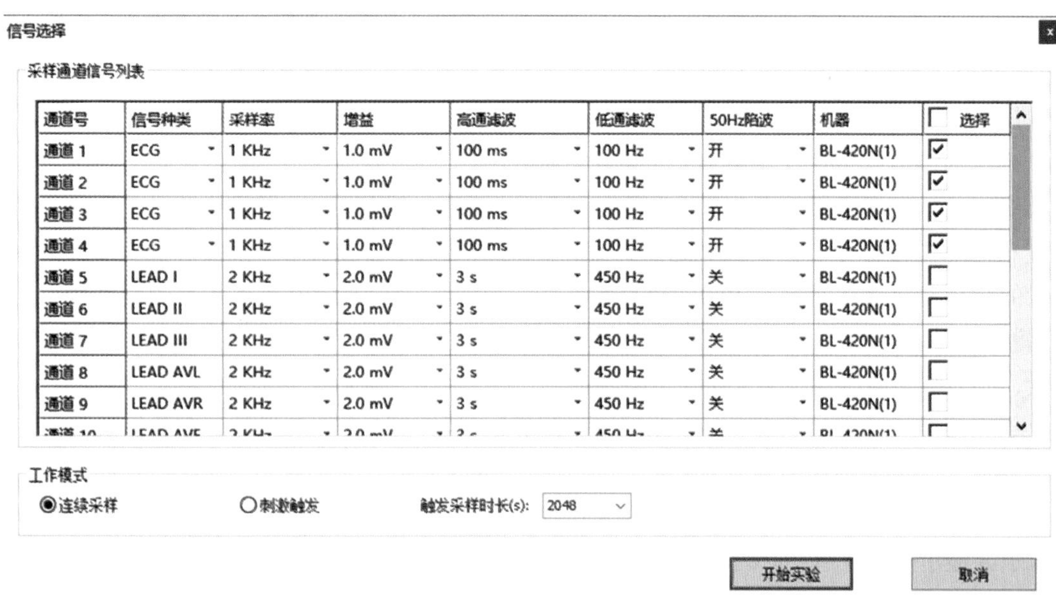

通道号	信号种类	采样率	增益	高通滤波	低通滤波	50Hz陷波	机器	选择
通道 1	ECG	1 KHz	1.0 mV	100 ms	100 Hz	开	BL-420N(1)	☑
通道 2	ECG	1 KHz	1.0 mV	100 ms	100 Hz	开	BL-420N(1)	☑
通道 3	ECG	1 KHz	1.0 mV	100 ms	100 Hz	开	BL-420N(1)	☑
通道 4	ECG	1 KHz	1.0 mV	100 ms	100 Hz	开	BL-420N(1)	☑
通道 5	LEAD I	2 KHz	2.0 mV	3 s	450 Hz	关	BL-420N(1)	☐
通道 6	LEAD II	2 KHz	2.0 mV	3 s	450 Hz	关	BL-420N(1)	☐
通道 7	LEAD III	2 KHz	2.0 mV	3 s	450 Hz	关	BL-420N(1)	☐
通道 8	LEAD AVL	2 KHz	2.0 mV	3 s	450 Hz	关	BL-420N(1)	☐
通道 9	LEAD AVR	2 KHz	2.0 mV	3 s	450 Hz	关	BL-420N(1)	☐

图 2-14　信号选择对话框

（3）从快速启动视图启动实验：该途径适用于快速打开上一次实验参数。用户可点击启动视图中的快速启动按钮启动实验，也可从功能区“开始”菜单栏中的“开始”按钮快速启动实验，以方便用户按照上一次实验的参数启动本次实验。

2. 暂停和停止实验　在“启动视图”中点击“暂停”或“停止”按钮，或者选择功能区开始栏中的“暂停”或“停止”按钮，就可以完成实验的暂停和停止操作。两种操作方式完全相同，以方便用户操作。暂停时硬件数据采集过程仍在进行但数据不被保存；重新开始，采集的数据恢复显示并被保存。停止时可将数据保存到文件中。

3. 保存数据　当点击停止实验按钮时，系统会弹出一个询问对话框询问是否停止实验，如果确认停止实验则系统会弹出“另存为”对话框让用户确认保存数据的名称，文件默认命名为“年 – 月 – 日 –No*n*.tmen”。用户也可以自己修改保存的文件名，点击“保存”即可完成保存数据操作（图 2–15）。

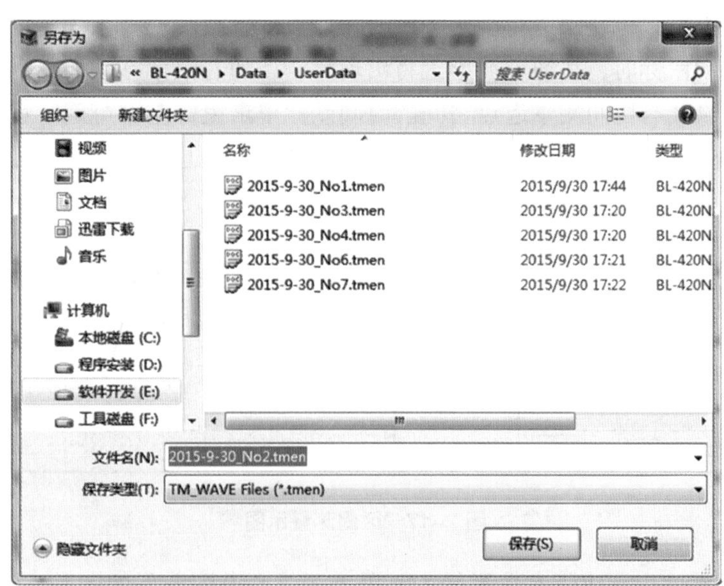

图 2–15　保存数据对话框

4. 数据反演　数据反演是指查看已保存的实验数据，系统可通过两种途径进行数据反演：①在“实验数据列表”视图中双击要打开的反演文件；②在功能区的开始栏中选择“文件”→“打开”命令，将弹出打开文件对话框，在打开文件对话框中选择要打开的反演文件，然后点击“打开”按钮。BL-420N 系统最多可以同时打开 4 个文件进行反演。

5. 数据测量　数据测量是指在原始数据的基础上对信号进行分析得到某些结果，比如心率的计算等。通过右键点击波形显示区中某一通道，在弹出的快捷菜单中选择相应的“测量”命令启动测量。每次测量的结果将显示在通道右边的信息显示区中。单击鼠标右键结束本次所有测量之后，测量结果将传递到测量结果视图中。在 BL-420N 系统中数据测量主要包括区间测量、心功能参数测量、血流动力学测量、心肌细胞动作电位测量和肺功能测量。

（1）单点测量（添加 M 标记）：M 标记用于配套鼠标移动时的单点测量。在数据反演时，鼠标在波形线上移动，当前点的信号值以及相对于屏幕起点的时间被计算出来并显示在通道的顶部信息区。若在波形上某点添加 M 标记，则移动鼠标测量的结果是 M 标记点和鼠标点之间的幅度差和时间差，同时顶部显示区显示的幅度值和时间值的前面都会添加一个 D 标志，表示差值（图 2-16）。

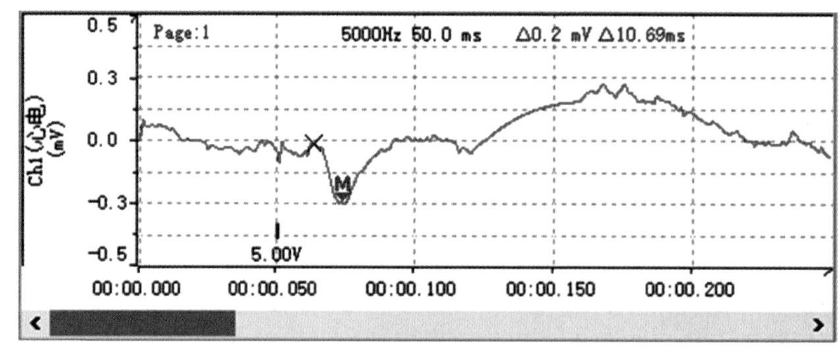

图 2-16　单点测量视图

（2）区间测量：区间测量用于测量任意通道波形中被选择波形段的时间、频率、最大值、最小值、平均值、峰值、面积、最大上升速度（dv_{max}/dt）以及最大下降速度（dv_{min}/dt）等参数。测量时首先右键单击“波形显示区”→“测量”→“区间测量”启动区间测量功能。将鼠标移动到需要进行测量的波形段的起点位置，点击鼠标左键进行确定，此时在该点位置将出现一条固定的垂直线，代表区间测量的起点。当再次移动鼠标时，在通道波形上将出现另一条随着鼠标移动而移动的垂直线，并在其右上角动态地显示该垂直线与区间测量起点之间的时间差，单击鼠标左键可确定这条垂直线为区间测量终点（图 2-17）。在任一通道点击鼠标右键均可结束本次测量。退出测量后，可在测量结果视图中观察记录更新的测量结果。

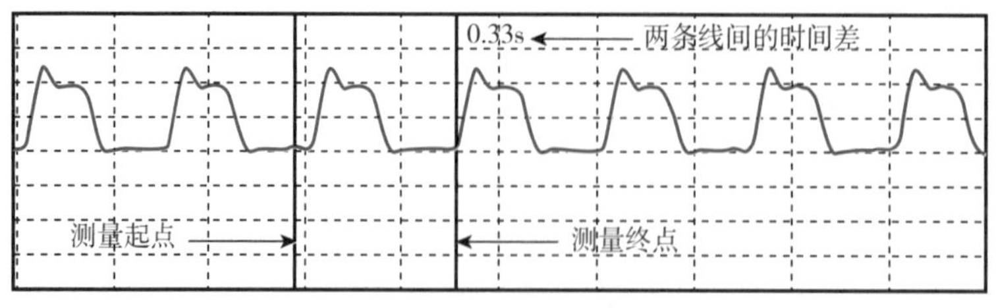

图 2-17　区间测量示图

（3）心功能参数测量：心功能参数测量主要用于测量心电图波形的各种参数，包括心率、PR 间期、RR 间期、QT 间期、QTC 间期、QRS 时限、ST 时段、P 波幅度、R 波幅度、T 波幅度、S 波幅度、

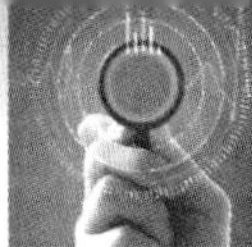

Q 波幅度和 ST 波幅度等，测量步骤与区间测量相似。由于要通过选择波形段的时间宽度来计算心率，因此选择的测量区间至少应包括一个以上的完整周期的心电图波形，否则可导致心率测量不准确。

（4）血流动力学参数测量：血流动力学相关参数的测量步骤也与区间测量相似。测量血流动力学参数时，必须采用 1 通道观察心电、2 通道观察左心室内压、3 通道观察动脉血压信号。血流动力学相关参数指标的意义及其单位见表 2-4。

表 2-4　血流动力学相关参数指标的意义及其单位

参数指标	意　义	单　位
HR	心率	次 /min
SP	动脉收缩压	kPa 或 mmHg
DP	动脉舒张压	kPa 或 mmHg
AP	动脉平均压	kPa 或 mmHg
LVSP	左心室收缩压	kPa 或 mmHg
LVDP	左心室舒张压	kPa 或 mmHg
LVEDP	左心室终末舒张压	kPa 或 mmHg
dp/dtm	左心室内压最大上升速率	kPa/s 或 mmHg/s
t–dp/dtm	左心室开始收缩至 dp/dtmax 的间隔时间	ms
–dp/dtm	左心室内压最大下降速率	kPa/s 或 mmHg/s
Vpm	左心室心肌收缩成分实测最大缩短速度	s^{-1}
Vmax	左心室心肌收缩成分零负荷时的缩短速度	s^{-1}
V40	左心室内发展压力为 40mmHg 时心肌收缩成分缩短速度	s^{-1}
T	左心室压力下降时间常数	s

（5）心肌细胞动作电位测量：心肌细胞动作电位的测量步骤也与区间测量相似，是对单个心肌细胞的动作电位波形进行测量，所测得的指标参数在分时复用区的专用信息显示区中显示。心肌细胞动作电位各参数及其单位见表 2-5。

表 2-5　心肌细胞动作电位各参数指标的意义及其单位

参数指标	意　义	单　位
APD10	复极 10% 的动作电位时程	ms
APD20	复极 20% 的动作电位时程	ms
APD50	复极 50% 的动作电位时程	ms
APD90	复极 90% 的动作电位时程	ms
RP	静息电位	mV
OS	超射	mV
APA	振幅	mV
MDP	最大复极电位	mV
Vmax	0 期最大去极化速度	V/s
VmaxV	最大复极化速度	V/s
VaveV	平均复极化斜率	V/s

6. 数据分析　数据分析通常是指对信号进行变换处理，比如频谱分析是将时域信号变换为频域信

号。数据分析都与通道相关，在某一数据通道上单击鼠标右键弹出通道快捷菜单后，即可选择与该通道相关的分析命令。启动通道分析功能后，系统会自动在该通道下面插入一个新的分析通道来显示对原始分析数据的转换结果。例如对 1 通道进行积分，在 1 通道相关快捷菜单中选择“积分”命令，系统会自动插入一个灰色背景的积分分析通道（图 2–18）。

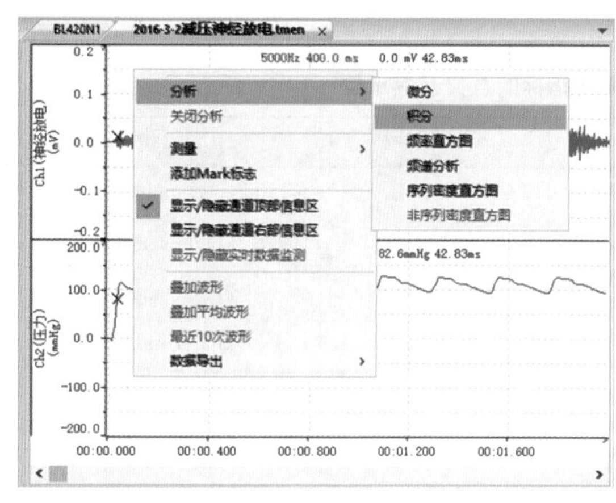

A. 启动积分分析前

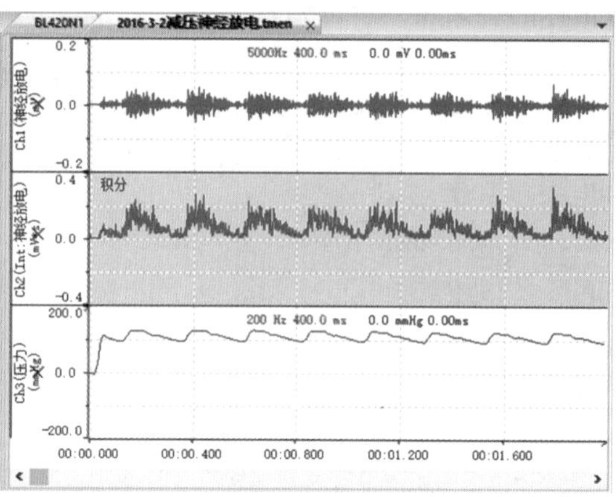

B. 启动积分分析后

图 2–18　启动积分分析视图

分析完毕后，在同一数据通道单击鼠标右键弹出右键菜单，选择“关闭分析”，即可关闭该选择数据的分析通道。BL–420N 系统提供的数据分析方法有微分、积分、频率直方图、频谱分析、序列密度直方图和非序列密度直方图等。

（1）微分分析：在机能学实验中，微分分析的目的是观察某一生物信号在实验过程中变化的快慢，其启动方法是鼠标右键点击“波形显示区”→“分析”→“微分”，启动微分分析功能。若微分值越大说明该生物信号的变化越快，反之则说明其变化越慢（图 2–19）。

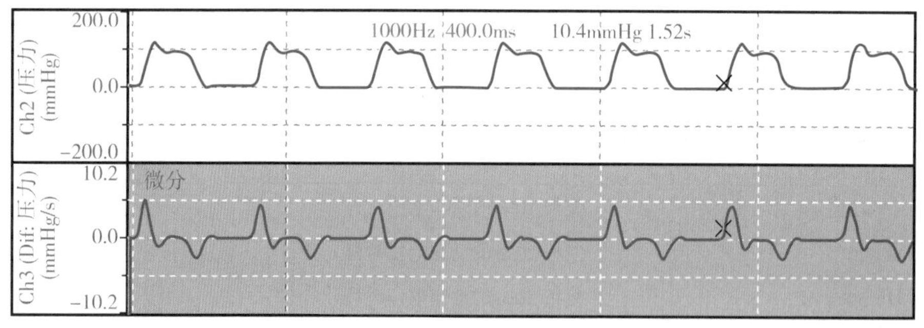

图 2–19　微分分析示图

（2）积分分析：积分是一个累加和，而曲线 $Y=f(x)$ 的 Y 值有正有负，而 dx 始终为正，因此 $Y\times dx$ 则可能为正也可能为负，最后累加的结果可能为正或为负，即积分得到的结果有正有负（图 2–20）。积分分析的启动方法是鼠标右键单击“波形显示区”→“分析”→“积分”，启动积分分析功能。

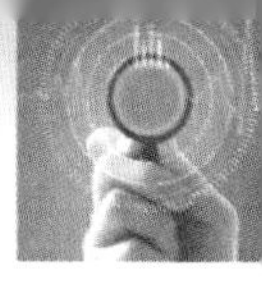

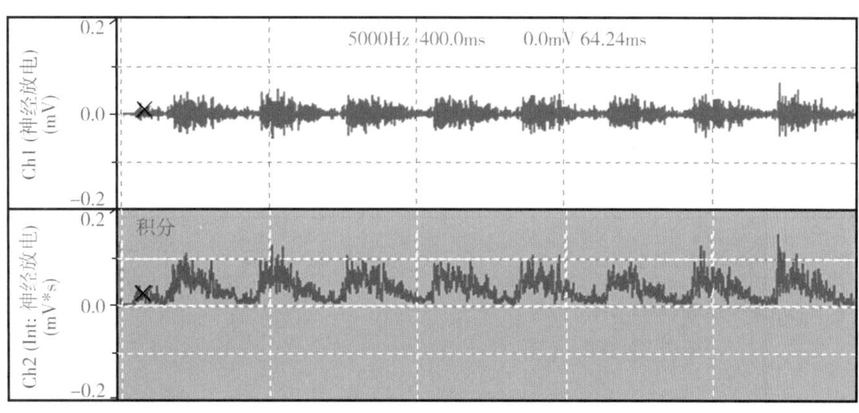

图 2-20　积分分析示图

（3）频谱分析：机能学实验中，BL-420N 系统直接记录到的生物信号波形都是随着时间的变化而变化的，称为时域空间。频谱分析是指 BL-420N 系统将记录到的生物时域空间信号波形转换成以生物信号的频率为横坐标、对应频率的波幅为纵坐标的波形（即频域空间波形）来进行分析的方法。频谱分析主要分析信号是由哪些频率的正弦波信号叠加得到的，以及这些正弦波信号的振幅。系统对信号进行频谱分析可以获得更多的有用信息，如求得动态信号中的各个频率成分和频率分布范围，求出各个频率成分的幅值分布和能量分布，从而得到主要幅度和能量分布的频率值。频谱分析可用于心电和脑电的分析，根据各种波的能量大小分析出各种波的成分（图 2-21）。频谱分析的启动方法是鼠标右键单击“波形显示区”→“分析”→“频谱分析”，启动频谱分析功能。

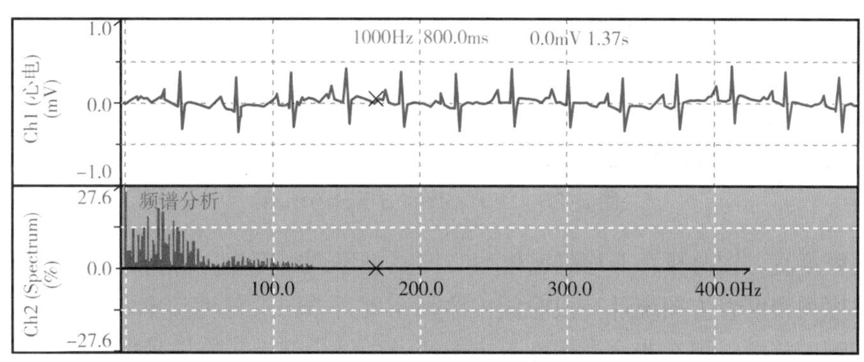

图 2-21　频谱分析示图

（4）频率直方图分析：频率直方图是观察一段时间内生物信号周期性重复的次数（频率），一般用于神经放电等快速电生理信号的分析（图 2-22）。频率直方图分析的启动方法是鼠标右键单击“波形显示区”→“分析”→“频率直方图”，启动频率直方图分析功能。

（5）序列密度直方图分析：序列密度直方图分析与频率直方图分析的原理基本相同。二者的区别在于：频率直方图主要用于分析复合神经放电等快速的生物电信号，其所能选择的分析时间段较短，并且频率直方图的波形与原始波形同步显示；而序列密度直方图主要用于分析单个神经细胞的放电，放电频率较复合神经放电频率低，其所能选取的分析时间段较长，因而序列密度直方图的波形与原始波形不同步显示（图 2-23）。此外，序列密度直方图还可以选择连续分析方式或刺激触发分析方式，在刺激触发分析方式中可以对多次分析所得到的结果进行累加处理。因此，序列密度直方图分析更适合于科研工作。序列密度直方图分析的启动方法是鼠标右键单击“波形显示区”→“分析”→“序列密度直方图”，启动序列密度直方图分析功能。

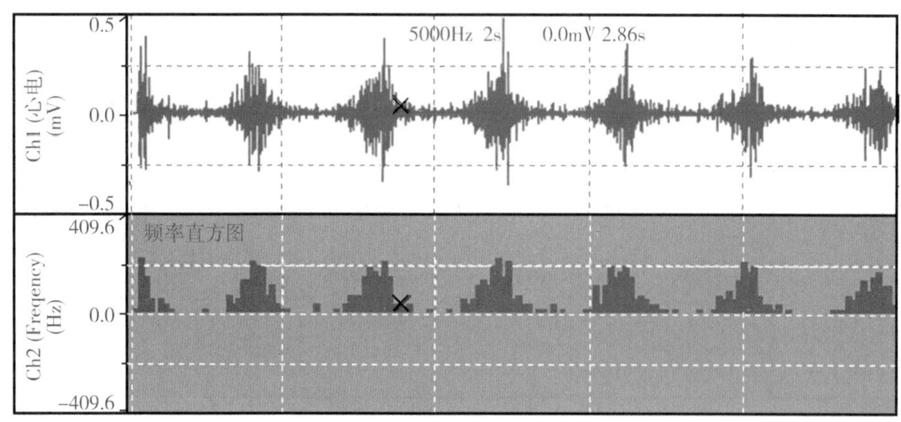

图 2-22 频率直方图分析示图

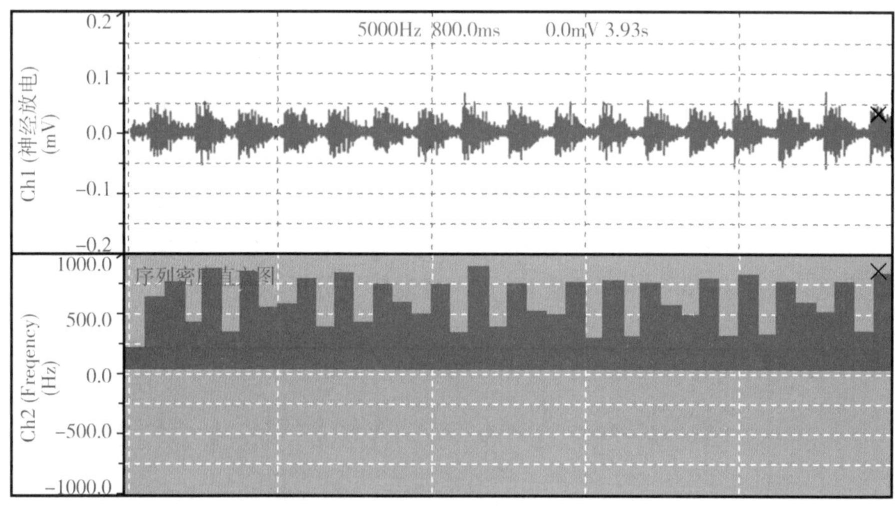

图 2-23 序列密度直方图分析示图

（6）非序列密度直方图分析：非序列密度直方图是在序列密度直方图分析数据的基础上作二次统计的结果，即非序列密度直方图统计一段时间内序列密度直方图中各种频率块的多少，如果某一种频率块代表一个细胞的放电，那么非序列密度直方图统计的结果就表示在一段时间内不同细胞放电的个数（图 2-24）。非序列密度直方图分析的启动方法是鼠标右键单击“波形显示区的序列密度直方图分析通道”→“分析”→“非序列密度直方图”，启动非序列密度直方图分析功能。

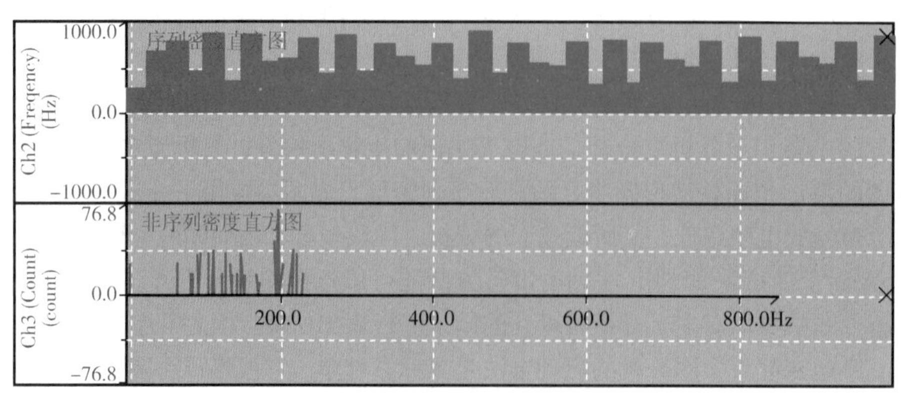

图 2-24 非序列密度直方图分析示图

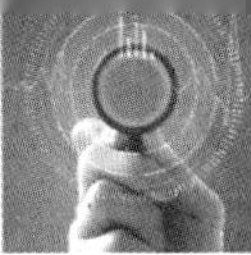

7. 实验报告的编辑与打印 实验完成后，用户可以在系统软件中直接进行实验报告的编辑和打印等操作。实验报告的相关操作可在系统主界面功能区的“实验报告”中进行，BL-420N 系统包括 7 个与实验报告有关的功能（图 2-25）。

（1）实验报告的编辑：点击图 2-25 中的“编辑”按钮，系统将启动实验报告的编辑功能。用户可以在实验报告编辑器中输入姓名、实验目的、实验方法、实验结论和其他信息，系统将自动提取当前屏幕显示的波形粘贴到实验报告的“实验结果”显示区中，用户也可以从打开的原始数据文件中选择波形进行剪辑再粘贴到实验报告中（图 2-26）。

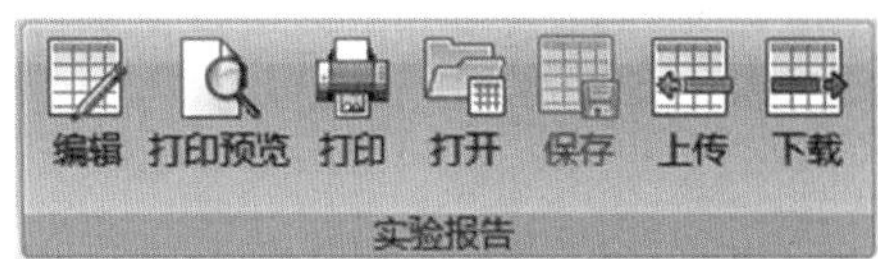

图 2-25 实验报告相关的功能示图

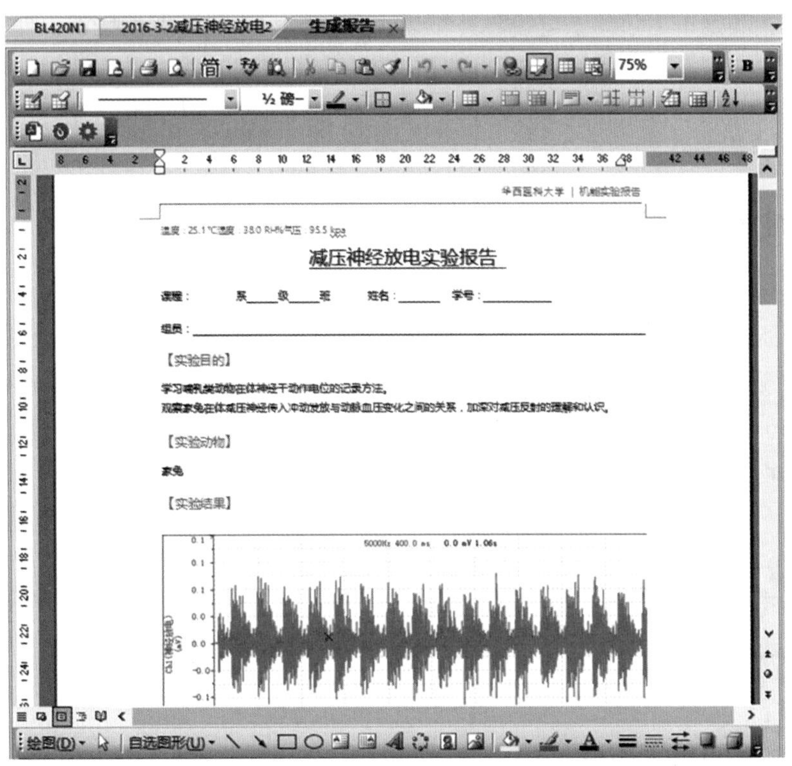

图 2-26 实验报告的编辑示图

选择波形进行剪辑时，首先打开所需的原始实验数据文件进行反演，在波形界面将鼠标移至该数据通道后按下鼠标左键不放，拖动鼠标选择该界面数据通道波形所需的全部区域，再点击“编辑”按钮进行实验报告编辑，在实验结果栏下方点击鼠标右键，选择“粘贴”，即可将选择区域的实验结果波形粘贴于“实验结果”显示区。用户也可以将多项实验结果的波形分别进行选择和粘贴。若波形过长无法在同一界面完全展示出来，而又希望在同一界面连续展示以便于比较，可用鼠标左键点击选择该数据通道，然后向下滑动鼠标滑轮可将实验结果波形按需求进行压缩（若向上滑动鼠标滑轮则可将波形进行拉伸），使其能在同一界面将多项实验项目的不同波形连续显示出来。然后再重复之前的操作，将波形选择、粘贴于“实验结果”显示区。

（2）实验报告的打印：点击系统主界面功能区的“实验报告”→“打印”，即可打印当前编辑好的实验报告。打印之前，也可以先点击打印预览对要打印的实验报告进行预览。

（3）实验报告的存储：点击系统主界面功能区的“实验报告”→“保存”，即可存储当前编辑好的实验报告。

（4）实验报告的上传：点击系统主界面功能区的“实验报告”→“上传”，即可将实验报告上传到基于 Internet 的相应实验室信息管理系统的服务器中保存，以便老师对实验报告进行在线批阅和保存。

（5）实验报告的下载：点击系统主界面功能区的“实验报告”→“下载”，可从相应实验室信息管理系统服务器中下载已经上传的实验报告。

第二节　膜片钳

微电极技术是电生理学的核心技术，而膜片钳技术则是最现代的微电极技术。膜片钳技术是用微电极与细胞膜之间形成紧密接触并经负压吸引以形成高阻抗封接，再采用电压钳或电流钳技术对细胞膜上离子通道电流尤其是单通道离子电流进行记录、研究的一种电生理学技术。如今膜片钳技术不仅可以记录离子通道电流，而且几乎还可以记录任何跨膜离子流动，并在电生理学、分子生物学、临床治疗和药物研究开发等领域得到越来越广泛的应用。本节只对膜片钳技术的发展历史、基本原理和应用做一简要的介绍。

一、膜片钳技术的发展简史

1976 年，Neher 和 Sakmann 在电压钳技术工作原理的基础上发明了膜片钳技术，并用膜片钳技术首次记录到蛙骨骼肌终板膜上 ACh 受体阳离子通道开放时形成的单通道电流。1980 年，Sigworth 等在膜片钳记录电极内施加 5 ~ 50 cmH_2O 的负压吸引，形成了 10 ~ 100 GΩ（1 GΩ=10^9 Ω）的高阻抗封接，从而大大降低了记录时的噪声，实现了单根电极既钳制膜电位又可记录单通道电流的突破。1981 年，Hamill 和 Neher 等又对该技术进行了改进，引进了膜片游离技术和全细胞记录技术，使膜片钳技术更趋完善，达到了 1 pA 的电流灵敏度、1 μm 的空间分辨率和 10 μs 的时间分辨率。1983 年 10 月，Sakmann 和 Neher 主编的《Single-Channel Recording》一书问世，对当时的膜片钳技术进行了全面、系统的总结，是膜片钳技术发展的一个重要里程碑。Neher 和 Sakmann 因在膜片钳技术和膜离子通道电流研究方面作出的杰出贡献，共同荣获 1991 年诺贝尔生理学或医学奖。随着科技水平的发展，膜片钳技术也在不断地发展、完善，功能也越来越强大。

二、膜片钳技术的基本原理

膜片钳技术是在电压钳技术的基础上发展起来的。电压钳技术是利用负反馈原理将膜电位在空间和时间上固定于某一测定值，以研究细胞动作电位产生过程中膜的离子通透性变化与膜电位变化之间的关系。电压钳技术只能研究整个细胞膜上大量离子通道的综合活动变化，而不能反映单个离子通道的活动变化，而且记录的离子通道电流背景噪声太大。膜片钳技术是用微电极尖端吸附一至几平方微米的细胞膜，在这小片细胞膜上可能只有几个离子通道甚至只有 1 个离子通道，再运用电压钳技术将其膜电位固定在某一水平，从而实现对单通道的只有 pA（10^{-12} A）级的微小离子电流作动态或静态的记录和观察（图 2-27A）。因微电极尖端与细胞膜表面进行了 10 ~ 100 GΩ 的高阻抗封接，近似绝缘，因而大大减小了记录时的背景噪声，使矩形的单通道电流信号得以分辨出来。

由场效应管运算放大器构成的电流 - 电压（I-V）转换放大器的前级探头，是膜片钳测量回路的核心部分。场效应管运算放大器的正、负输入端子为等电位，当向正输入端子施加指令电位时，经过负端子可以使膜片保持等电位，因而达到钳制膜电位的目的。当膜片微电极尖端与膜片之间形成 10 GΩ 以上的封接时，离子就不能从电极尖端与膜之间通过，而只能经此小片膜上的离子通道进出，

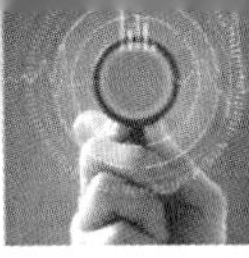

此时的跨膜离子电流（I_p）就是膜片电极记录到的电流（I_p）而被测量出来（图 2-27B）。

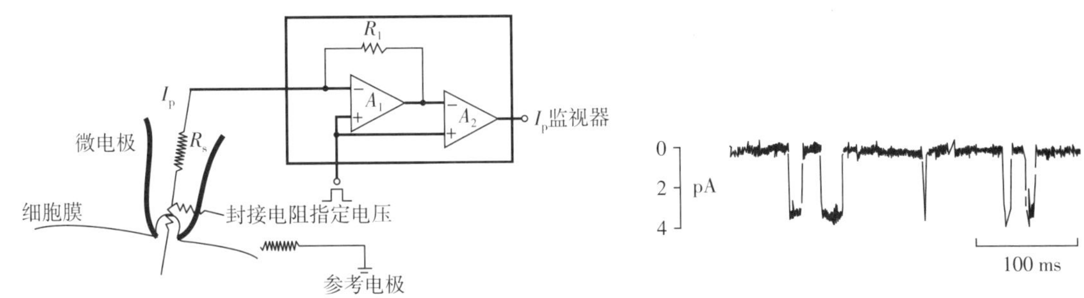

A. 膜片钳技术的工作原理示意图　　B. 膜片钳技术记录的单通道电流

图 2-27　膜片钳技术的工作原理及其记录的细胞单通道电流

膜片钳使用的基本方法是，将经过加热抛光的玻璃微电极在液压推进器的操纵下，与经清洁处理过的细胞膜形成高阻抗封接，将只含 1 ~ 3 个离子通道、面积仅为几个平方微米的细胞膜通过负压吸引封接起来，使被微电极尖端封闭的那片细胞膜与其外面的细胞膜在电学上和化学上隔离开来。由于电性能隔离与微电极的相对低电阻（1 ~ 5 MΩ），只要对微电极施以电压就能对膜片进行钳制。用一个极为敏感的 I_p 监视器即膜片钳放大器测量从微电极引出的微小离子电流，即为此小片膜内离子通道开放时所产生的跨膜离子电流，可认为是单通道离子电流。通过高分辨、低噪声、高保真的电流－电压转换放大器输送至电子计算机即可进行分析处理。

膜片钳技术的关键是建立高阻抗封接，并通过特定的设备记录这些变化。膜片钳技术实验室除了一般电生理实验所需的仪器设备外，还需要防震工作台、屏蔽罩、三维液压操纵器、膜片钳放大器、倒置显微镜、数据采集卡、数据记录和分析系统等。

膜片钳技术被称为离子通道研究的“金标准”，是研究离子通道最重要的技术手段。传统的膜片钳技术每次只能记录一个或一对细胞，对研究人员来说是一项费时费力的工作。传统膜片钳技术既不适合在药物开发初期和中期进行大量化合物的筛选，也不适合需要记录大量细胞的基础性实验研究。全自动膜片钳技术的出现在很大程度上解决了这些问题，不仅通量高，一次能记录几个甚至几十个细胞，而且从找细胞、形成封接、破膜等整个实验操作过程都实现了自动化，因而大大提高了膜片钳技术的工作效率。

三、膜片钳技术的应用

（一）应用学科

膜片钳技术发展至今，已成为现代细胞电生理学的常规实验方法。它不仅可以作为基础生物医学研究的工具，还直接或间接为临床医学研究服务。膜片钳技术目前已广泛应用于神经（脑）科学、心血管科学、药理学、细胞生物学、病理生理学、中医药学、植物细胞生理学、运动生理学等许多学科领域的研究。全自动膜片钳技术因其具有自动化、高通量的优点，在药物研发、药物筛选中显示了强劲的生命力。

（二）应用的标本种类

膜片钳技术使用的标本种类繁多。从最早的肌细胞（包括心肌、平滑肌、骨骼肌）、神经元和内分泌细胞发展到血细胞、肝细胞、耳蜗毛细胞、胃壁细胞、上皮细胞、内皮细胞、免疫细胞、精母细胞等多种细胞；从急性分离细胞和培养细胞（包括细胞株）发展到组织片（如脑片、脊髓片）乃至整体动物；从蜗牛、青蛙、蝾螈、爪蟾卵母细胞发展到鸡细胞、大鼠细胞、人细胞等等；从动物细胞发展到细菌、真菌以及植物细胞。此外，膜片钳技术还广泛地应用到平面双分子层、脂质体等人工标本上。

（三）研究对象

膜片钳技术的研究对象已经不局限于离子通道。从对离子通道包括配体门控通道、电压门控通道、机械门控通道以及缝隙连接通道等的研究，发展到对离子泵、交换体以及可兴奋细胞胞吞、胞吐的机制等多方面的研究。

（四）应用举例

1. 在离子通道研究中的应用　应用膜片钳技术可以直接观察和分辨单离子通道电流及其开闭时程、区分通道的离子选择性，同时可发现新的离子通道及亚型，并能在记录单通道电流和全细胞电流的基础上，进一步计算出细胞膜上的通道数和开放概率，还可用于研究某些胞内或胞外物质对离子通道开闭及通道电流的影响等。

膜片钳技术还可用于药物在其靶受体上作用位点的分析。如神经元烟碱受体为配体门控性离子通道，膜片钳全细胞记录技术通过记录烟碱诱发电流，可直观地反映出神经元烟碱受体活动的全过程，包括受体与其激动剂和拮抗剂的亲和力，离子通道开放、关闭的动力学特征及受体的失敏等活动。使用膜片钳全细胞记录技术观察拮抗剂对烟碱受体激动剂量效曲线的影响，可以用来确定其作用的动力学特征。然后根据分析拮抗剂对受体失敏的影响，拮抗剂的作用是否有电压依赖性、使用依赖性等特点，可从功能上区分拮抗剂在烟碱受体上的不同作用位点，即判断拮抗剂是作用在受体的激动剂识别位点，还是作用于离子通道或是其他的结构位点上。

2. 离子在生理与病理情况下对细胞的作用机制研究　通过膜片钳技术观察生理或病理情况下细胞膜某种离子通道的变化，研究该离子的生理意义及其在疾病的发生发展过程中的作用及机制。例如，通过膜片钳技术对 Ca^{2+} 在脑缺血神经细胞损伤中作用机制的研究表明，在缺血性脑损伤过程中，Ca^{2+} 起着非常重要的作用。脑缺血缺氧使 Ca^{2+} 通道开放，过多的 Ca^{2+} 进入神经细胞引起 Ca^{2+} 超载，导致神经元及细胞膜的损伤，膜转运功能障碍，严重时可致神经元坏死。

3. 对单细胞形态与功能关系的研究　将膜片钳技术与单细胞逆转录多聚酶链式反应（PCR）技术结合，在全细胞膜片钳记录下，将单细胞内容物或整个细胞（包括细胞膜）吸入电极中，将细胞内存在的各种 mRNA 全部快速逆转录成 cDNA，再经常规 PCR 扩增以及对待检特异 mRNA 的检测，借此可对形态相似而电活动不同的结果做出分子水平的解释，也可为单细胞逆转录多聚酶链式反应提供标本，为同一结构中形态非常相似但功能不同的事实提供分子水平的解释。

第三节　常用换能器

换能器也称为传感器，是将一种能量形式转变为另一种能量形式的器件或装置。生物医学中使用的换能器是将机体内非电形式的各种生物信号，如体温、张力、血压、血流量、呼吸流量、脉搏、渗透压、血气含量等先转变为电信号，再输入电子测量仪进行测量、记录和显示，以便对其所反映的生理或病理变化做深入的分析研究。换能器种类很多，分类方法也很多。根据输入的生物信号种类可分为张力换能器、压力换能器、速度换能器、温度换能器和气敏换能器等；根据工作原理的不同可分为电感式、电容式、电阻式、电势式等换能器；根据输出信号可分为模拟式和数字式换能器；根据能量

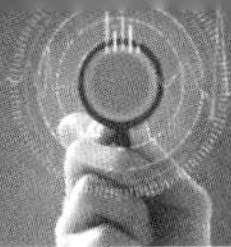

转换原理可分为有源式和无源式换能器。在机能学实验中常用的换能器有张力换能器、压力换能器和呼吸换能器等。

一、张力换能器

1. 原理及规格　张力换能器（图 2–28A）是将各种肌肉收缩时张力变化的信息转换为电信号，经放大后再输入到记录仪以显示出来的装置。其工作原理是利用某些导体或半导体材料在外力作用发生变形时，其电阻会发生改变的“应变效应”，将这些材料做成薄的应变电阻片，用这种应变电阻片制成两组应变元件（R_1，R_2 及 R_3，R_4）分贴于悬梁臂的两侧，作为桥式电路的两对电阻，两组应变电阻片中间连接一可调零电位器并与一 3V 直流电源相接。当外力作用于悬梁臂的游离端并使其发生轻度弯曲时，应变电阻片受到压缩或拉伸，其阻值便发生改变导致电桥失衡，即有微弱电流输出，经放大后再输入到记录仪显示（图 2–28B）。测量血压、呼吸的换能器，工作原理与张力换能器也基本相同。

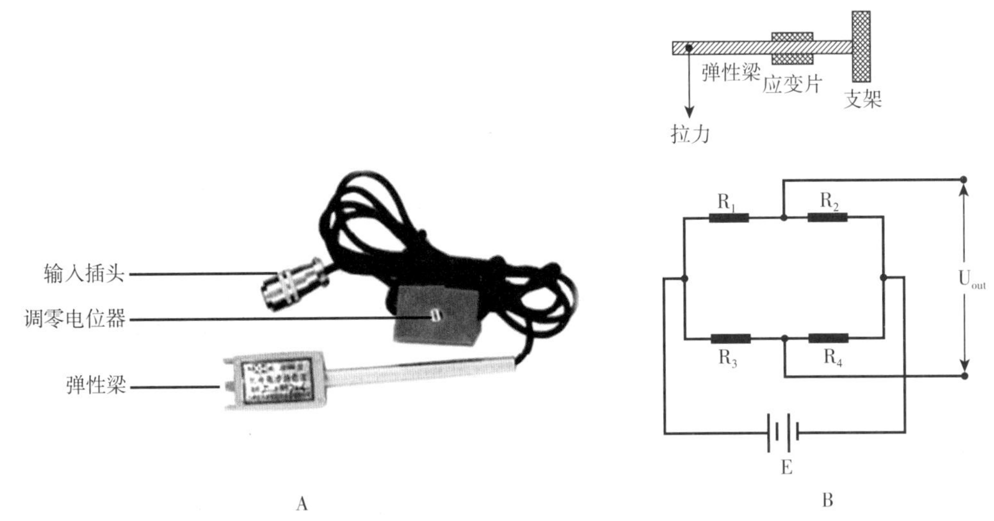

图 2–28　张力换能器及其工作原理示意图

张力换能器的灵敏度和量程取决于应变元件的厚度。悬梁臂越薄其灵敏度就越高，但量程范围就越小。因此，在机能学实验中应根据实验标本的不同来选择不同规格的张力换能器。例如，蛙腓肠肌实验的量程应在 100 g 以上，肠平滑肌实验应在 25 g，小动物心肌乳头肌实验应在 1 g 以下。

2. 使用方法　先将标本肌肉一端固定，在保持肌肉自然长度的情况下，将肌肉另一端的结扎线穿过悬梁臂前端的小孔并固定。

3. 使用注意事项

（1）张力换能器的应变元件非常精细，使用时要特别小心，不能用猛力牵拉或用力扳弄换能器的悬梁臂，以免损坏换能器。

（2）换能器应水平地固定在支架上。正式记录前，换能器应预热 30min，以确保精度。

（3）使用时，防止生理盐水等溶液渗入换能器。

二、压力换能器

1. 原理和结构　压力换能器是将机体内各种压力如动脉血压、中心静脉压、心室内压等变化的信息转换为电信号，经放大后再输入到记录仪以测量、显示和记录的装置。压力换能器的工作原理与张力换能器基本相同。压力换能器的头端是一个半球形结构，使用前需将其内部充满肝素生理盐水。其内面后部为一薄片状的应变元件，组成桥式电路。其前端有两个侧管，一个用于排出里面的气体，另一个通过导管与测量压力的探头相连（图 2–29）。

2. 使用方法及注意事项

（1）压力换能器在使用时应固定在支架上，不得随意改变其位置，使用前需预热 30min。待零位稳定后方可进行测量。

（2）测量前需将两个压力接嘴分别与三通接好，不得有泄漏现象。可先用压力计预压 2 ~ 3 次，然后再调整零位基准。

（3）换能器结构中有调零电位器，可单独调节零点位置，也可与记录仪配合调整。

（4）注意将内部垫圈垫好，以免漏液。

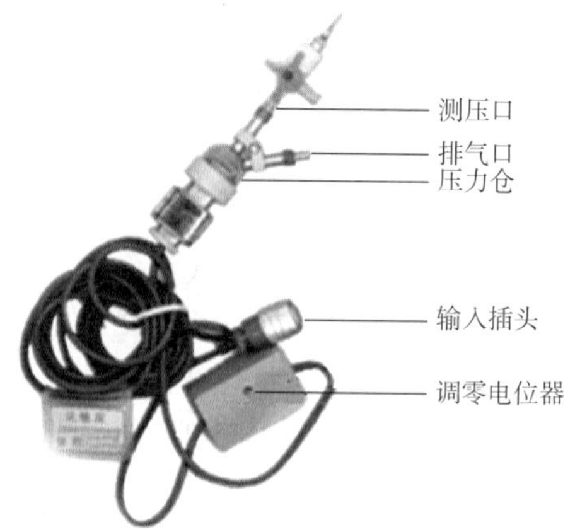

图 2–29　压力换能器

三、呼吸换能器

呼吸换能器用于测量动物的呼吸波、呼吸流量。目前常用的呼吸换能器有直插式和胸带式两种，二者都是利用费斯通电桥原理来实现能量转换的。胸带式呼吸换能器是将胸带直接捆在动物胸部，当动物胸廓随着呼吸运动而运动时，应变电阻片受到牵拉，阻值改变，电桥失衡，换能器将该信号转换成电信号输出。直插式呼吸换能器前段有一锥状通气口，可与动物的气管插管相连，随着呼吸气流的冲击，应变电阻片阻值发生改变，电桥失衡，产生电流，换能器将电信号输出（图 2–30）。直插式呼吸换能器具有精度高、准确可靠、使用方便等特点，在机能学实验中使用更为广泛。

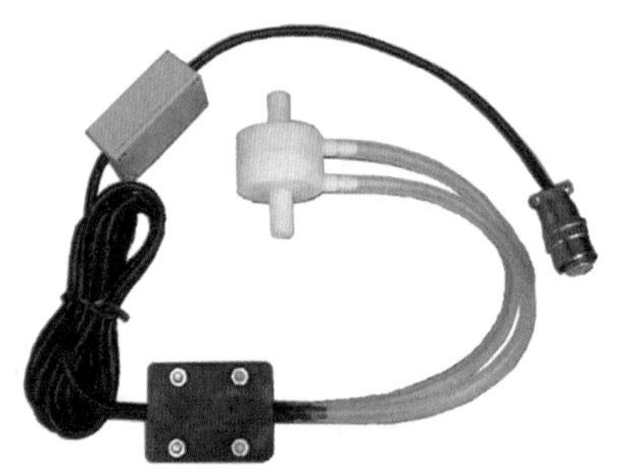
图 2–30　直插式呼吸换能器

第四节　动物呼吸机

HX–300S 型动物呼吸机（图 2–31）可为麻醉、肌松或开胸动物提供机控呼吸，适用于大白鼠、豚鼠、仓鼠、兔、猫、猴以及中小型狗等常用实验动物。

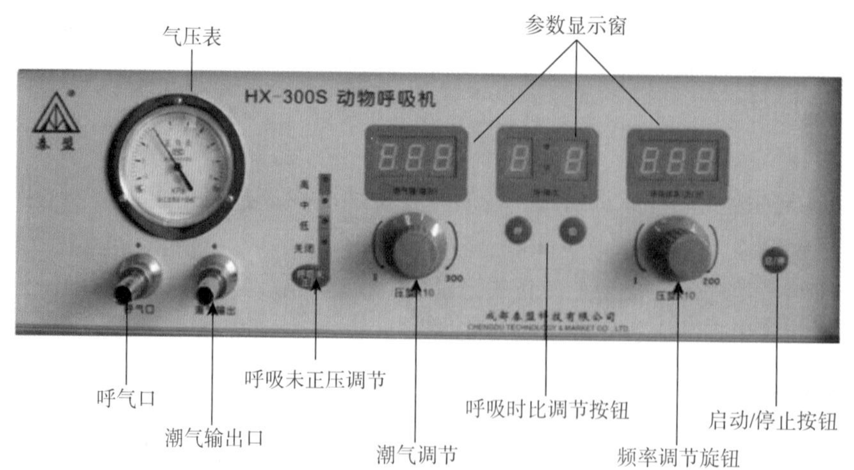

图 2–31　HX–300S 型动物人工呼吸机

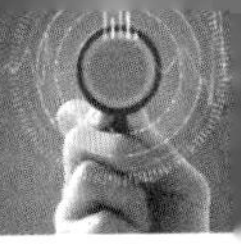

（一）使用方法

1. 准备　主机平置，接上电源，然后将两皮管分别插入潮气输出及呼气口接头。

2. 操作　首先估计实验动物所需潮气量、呼吸频率、呼吸时比，然后操作呼吸机。步骤如下：

（1）打开电源开关。

（2）将呼吸时比、呼吸频率调到所需位置。

（3）将潮气量调到所需位置。

（4）将三通一头用软胶管与动物气管插管接通，这时即开始作机控呼吸。

（5）动物进行机控呼吸时，应及时注意观察所选各参数对动物是否合适。在一般情况下，主要是观察潮气量的选择是否合适，如不适应及时修正。

（二）注意事项

1. 电源接通后，呼吸时比按键一定要有一挡接通，否则呼吸机指示灯虽亮，但机器并不工作。

2. 潮气量与呼吸频率及呼吸时比的参数之间有一定的对应关系，如果实验中需对后二者进行调整的话，那么也应将潮气量的输出值重新修正到所需值。

第五节　血气分析仪

血气分析仪是用于定量测定血液样本（主要是动脉血）中的 pH、CO_2 分压和 O_2 分压，并通过计算获得其他血气指标的精密实验仪器，目前已广泛应用于临床医学检验、机能学实验和科学研究。血气分析仪对评价肺的气体交换功能、体内是否存在代谢性或呼吸性酸中毒或碱中毒以及其程度，指导临床用药和正确使用呼吸机都具有十分重要的意义。

一、血气分析仪的工作原理

血气分析仪是采用高灵敏度的离子选择电极，包括 pH 电极、O_2 电极和 CO_2 电极来测定血液中 O_2 分压（PO_2），CO_2 分压（PCO_2）和 pH，并根据所测得的实际体温和血红蛋白浓度推算或通过电子计算机计算出其他参数，包括实际碳酸氢盐（AB）、标准碳酸氢盐（SB）、血浆总 CO_2（TCO_2）、实际碱剩余（ABE）、标准碱剩余（SBE）、缓冲碱（BB）、血氧饱和度（SAT）、血氧含量（O_2 CT）等。

二、血气分析仪的操作

（一）定标

血气分析仪必须经定标后才能正式测量血液各参数。pH 系统使用 pH 为 7.383 和 6.840 左右的 2 种标准缓冲液进行定标。O_2 和 CO_2 系统用 2 种混合气体来定标，第一种混合气中 CO_2 的浓度为 5%，O_2 浓度为 20%；第二种 CO_2 浓度为 10%，但不含 O_2。也有的是将上述 2 种气体混合到 2 种 pH 缓冲液内，然后对 3 种电极一起进行定标。无论何种型号的血气分析仪，均需要在总定标即对每种电极进行 2 点定标建立工作曲线之后，才能进行测量工作。在工作过程中，仪器还能自动对电极进行一点定标，随时检查电极偏离工作曲线的情况，一旦发现问题，仪器便停止测量工作，要求重新定标。

（二）样品采集

根据临床需要可用针筒抽取动脉或静脉血，或用毛细管采集外周毛细血管血。抽取血样时，先用

2 mL 清洁注射器连注射针取肝素溶液少许，湿润注射器内壁后，将针头朝上排尽气体及多余肝素溶液，使注射器无效腔和针头内部充满肝素溶液。然后抽取血样，注意血样内绝对不能混入气泡。拔出针头后立即插入橡皮塞内隔绝空气，尽快送检。

（三）检测

根据仪器显示要求，选择合适的测定方法，注入标本。仪器自动测定的血液样本是被管路系统抽吸进样品窜内的测量毛细管中测量的。毛细管管壁上开有 4 个小孔，pH、pH 参比、PO_2 和 PCO_2 4 个电极感测头紧紧将这 4 个小孔堵严，其中，pH 和 pH 参比电极共同组成对 pH 的测量系统，待测血液样本被吸入测量毛细管后，管路系统停止抽吸。这样，血液中 pH、PCO_2 和 PO_2 同时被 4 个电极所感测，电极将其转换成各自的电信号，这些电信号再经放大模数转换后被送至计算机统计，计算机处理后将测量值和计算值显示，并可打印出测量结果。

第六节　常用手术器械

机能学实验中，哺乳动物常用的手术器械包括手术刀、手术剪、眼科剪、尖头手术镊、眼科镊、止血钳、持针器、动脉夹、玻璃分针、气管插管、三通阀、注射器等（图 2–32）。这里就哺乳动物常用手术器械及其使用做一简要介绍。

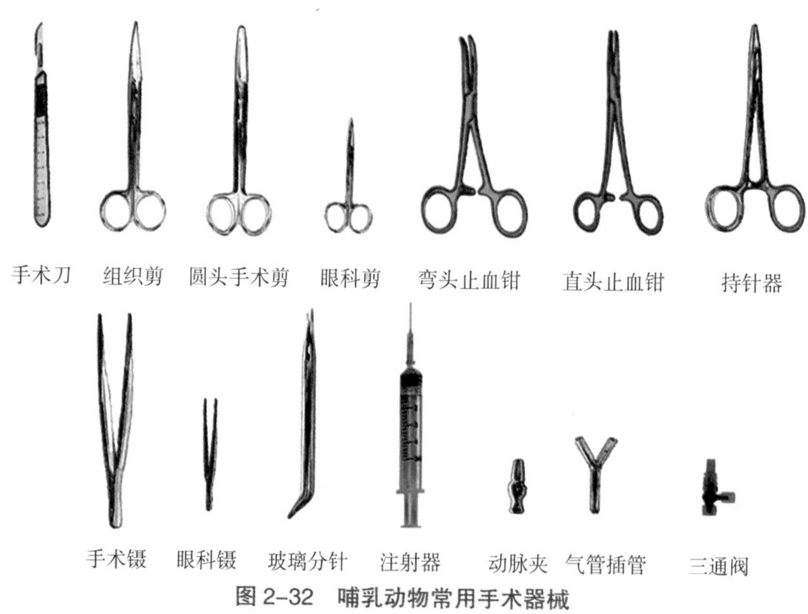

图 2–32　哺乳动物常用手术器械

1. 手术刀　手术刀用于切开皮肤和组织。手术刀分为可拆卸手术刀和固定手术刀两种类型。常用的可拆卸手术刀由刀片和刀柄两部分组成，刀片与刀柄一般分开存放和消毒。刀片种类较多，按形态有圆刀、弯刀和三角刀之分；按大小有大、中、小之分，刀片末端刻有号码。一般情况下，20 ~ 24 号大刀片，适用于切开皮肤、皮下、肌肉和骨膜等组织；9 ~ 17 号小刀片适用于眼科、手外科、机体深部手术等精细组织的切割。刀柄也有长短和大小之分，其末端也刻有号码。

可拆卸式手术刀装载刀片时，用持针器夹紧刀片前端背部，使刀片缺口对准刀柄前端的刀楞，稍用力向后拉动即可装上。卸载刀片时，用持针器夹紧刀片尾端背部，稍用力提起刀片向前推动即可卸下刀片（图 2–33）。

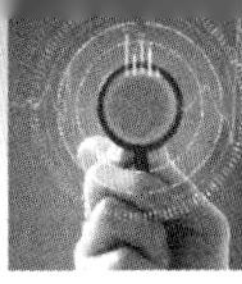

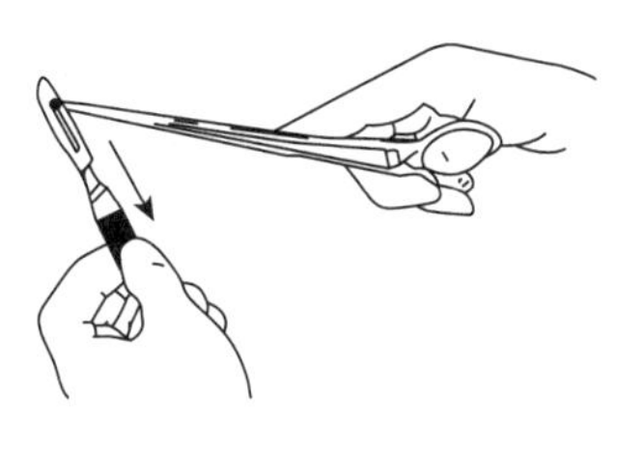

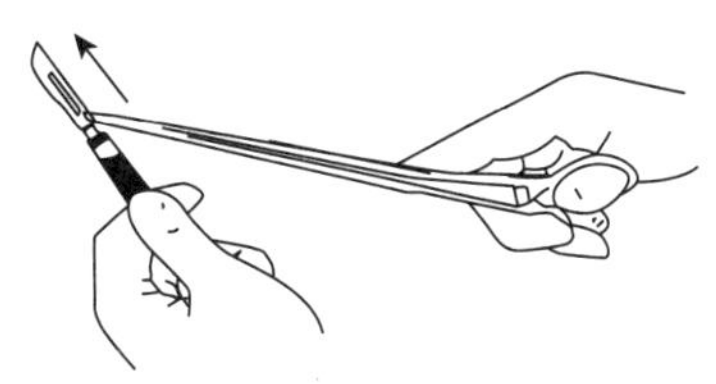

安装刀片　　　　卸载刀片

图 2-33　可拆卸式手术刀刀片的装载和卸载

正常执刀方法有执弓式、执笔式、握持式和反挑式 4 种（图 2-34）。

（1）执弓式：执弓式是最常用的执刀方法，拇指在刀柄下，食指和中指在刀柄上，腕部用力。用于切开较长的皮肤切口和腹直肌前鞘等。

（2）执笔式：主要为指部用力做短距离的精细操作，常用于解剖血管、神经、切开腹膜和做短小切口等。

（3）握持式：握持式持刀较稳定，切割范围较广。常用于需用力作大范围的切口切割手术，如截肢、切开肌腱和较长的皮肤切口等。

（4）反挑式：将刀片向上挑开组织，以防损伤深层组织和器官。

2. 手术剪　手术剪又名组织剪，分尖头手术剪和圆头手术剪，尖端又有直、弯之分。用于剪切或分离皮肤、皮下组织和肌肉等。握持方法为拇指和无名指各套入一环中，食指略伸直抵住剪柄，其余手指协同操作（图 2-35）。

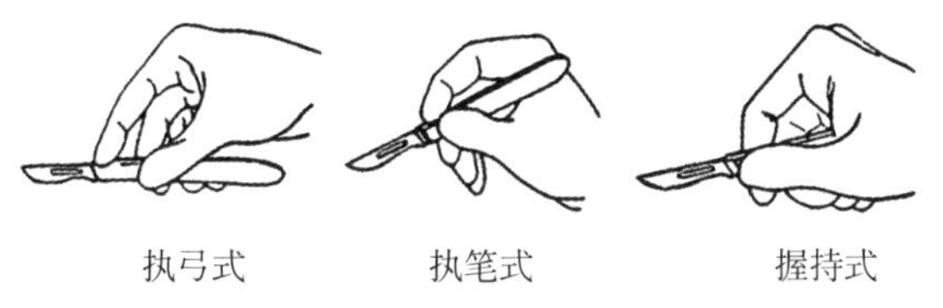

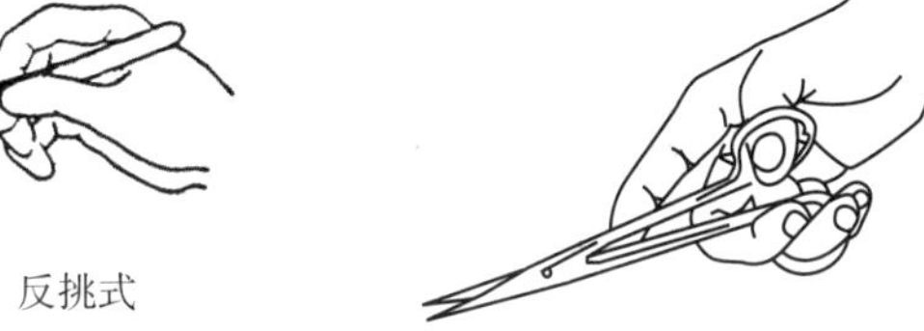

执弓式　　执笔式　　握持式　　反挑式

图 2-34　手术刀的执刀方法

图 2-35　手术剪的握持方法

3. 眼科剪　眼科剪是一种小型手术剪，分直头和弯头两种。专用于剪一些精细的组织，如剪断神经和做血管插管的切口等，切勿用于剪皮肤、肌肉、筋膜等较厚或较硬的组织。

4. 止血钳　止血钳有弯头和直头之分。用于协助手术刀、手术剪做皮肤或其他组织的切开，钝性分离结缔组织、肌肉、筋膜等，并用于钳夹出血点以便止血。止血钳的握持方法与手术剪基本相同（图 2-36）。

5. 持针器　持针器的形状与止血钳很相似，只是头部较短、略粗，因此钳力较大，用以钳夹手术缝合弯针。持针器的握持方法与手术剪也基本相同。

6. 手术镊　手术镊有圆头和尖头之分。手术镊主要用于手术中的协助性操作，如用以钝性分离血管、神经等，或用以穿线协助结扎血管等一些用手难以操作的精细动作。其握持方法如图 2-37。

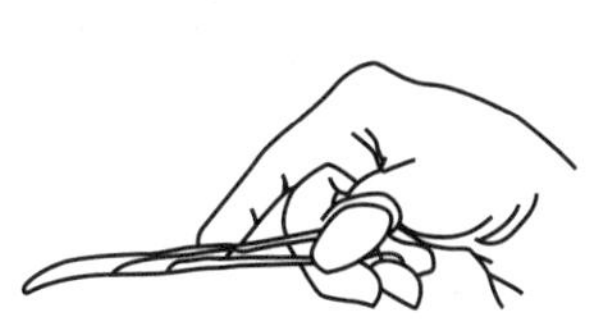

图 2-36　止血钳的握持方法

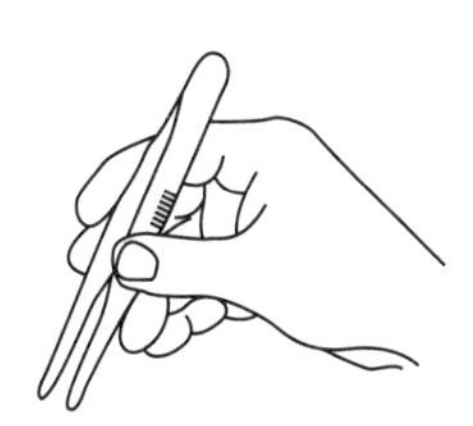

图 2-37　手术镊的握持方法

7. 玻璃分针　玻璃分针与止血钳、手术镊等协同操作，用于组织的钝性分离和其他相关操作。

8. 眼科镊　眼科镊分弯头眼科镊和直头眼科镊。其用途与手术镊基本相同，因钳力较小其操作对象为一些精细组织。

9. 动脉夹　动脉夹有大、小几种型号，用以夹闭血管以阻断血流，实验过程中可根据具体情况选用不同型号。动脉夹还可用于钳夹静脉注射针，使静脉注射针固定在血管中不致滑脱。

10. 气管插管　气管插管为家兔、大白鼠等动物手术过程中常用的器材，在全麻情况下为动物作气管插管以保证呼吸畅通，或与呼吸换能器连接以记录动物呼吸气量。

11. 三通阀　三通阀可根据实验需要改变液体流动的方向。调节开关旋柄，旋柄上箭头的方向即表示液体流通的方向，其箭头指向哪个出口即表明哪个出口畅通（图 2–38）。

12. 注射器　机能学实验常用的注射器有 10 mL 和 1 mL 两种型号，针头有 5#、7#、9# 等型号，根据不同的给药剂量和给药途径应选择不同型号的注射器和针头。注射器针头要尖锐、不弯曲、无堵塞，大小合适、开口光滑。针头套在注射器接头上需旋转 90° 使之套紧，并将针头孔对准刻度线。注射前需先计算用药剂量，再抽取药液并排尽气泡。注射器一般平拿，否则需用手指轻扶针栓，以防滑落或进入空气。在刺入皮肤或血管时，针尖斜面朝上。注射器的握持方法有平握法和执笔法两种（图 2–39）。

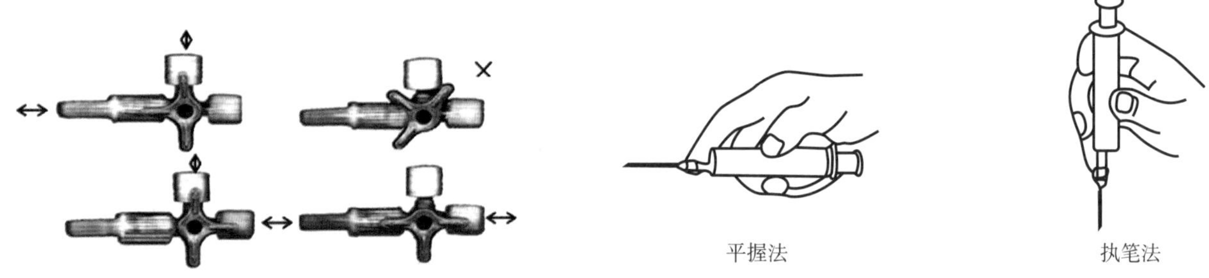

图中箭头表示液体流动方向，打“×”者为不通

图 2–38　三通阀内液体流动的方向

图 2–39　注射器的握持方法

除上述哺乳动物常用器械外，机能学实验过程中经常还要用到许多其他的器械和用品，如颅骨钻、骨钳、灌胃器、各种插管、兔手术台等，以及各种蛙类手术器械包括蛙板、蛙钉、刺蛙针、锌铜弓、蛙心夹（图 2–40）等，这里就不一一介绍。

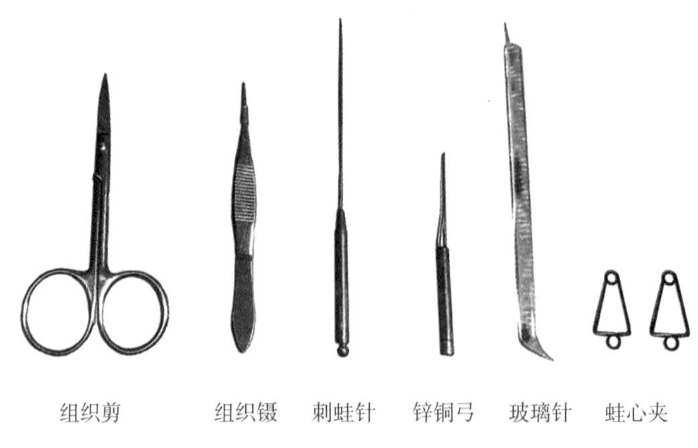

图 2–40　蛙类常用手术器械

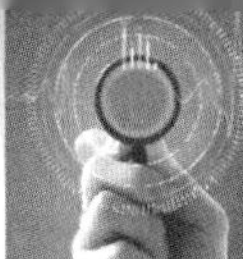

第七节　常用生理溶液的配制

机能学实验常用的生理溶液有很多种，其成分、配制方法和应用各不相同。

一、生理溶液配制的基本条件

（一）渗透压

人工生理溶液的配制要求等渗，不同动物等渗溶液的浓度也不同。例如，冷血动物生理盐水的浓度为 0.6% ~ 0.75%，温血动物生理盐水的浓度则为 0.8% ~ 0.9%。有些溶液不仅要求等渗而且要求等张。

（二）离子

生理溶液中要求含有一定比例的不同电解质，如 Na^+、Ca^{2+}、K^+、Mg^{2+}、OH^-等，这些离子是维持器官和组织功能所必需的。器官组织不同，对生理溶液中各种离子成分和浓度的要求也各不相同。配制时添加氯化钙要用无水氯化钙。配制时如有碳酸氢钠或磷酸二氢钠则必须充分稀释后才可以加入已经溶好的氯化钙中，边加边搅拌，以免产生浑浊和沉淀。含有碳酸氢钠的溶液，储存时间不能过长。

（三）pH

人工生理溶液的 pH 一般要求在 7.0 ~ 7.8 之间。配制离体器官组织的人工生理溶液时须注意以下几点：①须用新鲜的蒸馏水，最好用重蒸馏水。蒸馏水储藏过久后，pH 会有改变。若用储藏过久的蒸馏水，使用前需煮沸一次，以驱除 CO_2；②酸性生理溶液可使哺乳动物冠状动脉发生扩张，而碱性液则使之发生收缩；③酸性生理溶液可使平滑肌松弛，碱性生理溶液则能加速平滑肌的收缩节律而减小其张力。例如，当 pH 为 6.0 ~ 6.2 时猫和兔的离体小肠平滑肌可停止收缩，如逐渐增加其碱性，则发生兴奋，而当 pH 超过 8.0 时，则可出现痉挛性收缩状态。又如，脑垂体后叶制剂可使离体豚鼠子宫平滑肌收缩，如果增加碳酸氢盐的浓度则使其兴奋降低；④横纹肌对 pH 的变化不如平滑肌敏感，但当酸过多时能使横纹肌的张力增加。因此，为了调节和稳定生理溶液 pH，常在生理溶液中加入缓冲液，常用缓冲对有 K_2HPO_2/KH_2PO_2，$Na_2CO_3/NaHCO_3$ 等。

（四）能量

葡萄糖能提供组织活动所需的能量，但需在使用时临时加入溶液中，特别是在气温较高时尤应注意。在配制各种细胞培养液时，还需加入血清和多种氨基酸等营养物质。

（五）氧气

有些离体器官组织还需要氧气，如离体子宫、兔心和乳头肌等，一般用 95% O_2、5% CO_2，在肠管实验时可以用空气。

二、常用生理溶液的配制

常用生理溶液的成分及配制方法见表 2-6。配置完成后，加入蒸馏水定容至 1 000 mL。

表 2-6　常用生理溶液的成分和配制

单位：g

成 分	任氏溶液	乐氏溶液	台氏溶液	克氏液	生理盐水	
	两栖类	哺乳类	哺乳类（小肠）	哺乳类	两栖类	哺乳类
NaCl	6.5	9.0	8.0	6.6	6.5	9.0
KCl	0.14	0.42	0.2	0.35		

（续表）

成 分	任氏溶液	乐氏溶液	台氏溶液	克氏液	生理盐水	
	两栖类	哺乳类	哺乳类（小肠）	哺乳类	两栖类	哺乳类
$CaCl_2$	0.12	0.12	0.2	0.28		
$NaHCO_3$	0.20	0.15	1.0	2.0		
NaH_2PO4	0.01		0.05			
$MgCl_2$			0.1			
KH_2PO_4				0.162		
$MgHSO_4 \cdot 7H_2O$				0.294		
葡萄糖	2.0（离体蛙心）	1.0	1.0	2.0		

三、缓冲液的配制

（一）磷酸盐缓冲液（PB）

磷酸盐是实验研究中最广泛使用的一种缓冲剂，由于它们是二级解离，有 2 个 pKa 值，所以用它们配制的缓冲液，pH 范围最宽：① NaH_2PO_4：pKa1 =2.12，pKa2=7.21；② Na_2HPO_4：pKa1 =7.21，pKa2= 12.32。

磷酸盐缓冲液（pH= 6 ～ 8）的配制见表 2–7。

表 2–7 磷酸氢二钠 – 磷酸二氢钠缓冲液的配制

pH	0.2mol/L Na_2HPO_4/mL	0.2mol/L NaH_2PO_4/mL	pH	0.2mol/L Na_2HPO_4/mL	0.2mol/L NaH_2PO_4/mL
6.0	12.3	87.7	7.0	61.0	39.0
6.1	15.0	85	7.1	67.0	33.0
6.2	18.5	81.5	7.2	72.0	28.0
6.3	22.5	77.5	7.3	77.0	23.0
6.4	26.5	73.5	7.4	81.0	19.0
6.5	31.5	68.5	7.5	84.0	16.0
6.6	37.5	62.5	7.6	87.0	13.0
6.6	43.5	56.5	7.7	89.0	10.5
6.8	49.0	51.0	7.8	91.5	8.5
6.9	55.0	45.0	7.9	93.0	7.0

注：用时可将磷酸盐缓冲液的母液按需稀释。

配制缓冲液时用钾盐比钠盐好，因为低温时钠盐难溶，钾盐易溶，但若配制 SDS– 聚丙烯酰胺凝胶电泳的缓冲液时，只能用磷酸钠而不能用磷酸钾，因为 SDS（十二烷基硫酸钠）可与钾盐生成难溶的十二烷基硫酸钾。

磷酸盐缓冲液的优点为：① pH 受温度的影响小；② 10 倍母液稀释后 pH 变化小，稀释 10 倍后 pH 的变化小于 0.1。不足之处是可对某些酶的催化作用产生一定程度的抑制作用。

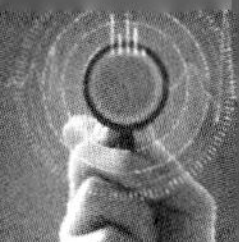

（二）Tris 缓冲液

Tris（三羟甲基氨基甲烷）缓冲液在机能学实验中的应用也十分广泛，如在 SDS- 聚丙烯酰胺凝胶电泳中就需大量使用 Tris 缓冲液。

Tris-HCl 缓冲液的常用 pH 范围在 7.5 ～ 8.5；Tris- 磷酸盐缓冲液的 pH 范围在 5.0 ～ 9.0。Tris-HCl 缓冲液的配制见表 2-8。

表 2-8　0.05mol/L Tris- 盐酸缓冲液的配制（25℃）

pH	0.1mol/L Tris/mL	0.1mol/L HCl/mL	pH	0.1mol/L Tris/mL	0.1mol/L HCl/mL
7.5	50	40.3	8.1	50	26
7.6	50	38.5	8.2	50	22.9
7.7	50	36.6	8.3	50	19.9
7.8	50	34.5	8.4	50	17.2
7.9	50	32	8.5	50	14.7
8.0	50	29.2	8.6	50	12

注：0.1 mol/L Tris 与 0.1 mol/L HCl 混合后，加蒸馏水稀释至 100 mL，Tris 溶液可从空气中吸取二氧化碳，使用时注意将瓶盖盖严。

Tris-HCl 缓冲液的优点为：① Tris 的碱性较强，可配制 pH 范围较大的缓冲液；②不与钙、镁离子及重金属离子发生沉淀反应。不足之处：①缓冲液的 pH 受溶液浓度的影响较大，当母液稀释 10 倍时 pH 的变化大于 0.1；②温度效应大，温度变化对缓冲液的 pH 影响很大，如 4 ℃时缓冲液的 pH=8.4，而 37 ℃时缓冲液的 pH=7.4，因此试剂配制一定要在室温下配制；③ Tris-HCl 缓冲液对某些 pH 电极可产生一定的干扰作用，所以要使用与 Tris-HCl 缓冲液兼容的电极。

四、常用抗凝剂的配制

（一）枸橼酸钠

一般按 1∶9 的比例使用，即 1 份枸橼酸钠溶液∶9 份血液。枸橼酸钠溶液的抗凝作用较弱，碱性较强，不宜作生化检验用，可用于红细胞沉降速度的测定和动物的急性血压实验等。不同动物的血液对枸橼酸钠溶液浓度的要求也不同，如狗为 5% ～ 6%，猫为 2% ＋硫酸钠 25%，兔为 5%。

（二）草酸钾

取 0.2 mL 10% 的草酸钾溶液于试管内，转动试管，使其浸润管壁，然后放入 80 ℃烘箱中烤干备用。

（三）肝素

药厂生产的肝素注射液每支（2 mL）含肝素 12 500 U，相当于 125 mg，即 1 mg 相当于 100 U。

1. 体外抗凝　取 1% 肝素溶液 0.1 mL，均匀地浸润试管管壁，放入 80 ℃左右的烘箱中烤干备用。每管可使 10 mL 血液不凝。

2. 体内抗凝　静脉注射剂量为 500 U ～ 1 000 U。

（四）草酸钾－草酸铵混合剂

取草酸钾 0.8g 和草酸铵 1.2g，加蒸馏水至 100 mL。取 0.5 mL 于试管内，烘干备用。每管可使 5 mL 血液不凝。草酸钾－草酸铵混合剂只适用于红细胞比容的测定，不能用于血液非蛋白氮的测定。

第三章　实验动物的基本知识

实验动物是指经过人工饲养、繁殖，并对其携带的微生物和寄生虫实行控制，其遗传背景和来源明确的用于教学、科研、生产和鉴定以及其他科学实验的动物。实验动物具有较好的遗传均一性、对刺激的敏感性、反应的一致性和较好的可重复性等特征。一般的动物虽然也可以用于实验，但由于其遗传背景不清楚、健康状况存在差异、机体的反应性不一致、受试动物的敏感性也不同等原因，导致实验结果的可重复性差而不能获得稳定可靠的实验结果，因而其实验结果不被国际学术界所认可。

第一节　常用实验动物

一、常用实验动物的种类和应用

（一）蟾蜍和青蛙

蟾蜍和青蛙均属两栖纲，无尾目，是机能学实验教学中最常用的实验动物之一。蛙类动物的离体器官和组织对实验条件的要求较低，其离体心脏能较长时间地保持搏动，常用于心脏生理、病理生理学和药理学实验；蛙类坐骨神经－腓肠肌标本可用来观察神经－肌肉的兴奋性，以及各种药物和刺激对周围神经、肌肉或神经－肌肉接头的作用；蛙舌和肠系膜则是观察炎症反应和微循环变化的良好标本。整体蛙还常用于脊髓反射和反射弧的分析等实验。

（二）小鼠

小鼠属哺乳纲，啮齿目，鼠科类动物，是医学科研中最常用的动物之一。小鼠人工饲养方便、繁殖周期短、繁殖量大、价廉，同时小鼠又温顺易捉，操作方便，特别适合于需要大量动物的实验研究，如药物筛选、半数致死量或半数有效量的测定，抗感染、抗肿瘤药物和避孕药物等的实验研究。

（三）大鼠

大鼠也属哺乳纲，啮齿目，鼠科类动物。大鼠性情较凶猛，雄性大鼠常相互撕咬，受惊时表现凶恶、易咬人。与小鼠一样，大鼠也是医学实验中最常用的实验动物之一，一些小鼠不便进行的实验可改用大鼠。大鼠广泛应用于高级神经活动、应激反应和内分泌等实验，还用于胃酸分泌、胃排空、水肿、炎症、休克、心功能不全、黄疸和肾功能不全以及能量代谢等实验；大鼠的血压与人类相近且较稳定，故也常用于抗高血压药物的研究；此外，大鼠还用于药物的亚急性、慢性毒性实验等。

（四）豚鼠

豚鼠又称为荷兰猪、天竺鼠、海猪，属哺乳纲，啮齿目，豚鼠科类动物。豚鼠性情温顺，胆小易惊，不易伤人。豚鼠耳蜗发达，听觉灵敏，因而常用于听力、听神经电位与耳蜗微音器电位的记录以及内耳迷路破坏等实验；豚鼠对组胺敏感，常用于过敏实验和平喘药、抗组胺药的筛选；豚鼠对结核

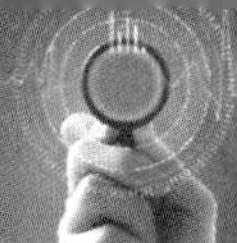

分枝杆菌敏感，也用于抗结核药物的研究；此外，豚鼠还常用于心肌电生理、钾离子代谢障碍和酸碱平衡紊乱等的实验研究。

（五）家兔

家兔属哺乳纲，兔形目，兔科类动物。家兔的品种很多，常用的实验用家兔有青紫兰兔、中国本地兔、新西兰白兔和大耳白兔等。家兔性情温顺易饲养，易于静脉注射给药、灌胃和采血，又可直接记录心电、血压、呼吸和脑电波等，是机能学实验教学中最为常用的实验动物之一。家兔常用于血压、呼吸、消化和泌尿等多种实验，也用于钾代谢障碍、酸碱平衡紊乱、水肿、炎症、缺氧、发热、弥散性血管内凝血、心功能不全、休克以及有机磷农药中毒和解救等实验。家兔体温较稳定，对致热源较敏感，也可用于研究药物的解热作用、致热源检查等。

（六）猫

猫属哺乳纲，食肉目，猫科类动物。猫对手术的耐受性较强，血压较稳定，适宜于药物对血压影响的实验研究，猫还可用于镇咳药、中枢神经系统药物的研究，但猫的价格较昂贵。

（七）犬

犬属哺乳纲，食肉目，犬科类动物。犬的嗅觉灵敏，对环境适应性强，与人类较接近。犬易于驯养，经过训练能很好地配合实验，可用于慢性实验研究，如条件反射、高血压的治疗研究、胃肠蠕动和分泌实验、慢性毒性实验和中枢神经系统的实验等。此外，犬还常用于外科手术的教学。由于犬的价格昂贵，在机能学实验中并不常用。

常用实验动物的正常生理、生化指标见表 3–1。

表 3–1　常用实验动物的正常生理、生化指标

生理、生化项目	小　鼠	大　鼠	豚　鼠	家　兔	犬
寿命 / 年	2 ~ 3	2 ~ 3	6 ~ 7	7 ~ 8	10 ~ 20
性成熟期 / 月	1.2 ~ 1.7	2 ~ 8	4 ~ 6	5 ~ 6	10 ~ 12
妊娠期 /d	18 ~ 22	18 ~ 22	60 ~ 72	30 ~ 32	63
成年体重 /kg	0.020 ~ 0.045	0.18 ~ 0.25	0.5 ~ 0.9	1.5 ~ 3.0	6 ~ 15
直肠体温 /℃	36.5 ~ 38.0	37.5 ~ 39.5	37.3 ~ 39.5	37.7 ~ 38.8	37.3 ~ 38.8
心率 /（次 /min）	520 ~ 780	200 ~ 360	140 ~ 300	120 ~ 150	90 ~ 130
呼吸 /（次 /min）	84 ~ 230	66 ~ 150	80 ~ 130	55 ~ 90	20 ~ 30
血压 /mmHg	81 ~ 113	90 ~ 130	70 ~ 80	80 ~ 130	108 ~ 160
Hb/（g/L）	100 ~ 190	120 ~ 180	110 ~ 165	80 ~ 130	110 ~ 180
RBC/$10^{12}L^{-1}$	7.7 ~ 12.5	7.2 ~ 9.6	4.5 ~ 7.0	4.0 ~ 6.4	4.5 ~ 8.0
WBC/$10^{9}L^{-1}$	7.0 ~ 15.0	5.0 ~ 25.0	7.0 ~ 12.0	5.5 ~ 12.0	6.0 ~ 15.0
血小板 /$10^{9}L^{-1}$	200 ~ 1520	400 ~ 1380	430 ~ 1000	120 ~ 250	120 ~ 300
血液 /pH	7.31 ~ 7.43	7.30 ~ 7.44	7.35 ~ 7.45	7.31 ~ 7.42	7.35 ~ 7.45
PaO_2/mmHg	80 ~ 100	80 ~ 100	80 ~ 100	80 ~ 100	80 ~ 100
$PaCO_2$/mmHg	35 ~ 45	35 ~ 45	35 ~ 45	35 ~ 45	35 ~ 45
血量 /（mL/kg）	75	60	75	70	85
血糖 /（mmol/L）	5.1 ~ 7.0	5.1 ~ 6.9	5.3 ~ 8.4	6.2 ~ 8.7	4.3 ~ 6.1
血浆总蛋白 /（g/L）	52 ~ 57	70 ~ 80	50 ~ 56	60 ~ 83	63 ~ 81

（续表）

生理、生化项目	小　鼠	大　鼠	豚　鼠	家　兔	犬
血浆白蛋白 /（g/L）	16 ~ 27	26 ~ 35	28 ~ 39	41 ~ 50	34 ~ 45
血清钾 /（mmol/L）	7.7 ~ 8.0	3.8 ~ 5.4	6.5 ~ 8.5	2.7 ~ 5.1	3.7 ~ 5.0
血清钠 /（mmol/L）	143 ~ 156	126 ~ 155	120 ~ 146	155 ~ 165	129 ~ 149
血清氯 /（mmol/L）	95 ~ 112	94 ~ 112	94 ~ 110	92 ~ 112	104 ~ 117
尿量 /（mL/24 h）	1 ~ 3	10 ~ 15	15 ~ 75	80 ~ 200	165 ~ 400
尿比重	1.038 ~ 1.078	1.040 ~ 1.076	1.033 ~ 1.036	1.010 ~ 1.015	1.015 ~ 1.050

二、实验动物的分类

实验动物通常可从其遗传学特征和微生物控制标准等方面来进行分类。

（一）根据遗传学特征进行分类

依据实验动物的遗传背景特征不同可将实验动物划分为不同的品系。根据实验要求的不同，应选用不同品系的实验动物。有些实验对动物的品系有较高的要求，希望实验结果不受遗传差异的影响，如肿瘤移植实验要求被移植的肿瘤不受宿主的排斥，故常选用近交系动物进行实验。

1. 近交系　近交系也称为纯系，是指采用全同胞兄弟姐妹交配或亲代与子代交配连续 20 代以上，培育出来的群体基因高度纯化和稳定的动物品系。全同胞兄弟姐妹交配较为方便，因而被采用较多。用杂种个体作为基代开始近交方式繁殖，至少需连续繁殖 20 代以上才能培育成近交系，此时品系接近高度纯化，品系内个体间的差异很小，每一个体所有基因位点上的纯化度可达 98.6%。目前世界上至少已培育出近交系小鼠 500 多种、大鼠 200 多种、豚鼠 12 种、家兔 6 种，其中应用最广泛的是近交系小鼠。

选用近交系动物进行实验的优点主要包括：①可增加实验结果的精确度。近交系动物的遗传特性高度相似，对致病因子和药物反应基本一致，而杂种动物个体差异较大，所得实验结果的精确度远比近交系动物差。因此，选用近交系动物进行试验，可减少试验需要重复的次数，因而节省人力和财力；②实验结果易被其他实验者重复，实验结果的重现性较高；③每种近交系都有其品系的不同特性，可根据实验目的的不同而选用不同特性的近交系动物来进行实验。例如，近交系小鼠为致癌系的有 A 系、C3HA 系，抗癌系的小鼠有 C_{57} 系、C_{58} 系，致白血病的小鼠有 AKR 系、$OBA/_2$ 系等。在进行肿瘤的发病和治疗研究时，便可选择致癌系的小鼠来进行实验。

2. 突变系　突变系是指在育种过程中，由于基因突变、修饰或将某个致病基因导入，或者通过基因发生突变的动物多次回交而培育建立的一个同类突变品系。此品系每个动物个体都具有相同的遗传缺陷或病症，如贫血、侏儒症、肥胖症、肿瘤、白血病、糖尿病和高血压等。不同突变品系的动物在相应疾病的防治研究中有着极大的应用价值。

3. 封闭群　封闭群又称为远交系，是指某个动物种群连续 5 年以上未从外部引种，而只在群体内随机交配而培育形成的维持相对同一血缘关系的动物种群，如昆明小鼠、NIH 小鼠、SD 大鼠和 Wistar 大鼠等。封闭群动物基因的杂合性较高，个体间的变异较大，但在群体内又具有相对较高的遗传基因稳定性，其特有的遗传特征不易丢失，具有较强的繁殖能力、活力和抗病能力。某些基因发生突变的封闭群动物其机体可发生某些异常或疾病，这些动物常作为医学研究的疾病模型。

4. 杂交一代　杂交一代是指由两个近交系动物杂交产生的第一代动物，常用 F_1 来表示。杂交一代

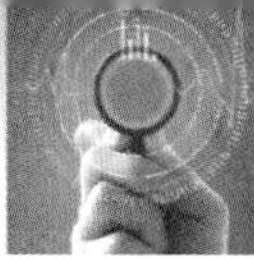

既有近交系动物的遗传特征，又获得了杂交优势，具有生命力强、繁殖率高、生长快、体质强健和抗病力强等特征。杂交一代与近交系动物有着相同的实验效果。

5. 非纯系　非纯系即一般任意交配繁殖的杂种动物。非纯系动物的优点是生命力旺盛、适应性强、繁殖率高、生长快、易于饲养管理，缺点是个体差异大，反应性不规则，实验结果重复性差。非纯系中包含最敏感的与最不敏感的两种极端的个体，适用于帅选性实验。非纯系动物比较经济，常用于实验教学。

（二）根据微生物控制标准进行分类

动物体内外存在着许多细菌、病毒、寄生虫等微生物体，其中有些是动物生存所必需的，有些则属于病原体。这些病原体不但影响动物的健康，也影响实验结果的准确性和可靠性。为保障实验结果的准确性和可重复性，必须对实验动物所携带的微生物体加以控制。根据微生物体控制标准的不同，实验动物可分为以下四个级别：

1. 普通动物　普通动物又称为一级动物，是指在开放环境中饲养、不携带人畜共患疾病的病原体和烈性传染病的动物。普通动物是微生物控制要求中级别最低的，对实验的反应性较差，不能用于科学研究。普通动物价格低廉，一般用于教学实验和探索某些实验方法的预实验。

2. 清洁动物　清洁动物又称为二级动物，是指除不携带普通动物应排除的病原体外，还不携带对动物危害大和对科学研究干扰大的病原体的动物。清洁动物外观健康，主要器官组织无病变，是我国特别设定的一个实验动物等级。清洁动物敏感性和重复性较好，可用于教学实验和部分科研实验。

3. 无特殊病原体动物　无特殊病原体动物又称为三级动物，除不携带普通动物和清洁动物应排除的病原体外，还要排除潜在感染或条件致病以及对科研实验干扰大的病原体。无特殊病原体动物是国际标准级别的实验动物，适用于所有的科研实验。由于饲养条件复杂、价格昂贵，无特殊病原体动物一般不用于教学实验。

4. 无菌动物和悉生动物　无菌动物和悉生动物属于四级动物。无菌动物是指用现有的技术在动物体内外任何部位均检测不出任何其他生物体的动物。无菌动物来源于无菌条件下的剖宫产，在无菌、恒温、恒湿条件下饲养，饮料食品等全部无菌化。无菌动物是生来就无菌的动物，主要用于一些有特殊要求的实验。悉生动物又称为已知菌动物，是指在无菌动物体内植入已知微生物的动物。悉生动物来源于无菌动物，与无菌动物属同一级别，一般用于针对性植入一种或几种微生物的研究。

三、常用实验动物健康状况、年龄和性别的判断

动物的健康状况、年龄和性别以及个体差异对实验结果往往有着直接的影响，因此机能学实验对这些条件有着具体的要求。一般来说，最好以性别相同、年龄一致或接近、个体状态大致相同的健康活泼动物作为实验对象，随机分配到实验组和对照组，这样就可以排除因健康状况、年龄和性别不同以及个体差异等因素对实验结果的影响，使实验结果真实可靠。

（一）哺乳类动物健康状况的判断

健康的哺乳类动物可以从以下几个方面来判断。

1. 一般状态　发育良好，喜活动、喜进食，眼睛有神，反应灵活。

2. 皮毛　皮肤无损伤、感染等；毛发柔软而有光泽，无脱毛、蓬乱现象。

3. 腹部　不膨大、无腹泻（肛门周围无稀便或分泌物污染）。

4. 其他　瞳孔清晰、结膜不充血，鼻端湿而凉等。

（二）动物年龄的判断

不同实验对动物的年龄有不同的要求，一般情况下常采用发育成熟的青壮年动物。实验动物只有记录其出生日期，才能准确计算其年龄。但在一般实验室这往往难以做到，因而必须根据动物的某些生理特征和体重来判断其年龄。小鼠和家兔年龄与体重的对应关系见表 3–2。

表 3–2 小鼠和家兔年龄与体重的对应关系

小鼠		家兔		
年龄 /d	体重 /g	年龄 /d	雄性体重 /g	雌性体重 /g
10	4	30	510	530
20	8	60	1180	1170
30	14	90	1710	1790
40	18	120	2380	2370
50	22	150	2650	2880
60	24	180	2890	3150
70	25	210	3200	3510
80	27	240	3400	3990
90	28	270	3500	4240
100	30	300	3630	4380
120	30	330	3660	4460
		360	3730	4550

（三）动物性别的判断

性别对大多数实验的影响并不大，一般可以雌雄搭配，混合应用。而对某些实验，性别差异对实验结果则有较明显的影响，因而需要选择不同性别的动物进行实验。例如，骨折愈合受雌鼠发情期的影响，因此疾病模型复制须选用雄鼠。

1. 蛙和蟾蜍性别的判断　蛙和蟾蜍可通过叫声来判断雌雄。雄性头部两侧各有一个鸣囊，是发声的共鸣器，雄蛙的叫声特别响亮。

2. 小鼠和大鼠性别的判断　小鼠和大鼠可根据外生殖器（阴道或阴茎）与肛门之间的距离来判断新生仔的性别，一般距离短的是雌性，外生殖器阴茎比阴蒂大，成熟期雌性有阴道口，雄性有突起的阴囊和阴茎。

3. 豚鼠性别的判断　豚鼠的妊娠期较长，产下的仔鼠有被毛，眼睛能睁开，有恒齿的新生仔性别也容易通过外生殖器的形态来判断。雌性外生殖器阴蒂突起较小，用拇指按住突起，其余指拨开大阴唇的被榴，可看到阴道口。须注意的是，豚鼠阴道口除发情期外有薄膜覆盖。雄性外生殖器处有包皮覆盖的阴茎小隆起，用拇指轻轻按住包皮小突起的基部可使龟头突出，较容易判别。

4. 哺乳动物性别的判断　新生哺乳动物的性别鉴别较为困难，一般情况下，可根据动物外生殖器（阴茎或阴道）与肛门之间的距离来区分，雄性要比雌性的距离更长。性成熟后，哺乳动物的性别则易于鉴别，雄性哺乳动物的睾丸已从腹腔降至阴囊而使阴囊膨胀，雌雄哺乳动物的阴道已开口。

四、机能学动物实验的方法

机能学动物实验可分为在体实验和离体实验，具体又可分为分子、亚细胞、细胞、组织、器官、

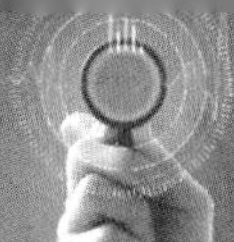

整体动物和无损伤动物等不同水平的实验。常用的动物实验方法可归纳如下：

（一）动物疾病模型复制

动物疾病模型复制是指采用人工的方法，在一定的致病因素如物理、化学或生物等因素的作用下，造成动物的组织、器官或全身一定的损伤，产生特定的功能和代谢改变，复制成与人类疾病相似的动物疾病模型。动物疾病模型复制是研究人类疾病发生、发展和转归规律、防治方法以及药物作用机制的一个重要手段，是动物实验最基本的方法。动物疾病模型复制最好选择与人类疾病相同的动物自发疾病模型，如日本原发性高血压大鼠就是研究高血压病最理想的疾病动物模型。

（二）在体器官实验和离体器官实验

在体器官实验是指在麻醉状态下对分离暴露的动物器官或组织进行观察和研究。例如，观察在正常状态下器官或组织的功能变化并分析其机制、观察动物在疾病状态或药物作用状态下整体或局部器官组织功能和代谢的改变，从而分析疾病的发生机制和药物的作用机制。离体器官实验则是利用动物的离体组织、器官，给予一些在具体情况下无法实施的手段，如离体组织器官灌流、神经干生物电的记录等，观察该组织、器官的各种生理、病理指标的变化或药物对其影响。

（三）仪器检测和体液生化测定法

仪器检测就是用各种实验仪器检测动物的相关生理指标，如用电生理记录仪观察和记录动物的各种生物电信号，如心电图、肌电图和脑电图等。体液生化测定就是对动物的各种体液如血液、尿液、胃液等各种生物活性物质进行测定，如各种酶、激素、电解质等的测定。

（四）免疫学观察法

免疫学观察法是通过注入抗原使动物致敏，制备多种抗血清或采用免疫荧光技术、酶标记免疫技术、放射免疫测定技术、免疫电镜技术等对动物免疫后发生的各种功能变化进行检测。

（五）其他方法

如条件反射法、生物遗传法、放射生物法、药物化学法等。

五、实验动物的保护和伦理

实验动物为生命科学特别是医学的迅速发展作出了巨大的贡献和牺牲。在科学研究和实验教学过程中，虽然已开始使用一些动物模型以外的细胞、组织、器官以及基因材料等替代实验动物，但这些模型和材料并不能完全模仿和替代人体或动物体内复杂的生理环境。因此，目前仍需要大量使用活的动物进行实验，以促进生命科学和医学的进一步研究和发展。随着人类社会的不断进步，对实验动物的保护和伦理也越来越受到重视。

（一）实验动物的保护及使用原则

医学实验动物经过科学的育种、繁殖，遗传背景比较清楚，携带的微生物和寄生虫状况明确。因此，对实验动物的保护和使用也有严格的要求，一般应遵循以下原则：

（1）实验动物的饲养、使用应遵守国家相关的法律和规定。

（2）使用实验动物应目的明确，理由充分。不要盲目使用，造成不必要的伤害和浪费。

（3）使用实验动物应合理确定种类和数量，数量满足统计学的要求即可。

（4）完善操作规程，尽量避免和减轻实验对动物造成的不适和痛苦。包括使用适当的镇静、镇痛或麻醉方法；禁止不必要的重复；禁止在非麻醉状态下进行手术等。

（5）严格遵照程序实施对实验后动物的处理，包括麻醉、实验后的护理或实施安乐死等。

（6）实验动物应有良好的生活条件，包括饲养环境、符合要求的饲料及细心地饲养并保持其生活习性，确保其健康和舒适。

（7）实验研究人员和实验动物操作人员应接受实验动物基本知识和操作技能的培训。

（二）实验动物使用时的伦理道德

在进行动物实验时应该特别注意：①正确选择实验动物，对所用动物必须了解其整体情况；②保证实验动物应享有的福利权，在使用实验动物进行医学或行为学研究、检验和教学时，要有道德上的职责。要尽量照顾实验动物，尽力避免给实验动物带来不必要的痛苦和伤害；③在使用实验动物进行一些传染性疾病的研究时，必须保护好实验者和周围的环境，防止感染和污染。所以实验人员必须了解动物实验的使用原则和要求。

实验动物使用的伦理道德须遵循“3R”原则，即：① reduction（减少原则），即在动物实验过程中，在不影响实验结果稳定性和可靠性的情况下，尽量减少实验动物的使用量；② replacement（替代原则），即尽量使用其他的实验材料或方法来替代动物实验；③ refinement（优化原则），即通过改进和完善实验程序，尽量减少对动物的伤害。在动物实验过程中既要充分考虑动物的福利和伦理，同时又要保障实验结果的稳定性和可靠性。

第二节　实验动物的基本操作技术

一、实验动物的捉拿和固定

实验动物的捉拿和固定是机能学动物实验的基本操作之一，正确捉拿和固定实验动物可不损伤动物、不影响观察指标，同时可防止被动物咬伤，从而保证动物实验的顺利进行。下面介绍几种常用实验动物的捉拿和固定方法。

（一）蟾蜍或蛙的捉拿和固定

用左手将蟾蜍或蛙握住，以中指、无名指和小指压住其左腹侧和后肢，食指和拇指分别压住左、右前肢，右手即可进行操作。如实验需要较长时间，可用探针破坏其脑和脊髓或进行麻醉，若实验需要可用蛙钉将蟾蜍或蛙固定在蛙板上（图 3–1）。捉拿蟾蜍时，切忌碰压其两侧耳后部凸起的毒腺，以免毒液射入眼中。

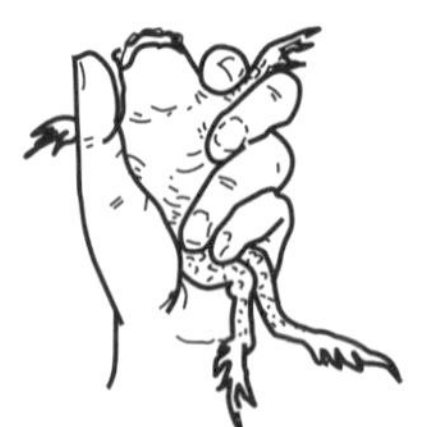

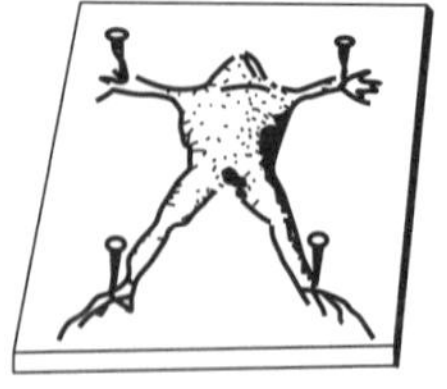

图 3–1　蟾蜍和蛙的捉拿与固定

（二）小鼠的捉拿和固定

小鼠较大鼠温和，虽也要提防被其咬伤手指，但无须戴手套捕捉。可先用右手抓住鼠尾提起，置

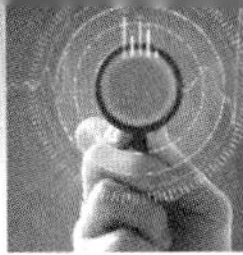

于鼠笼或实验台上。用左手拇指和食指抓住小鼠两耳后颈背部皮肤，将鼠体置于左手掌心中，拉直后肢，以无名指及小指按住鼠尾部即可（图 3–2A，B）。有经验者可直接用左手小指钩起鼠尾，迅速以拇指和食指、中指捏住其耳后项背部皮肤亦可（图 3–2C）。如实验操作时间较长，也可固定于小鼠固定板上。

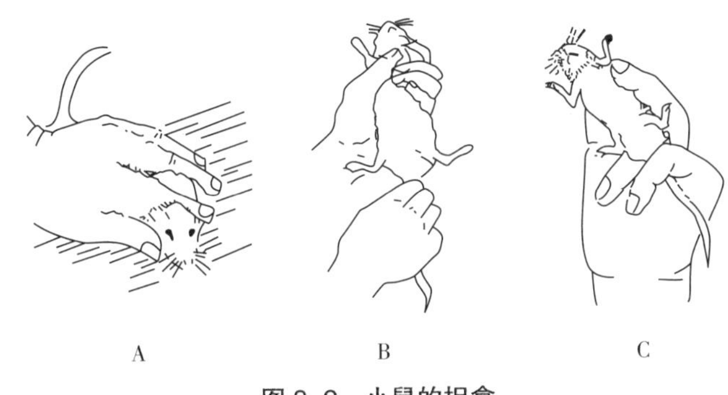

图 3–2　小鼠的捉拿

（三）大鼠的捉拿和固定

大鼠的捉拿和固定与小鼠基本相同，但大鼠易被激怒而咬人。无经验者可戴防护手套或用一块帆布盖住后捉拿。将大鼠放在鼠笼的铁丝网或其他粗糙面上，先用右手抓住鼠尾轻轻向后牵拉，使其趴伏不动，再用左手拇指和食指抓住大鼠两耳后颈背部皮肤，其余三指和手掌固定鼠体，使其头、颈、胸和腹呈一直线（图 3–3）。用力不要过大，切勿捏其颈部，以免窒息致死。

（四）豚鼠的捉拿和固定

豚鼠性情温顺不咬人，但胆小易惊，捉拿时要快、准、稳。用拇指和中指由豚鼠背部绕到腋下一手抓起，另一只手托住其臀部即可（图 3–4）。

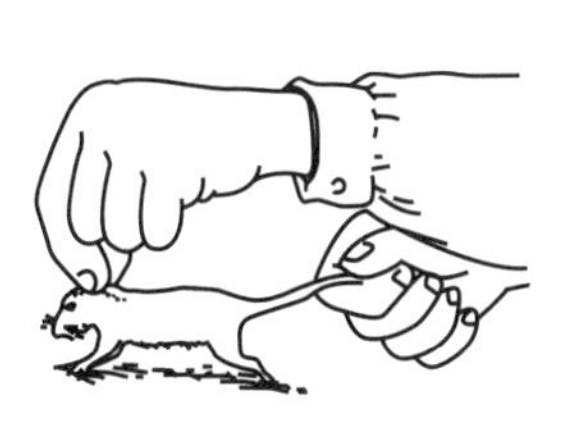

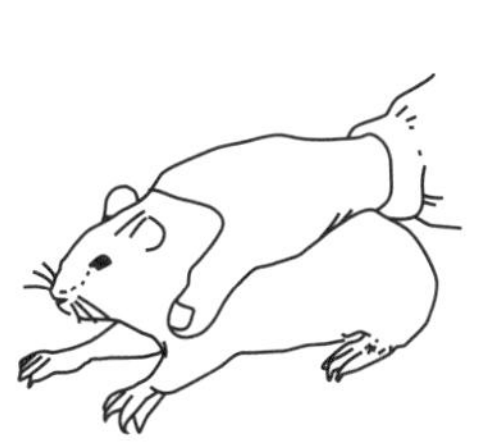

图 3–3　大鼠的捉拿

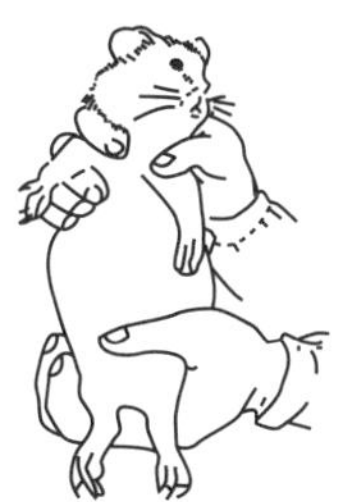

图 3–4　豚鼠的捉拿

（五）家兔的捉拿和固定

家兔习性温顺，除脚爪锐利易被其抓伤外，较易捕捉。捉拿时切忌以手提抓兔耳、拖拉四肢或提拿腰背部。正确的方法是用一手抓住其颈背部皮毛，轻提动物，另一手托住其臀部，使兔的体重主要落在掌心（图 3–5）。家兔的固定，依不同的实验需要，可选用兔盒固定或兔手术台固定。

1. 兔盒固定　用于耳血管注射、采血或观察耳部血管的变化等。此时可将家兔置于木制或铁皮制的兔固定盒内（图 3–6）。

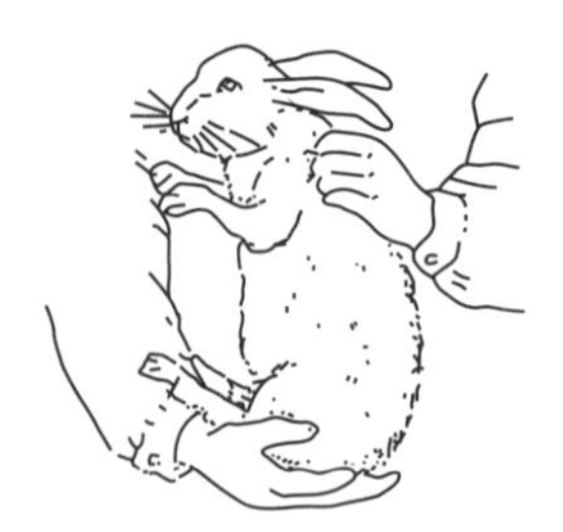

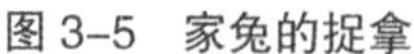

图 3-5　家兔的捉拿

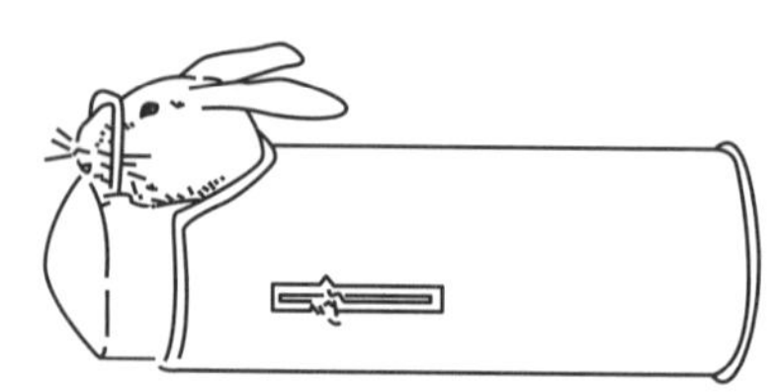

图 3-6　兔盒固定家兔

2. 兔台固定　在需要观察血压、呼吸和进行颈、胸或腹部手术时，需将家兔以仰卧位固定于兔手术台（兔台）上。其方法是先以 4 条 1cm 宽的布带作成活的圈套（图 3-7A），分别套在家兔的四肢腕或踝关节上方，抽紧布带的长头，将兔仰卧位放在兔手术台上，再将头部用兔头固定器固定，然后将两前肢放平直，将两前肢的系带从背部交叉穿过，使对侧的布带压住本侧的前肢，将四肢分别系在兔手术台的木柱上（图 3-7B）。

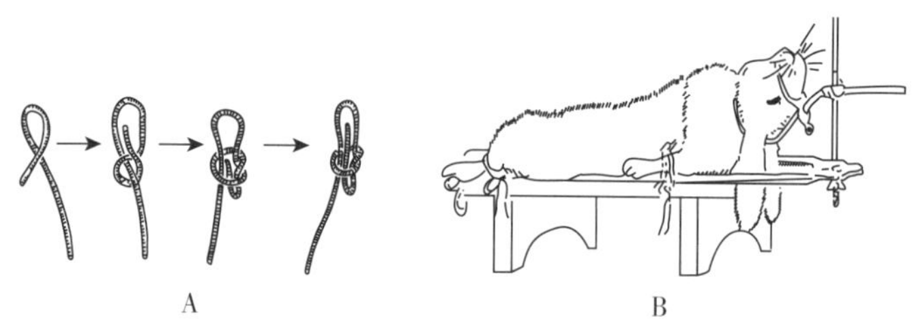

图 3-7　兔台固定家兔

（六）犬的捉拿和固定

1. 犬的捆绑固定　捉犬时先用特制的铁钳夹住犬的颈部将其按倒，再用一粗绳打一空结圈套，从犬背面或侧面将圈套套住其嘴，迅速拉紧绳结，将绳结打在上颌，然后绕到下颌再打一个结，最后将绳引至后颈部打结，将绳固定好以防挣脱（图 3-8）。再使犬侧卧，一人抓住其四肢，另一人注射麻醉药将其麻醉。

2. 固定头部　先将犬舌拽出口外，将犬嘴伸入铁圈内，再将一铁棒插入上、下颌之间犬齿之后加以固定，然后下旋螺旋铁棒，使弯形铁条压在下颌上以固定犬头部。

3. 固定四肢　头部固定后，用固定家兔四肢的方法固定犬的四肢。

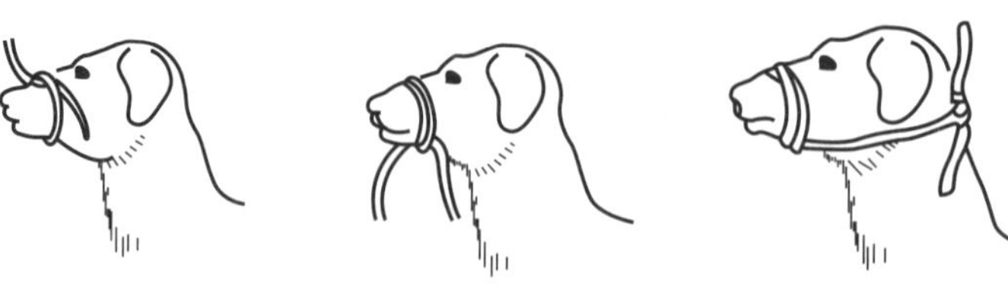

图 3-8　犬嘴的捆绑

二、实验动物的编号

很多实验需将动物进行编号并分组。实验动物编号的方法有很多，每种编号方法都应做到标号清晰、耐久、简便、适用。实验动物编号的方法有染色、耳缘剪孔、烙印、号牌等。

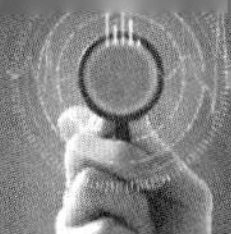

（一）染色法

染色法在实验室最为常用，也很方便。染色法使用的染料一般有3%～5%的苦味酸（黄色）溶液，2%的硝酸银（咖啡色）溶液和0.5%的中性品红（红色）等。用毛笔或棉签蘸取上述溶液，在动物身体的不同部位涂上斑点，以示不同编号。编号的原则是先左后右，从上到下。一般将涂在左前腿上的计为1号，左侧腹部计为2号，左后腿为3号，头顶部计为4号，腰背部为5号，尾基部为6号，右前腿为7号，右侧腹部计为8号，右后腿为9号。若动物编号超过10个或更大数字时，可使用上述两种不同颜色的染料，即将一种颜色作为个位数，另一种颜色作为十位数，两种染料交互使用可编到99号。例如，将红色记为十位数，黄色记为个位数，那么右后腿黄斑，头顶红斑，则表示是49号鼠，以此类推（图3–9）。染色法较适合于实验周期短的实验动物，时间长了染料易退掉；对于哺乳期的仔畜也不适合，因母畜容易咬死染色的仔畜或把染料舔掉。

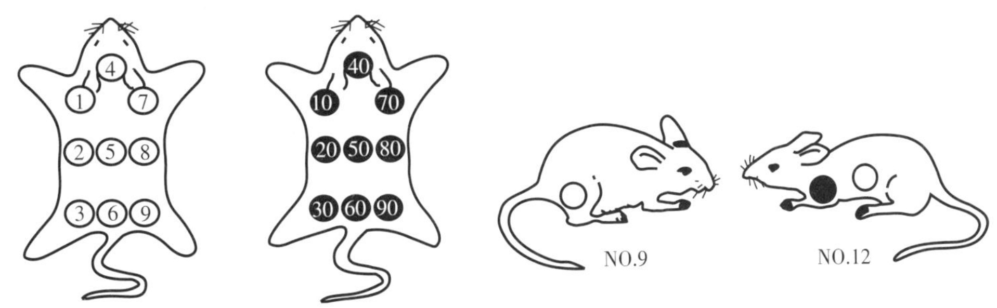

图3–9　小鼠染色法编号

（二）号牌法

用金属号牌固定于实验动物的耳上。大动物可系于颈上。对猴、犬、猫等较大动物有时可不做特别标记，只需记录它们的外表和毛色即可。

（三）剪毛法

用剪毛刀在动物一侧或背部剪出号码，此法编号清楚可靠，但该法只适用于大、中型动物，如犬、兔等的短期观察。

（四）打号法

用刺数钳（又称耳号钳）将号码打在动物耳朵上。打号前用酒精棉球擦净耳朵，用刺数钳刺上号码，然后在烙印部位用棉球蘸上溶在食醋里的黑墨水擦抹。该法适用于耳朵比较大的兔、犬等动物。

（五）针刺法

用七号或八号针头蘸取少量碳素墨水，在耳部、前后肢以及尾部等处刺入皮下，在受刺部位留有一黑色标记。该法适用于大小鼠、豚鼠等。在实验动物数量少的情况下，也可用于兔、犬等动物。

三、实验动物的去毛

实验动物的被毛常会影响实验操作和实验结果的观察，故实验前常需除去或剪短动物的被毛。常用的动物去毛方法有以下几种：

（一）拔毛法

拔毛法实用简单，各种动物作皮下静脉注射或采血，特别是家兔耳缘静脉注射或采血时常用。将动物固定后，用拇指和食指将所需部位的被毛拔去即可。拔毛不但暴露了血管，同时又可刺激局部组织，起到扩张血管利于操作的作用。

（二）剪毛法

剪毛法是急性动物实验中最常用的去毛方法。将动物固定后，先将剪毛部位用水湿润，将局部皮肤绷紧，用剪刀紧贴动物皮肤依次将所需部位的被毛剪去。可先粗略剪去较长的被毛，然后再仔细剪去毛桩。剪毛时不能提起被毛，以免剪破动物皮肤。为避免剪下的被毛四处飞扬，应将剪下的被毛放入盛水的容器内。做家兔和犬的颈部手术以及家兔的腹部手术时常采用此法。

（三）剃毛法

剃毛法常用于大动物的慢性实验。将动物固定后，先用刷子蘸温肥皂水将需剃毛部位的被毛充分浸润透，然后用剃毛刀顺被毛方向进行剃毛。若采用电动剃刀，则逆被毛方向剃毛。剃毛时用手绷紧动物皮肤，以免剃破动物皮肤。

（四）脱毛法

脱毛法是采用化学脱毛剂去除动物被毛，常用于大动物无菌手术时的备皮。将脱毛部位的被毛先用剪刀剪短，以节省脱毛剂的用量。用棉球或纱布蘸取脱毛剂在脱毛部位涂成薄层，经 2 ~ 3min 后用温水洗去该部位脱下的被毛，再用干纱布将水擦干，涂上一层油脂。一般脱过被毛部位的皮肤很少发生皮肤充血、炎症等现象。脱毛前不能用水洗脱毛部位的被毛，以免因水洗后脱毛剂渗透入皮肤毛根，刺激皮肤造成皮肤炎症等变化。

常用的脱毛剂配方有：

（1）硫化钠 3 份、肥皂粉 1 份，淀粉 7 份，加水混合，调成糊状软膏。

（2）硫化钠 8 g、淀粉 7 g、糖 4 g、甘油 5 g、硼砂 1 g、水 75 g，共 100 g，调成稀糊状。

（3）硫化钠 8 g 加水至 100 mL，配成 8%的硫化钠水溶液。

（4）硫化钠 10 g、生石灰 15 g，加水至 100 mL，溶解后即可使用。

第三节　实验动物的麻醉

在机能学实验中，为了减轻实验动物的痛苦和挣扎，使其保持安静状态，以保证实验的顺利进行，确保实验数据、结果的准确可靠，常需对实验动物实行必要的麻醉术。实验动物的麻醉须根据实验动物的种属、实验目的和要求的不同，选择适当的麻醉方法和麻醉药物。

一、麻醉方法

实验动物的麻醉方法分为局部麻醉和全身麻醉。

（一）局部麻醉

局部麻醉简称为局麻，是指在动物意识清醒的条件下用药，使局部感觉暂时消失。局部麻醉又分为浸润麻醉、表面麻醉和阻断麻醉等方法。机能学实验中最常用的是浸润麻醉，浸润麻醉最常用的麻醉剂是 1%普鲁卡因。浸润麻醉的操作方法是：将动物固定，局部手术野去毛，用左手拇指及中指将

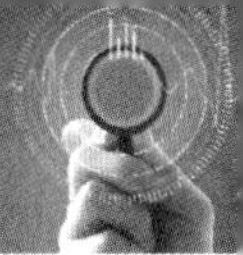

动物的局部皮肤提起使成一皱褶，并用食指按压皱褶一端使之成一三角体，增大皮下空隙，以利针刺。右手持装有麻醉药品的注射器，自皱褶处刺入皮下（有突破感和无阻力感）并将针头平行地全部刺入，即可松开皱褶注入药液，边注药边向后退移针头，同时注意向两侧注药，直至整个手术切口部位完全被麻醉药浸润为止。拔出针头，再用手轻轻揉捏注射部位皮肤使药液均匀弥散。浸润麻醉一般在用药后几分钟内起效，药效可维持 1h 左右。

（二）全身麻醉

全身麻醉简称为全麻，可使动物意识和感觉不同程度地暂时消失并使肌肉松弛、反射活动减弱。全麻又分为吸入麻醉和注射麻醉两种方法：

1. 吸入麻醉　常用的吸入麻醉药有乙醚、氯仿和氟烷等，其中乙醚最为常用。乙醚为无色透明液体，极易挥发，有强烈的刺激气味，易燃易爆，可用于多种动物的麻醉。给小动物如小鼠麻醉时，可将蘸湿乙醚的棉花和小动物一起放入钟罩内，使其吸入乙醚；给大动物如家兔实施麻醉时，可将蘸湿乙醚的棉花放在一大烧杯中，将家兔头部固定，将烧杯套在家兔口鼻部，使其吸人乙醚而麻醉。吸入麻醉时应随时观察动物的变化，麻醉后及时将动物取出，防止麻醉过深引起动物死亡。在实验过程中，如果动物苏醒挣扎激烈，可适时追加麻醉药的吸入。乙醚对呼吸道黏膜有较强的刺激作用，使其产生大量分泌物，可在麻醉前给予阿托品以减少分泌物。

2. 注射麻醉　动物注射麻醉包括静脉注射、腹腔注射和肌肉注射等方法。

（1）静脉注射麻醉：静脉注射具有麻醉诱导时间短、速度快、兴奋期短而不明显、麻醉深度易控制等优点。静脉注射麻醉药时，前 1/3 剂量注射可稍快，后 2/3 剂量宜慢。在注射过程中须密切观察动物的呼吸、角膜反射、肌张力的变化以及对夹捏肢体皮肤的反应等情况，并随时调整注射速度和剂量，以达到最佳的麻醉效果，同时防止麻醉过深导致动物死亡。首次注射 20min 后，如果麻醉效果不理想，可再缓慢注射 1/3 的首次剂量。静脉注射方法多用于犬、家兔、猫等较大动物的麻醉。

（2）腹腔注射麻醉：腹腔注射操作简便，但麻醉作用发生较慢，动物兴奋现象较明显，麻醉深度不易控制，偶有误注入肠腔或膀胱的可能。腹腔注射若麻醉效果不理想，追加的剂量不得超过计算总量的 1/5。腹腔注射方法多用于大鼠、小鼠和豚鼠等较小动物的麻醉。

二、常用的注射用麻醉药

（一）氨基甲酸乙酯

氨基甲酸乙酯又名乌拉坦，易溶于水，水溶液稳定，一般配制成 20% ~ 25% 的水溶液，可静脉注射和腹腔注射。麻醉速度快，麻醉过程平稳，对循环和呼吸无明显影响。一次给药麻醉持续时间可达 4 ~ 6 h 或更长，动物苏醒慢，适用于急性动物实验。

（二）戊巴比妥钠

戊巴比妥钠易溶于水，水溶液较稳定，但久置后易析出结晶，可稍加碱性溶液防止结晶。常配制成 1% ~ 3% 的水溶液，可静脉或腹腔注射。一次给药麻醉持续时间为 3 ~ 4 h，一次补充剂量不宜超过原剂量的 1/5。

（三）硫喷妥钠

硫喷妥钠为黄色粉末，水溶液不稳定，需临时配制成 2% ~ 4% 的水溶液静脉注射。硫喷妥钠为短效麻醉药，一次注射麻醉维持时间仅为 0.5 ~ 1 h，实验过程中常常需追加给药。

（四）氯醛糖

氯醛糖溶解度小，常配制成1%的水溶液，使用前适当加热使其溶解，但温度不宜过高，防止分解降低药效。使用氯醛糖麻醉时，麻醉诱导时间和麻醉深度因动物种类和个体差异变化较大，故在注射计算剂量后未达到理想麻醉效果时，应观察一段时间，不宜盲目追加剂量，以防麻醉过量致动物死亡。氯醛糖较少抑制反射活动，因此特别适用于需要保留生理反射或研究神经反射的实验。

常用注射麻醉药的用法、用量、维持时间和特点见表3-3。

表3-3 常用注射麻醉药的用法、用量、维持时间和特点

麻醉剂	动　物	给药方法	剂量 /（mg/kg）	维持时间和特点
氨基甲酸乙酯（乌拉坦）	家兔	静脉	750 ~ 1 000	2 ~ 4 h，毒性小，主要适用于小动物的麻醉
	大鼠、小鼠	皮下、肌肉	800 ~ 1 000	
戊巴比妥钠	家兔、犬	静脉	30	2 ~ 4 h，中途加1/5量，可维持1 h以上，麻醉力强，易抑制呼吸
	大鼠	腹腔	40 ~ 50	
	小鼠	腹腔	40 ~ 50	
硫喷妥钠	家兔、犬	静脉	15 ~ 20	15 ~ 30 min，麻醉力强，宜缓慢注射
	大鼠	腹腔	40	
	小鼠	腹腔	15 ~ 20	
氯醛糖	家兔	静脉	80 ~ 100	3 ~ 4h，诱导期不明显
	大鼠	腹腔	50	

三、麻醉的注意事项和意外情况的处理

（一）麻醉的注意事项

（1）由于不同麻醉药品的麻醉作用原理、起效时间、维持时间和毒性作用各不相同，不同种属的动物对各种麻醉药品的敏感性也不同，因此需根据实验目的、实验时间和实验动物的具体情况来选择最佳的麻醉药品与麻醉方式。

（2）静脉注射麻醉时应注意给药速度，密切观察动物生命体征的变化，当出现呼吸节律不规整和心动过缓时，应立即停止注射。

（3）若麻醉过浅，导致实验过程中动物发生挣扎、呼吸急促或尖叫等，可适时追加麻醉药，但一次追加剂量不宜超过计算总量的1/5。待动物安静、肢体松弛后可继续实验。

（4）猫、犬和灵长类动物术前8 ~ 12h应禁食，以免麻醉或手术过程中发生呕吐。家兔、啮齿类动物无呕吐反射，术前无需禁食。

（5）动物麻醉后体温降低，需注意保温。在寒冷季节，注射前应将麻醉药加热至与动物体温一致的水平。

（6）乙醚挥发性很强，易燃易爆，使用时要远离火源。平时应装在棕色玻璃瓶中，贮存于阴凉干燥处而不宜存放于冰箱内，以免遇到电火花时引起爆炸。

（二）麻醉意外情况的处理

1. 麻醉过深　给药剂量过大或速度过快时可导致动物生命中枢麻痹，呼吸缓慢而不规则，甚至呼吸、心跳停止而死亡。麻醉过深时应根据不同程度立即采取相应的处理措施：

（1）若呼吸缓慢而不规则，但心跳和血压仍正常，一般给以人工呼吸即可。即用手抓握动物胸腹

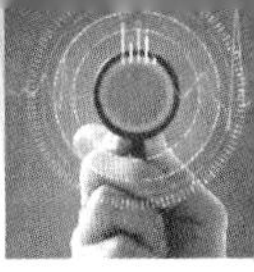

部使其呼气，然后放开使其吸气，交替进行，频率约为 1 次 /s。也可肌肉注射小剂量尼可刹米。

（2）若呼吸停止但仍有心跳时，肌肉注射苏醒剂并用呼吸机进行人工呼吸。人工呼吸的吸入气最好是 O_2 和 CO_2 的混合气体（95%O_2、5%CO_2）。常用的苏醒剂有：尼可刹米 2 ~ 5 mg/kg，洛贝林 0.3 ~ 1.0 mg/kg，咖啡因 1 mg/kg。

（3）呼吸、心跳均停止时，心内注射 0.1% 肾上腺素 1 mL，用呼吸机进行人工呼吸，用拇指、食指和中指挤压心脏进行心脏按压，肌肉注射苏醒剂。

2. 麻醉过浅　麻醉过浅时，动物会有挣扎、尖叫等表现，需要及时追加麻醉药物，但一次追加剂量不宜超过计算总量的 1/5，并密切观察动物是否进入麻醉状态。当追加剂量后，动物仍无法进入麻醉状态且影响手术操作时，可通过腹腔或肌肉注射再次慎重追加剂量，此时不能以静脉注射方式给药。

3. 呼吸道阻塞　呼吸道阻塞表现为呼吸困难、耳和嘴唇发绀等。呼吸道阻塞时应立即将动物舌头向一侧拉出，多可缓解，必要时切开气管并行气管插管。如已插入气管插管，也可能因插管斜面贴于气管壁而造成气道阻塞，此时可将插管旋转 180° 缓解。如因分泌物过多阻塞呼吸道时，常伴有痰鸣音，可用注射器吸出分泌物，必要时拔出插管，用棉签拭去分泌物，再重新插管。

4. 体温降低　在冬季寒冷环境中，动物麻醉后体温降低，进而血压降低。此时，应将手术台用加热装置保温或用热水袋保温，以维持动物体温正常。

第四节　实验动物的常用插管术

插管技术是机能学实验的一个基本技能，是指借助一定的手术器械将导管插入机体某一管腔内的一种实验技术。机能学实验中常用的插管技术有气管插管术、动脉插管术、静脉插管术、输尿管插管术、膀胱插管术、胃插管术以及心导管插管术等。

一、气管插管术

气管插管术是指将玻璃或钢质的“Y”形导管插入动物气管，用以清除气管内的分泌物或异物，保证呼吸道畅通，还可用来收集动物呼出的气体进行实验分析或经气管插管给动物以不同的气体刺激等。

将动物麻醉后仰卧固定，充分暴露颈部手术视野，剪去颈部手术部位的被毛，在喉头下沿颈部正中线切开皮肤（切口长度家兔为 5 ~ 7 cm，犬为 8 ~ 10 cm，大白鼠为 2 ~ 3 cm）。钝性分离皮下组织，沿正中线顺肌肉方向钝性分离肌肉，暴露气管。分离气管，剔尽气管周围组织，于气管下穿线备用，并在甲状软骨下 1 cm 处的气管两软骨环之间剪一倒“T”形切口，将气管插管由切口处向胸部方向插入气管，用线扎紧，再将余线绕至气管插管的分叉处再行结扎，以防滑脱（图 3-10）。

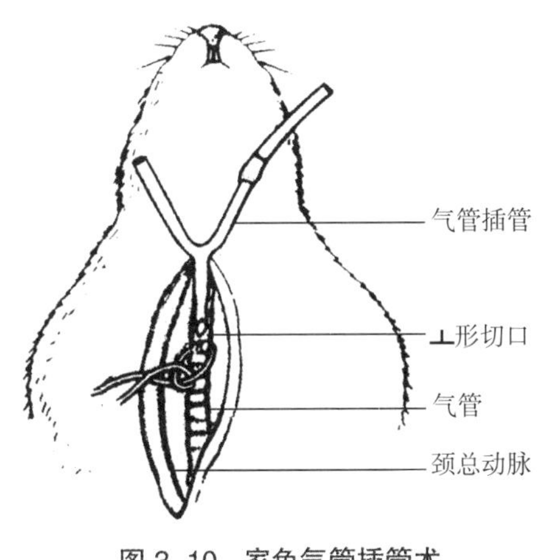

图 3-10　家兔气管插管术

二、心脏插管术

心肌具有兴奋性、自律性、传导性和收缩性等生理特性，维持心肌的正常生理特性需要保持内环境的相对稳定。通过离体或在体心脏插管和人工灌流，改变心肌的内环境或加入某些药物，可影响心肌的生理特性和功能活动。

（一）离体蛙心插管

取一蟾蜍或蛙用刺蛙针毁其脑和脊髓后，取仰卧位固定于蛙板上。剪开胸壁，暴露心脏，仔细辨认蛙心结构。从腹面看，可见蛙心有一个心室、左右两个心房、动脉圆锥和左、右主动脉干。在心房和心室之间有一条浅黄色界线，称为房室沟。用镊子将心室翻向头侧观察心脏背面，可见与两心房下端相连的静脉窦。在心房与心室之间有一黄色界线，称为房室沟；在心房与静脉窦之间有一白色半月形白色界线，称为窦房沟（图 3-11）。

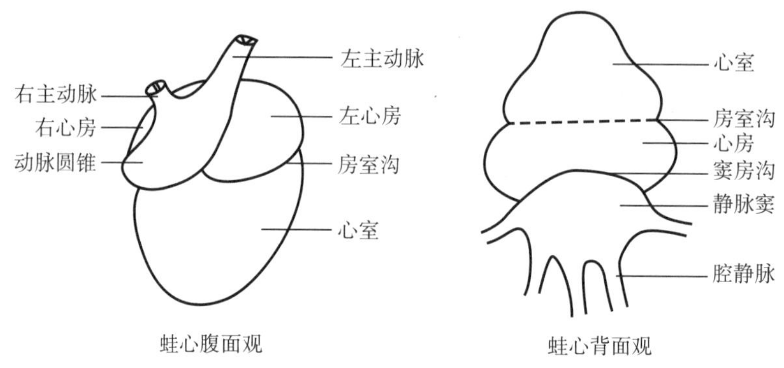

图 3-11　蛙心结构示意图

在两个主动脉干下穿一根细线，将心脏翻向头侧。在静脉窦远端结扎，阻断静脉回流，注意切勿扎在静脉窦上。将心脏翻回原位置，结扎右主动脉干和左主动脉干远心端。在左主动脉干近心端用线打一活结，用眼科剪在左主动脉干向心方向剪一斜向切口，将盛有少量任氏液的蛙心插管由切口插至动脉圆锥，随后蛙心插管尖端向左后、向下旋转，于心缩期插入心室内。插管如已进入心室，则可见管内液面随着心搏而升降，此时即可将预置线的活结扎死并固定于插管壁的小钩上（图 3-12）。于各结扎线远端将心脏连同静脉窦一起剪下，吸去管内的血液，并用任氏液反复冲洗心室内的余血，以防血液凝固而影响实验的进行。

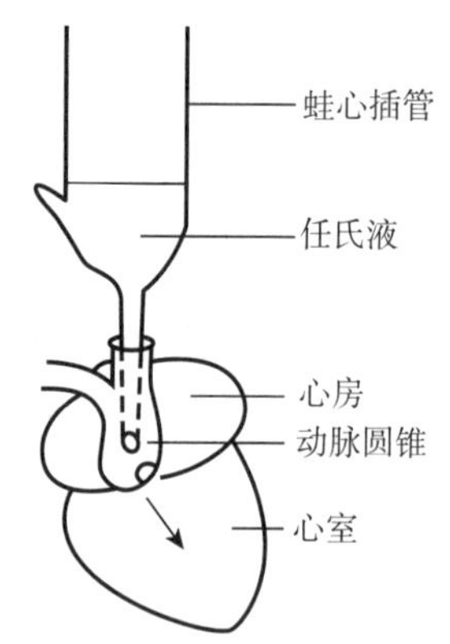

图 3-12　蛙心插管术示意图

（二）大鼠左心室心尖部插管

取大鼠一只称重，用 20% 氨基甲酸乙酯注射液 0.5 mL/100 g 或者 1.5% 戊巴比妥钠注射液 0.2 mL/100 g 经腹腔注射麻醉。待动物麻醉后，将其固定在实验台上，颈部、胸部剪毛。用手术剪剪开颈部正中的皮肤，用止血钳钝性分离皮下组织和覆盖在气管上的肌肉，暴露气管并行气管插管，接人工呼吸机进行人工呼吸。做开胸手术，沿胸骨正中剪开皮肤，紧贴胸骨左缘剪开第 5、第 4、第 3 和第 2 肋骨，用烧灼器烧灼止血，进入胸腔，调整人工呼吸机的潮气量到双肺膨起适度为止。用小拉钩拉开切口，打开心包膜，用眼科缝合针在左心室心尖处做一荷包缝合圈，在准备好的心室导管口 1 cm 处结扎一短丝线，然后将与压力换能器连接好的导管直接插入心尖处的荷包缝合圈内，扎紧荷包缝合线并与导管口上的结扎线固定在一起，这样导管就不会从心尖处滑脱。打开记录仪，即可记录左心室内压和左心室内压变化速率等指标。

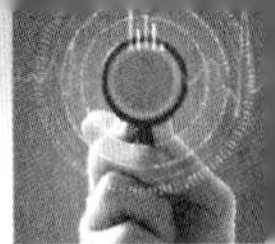

（三）家兔右心室插管

取 2 kg 左右家兔一只，用 20% 氨基甲酸乙酯注射液按 0.5 mL/100 g 剂量或 1.5% 戊巴比妥钠注射液按 0.2 mL/100 g 剂量，经耳缘静脉注射麻醉。待动物麻醉后，将其固定在实验台上，颈部剪毛。用手术刀切开颈部正中的皮肤，分离右侧皮下组织，即可见到颈外静脉。用眼科镊仔细分离出长 1cm 左右的颈外静脉，分别在远心端和近心端穿两条手术线备用。插管前先将塑料导管和压力换能器内充满 0.3% 肝素生理盐水并排尽气泡，将记录仪显示的压力量程调节到 0 ~ 50 mmHg 的范围。然后先将颈外静脉远心端结扎，轻轻提起近心端手术线，在靠近远心端结扎处的静脉管壁上用眼科剪剪一 45° 的斜行切口，将导管向心脏方向插入颈外静脉，用线结扎血管及导管，但不能太紧以使导管可以继续插入，此时记录仪即可记录到静脉压力。再将导管继续缓慢送入到达右心房，在记录仪上即可显示右心房的压力，幅度一般为 0 ~ 5 mmHg。然后继续将插管缓慢插入到右心室，记录仪即可显示右心室的压力变化波形，幅度一般为 0 ~ 25 mmHg。

三、颈总动脉插管术

颈总动脉插管是将充满肝素或其他抗凝剂溶液的导管插入颈总动脉，用于直接测定动脉血压的变化、采集动脉血样和放血等，是机能学实验常用的基本技术。

动物的麻醉、固定、颈部去毛、切开颈部皮肤和肌肉并行气管插管等操作与上述相同。用左手拇指和食指将一侧颈部皮肤和肌肉提起向外侧牵拉，其余三指由皮肤外面向上顶起，即可见在气管两侧纵行的颈总动脉鞘。在颈总动脉鞘内，颈总动脉与迷走神经、交感神经和减压神经伴行在一起（图 3-13）。用玻璃分针或蚊式止血钳顺颈总动脉走行方向小心分离其周围的神经、结缔组织，游离颈总动脉 3 ~ 4 cm。在颈总动脉下穿双线，用手术线将颈总动脉远心端结扎并用动脉夹夹闭颈总动脉近心端，结扎处与动脉夹夹闭处之间的长度约 3 cm。用左手小指将颈总动脉轻轻挑起，用眼科剪在动脉远心端结扎线的近心侧剪一斜行切口，切口约为管径的一半，然后将准备好的动脉导管（插管前先将导管与三通管和压力换能器相连接并一起充满抗凝剂溶液，三通管置于三不通位置）由切口向心脏方向插入动脉内 1 ~ 1.5 cm。用线扎紧插入导管处的血管以固定导管，防止其滑脱（图 3-14）。剪去多余的丝线，打开三通管，放开动脉夹，使导管经三通管与压力换能器相通，即可进行动脉血压的测定、采血和放血等操作。

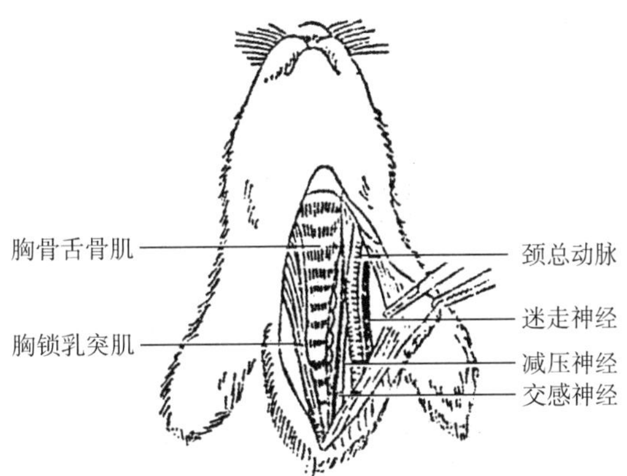

图 3-13　家兔颈部血管和神经的解剖位置

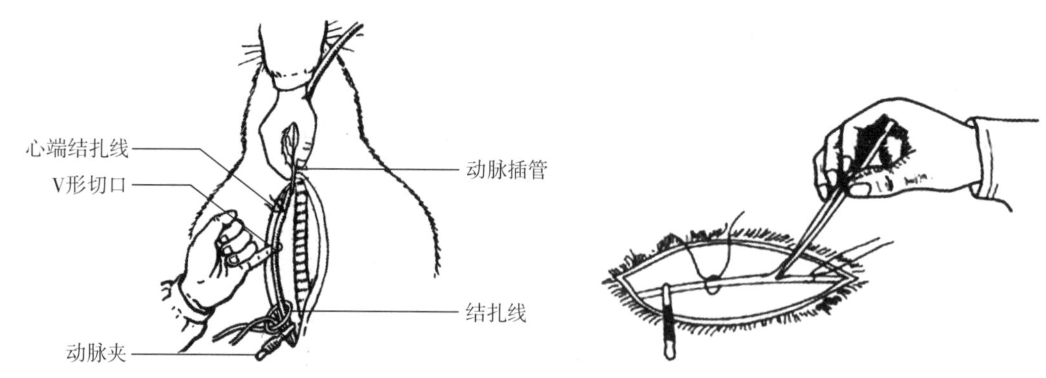

图 3-14　家兔颈总动脉插管术

四、颈外静脉插管术

颈外静脉位于颈部两侧皮下。颈外静脉插管可建立一个通道，用于动物的药物注射、输液、采集静脉血样以及测定中心静脉压等。

与前述操作相同，将动物麻醉、固定、颈部去毛、切开颈部皮肤和肌肉并进行气管插管。左手拇指、食指捏起颈部切口皮肤（不要捏住肌肉）向外侧牵拉，另外三指从外面将皮肤向外翻，即可见附于皮下的颈外静脉，颈外静脉较粗呈紫蓝色（图 3-15）。用玻璃分针或蚊式止血钳沿颈外静脉走行方向钝性分离周围的结缔组织，游离颈外静脉 2 ～ 3 cm 并穿双线备用。用动脉夹夹闭颈外静脉近心端，待血管充盈后结扎其远心端。提起结扎线，用眼科剪在靠近远心端结扎处成 45° 角向心脏方向剪一斜行小口，然后将充满生理盐水（一般不用肝素）的静脉导管向心脏方向插入颈外静脉约 2 cm（如测定中心静脉压则需插至上腔静脉，家兔需插入 5 ～ 6 cm），用线将静脉与导管扎紧固定以防导管脱落，然后放开动脉夹。

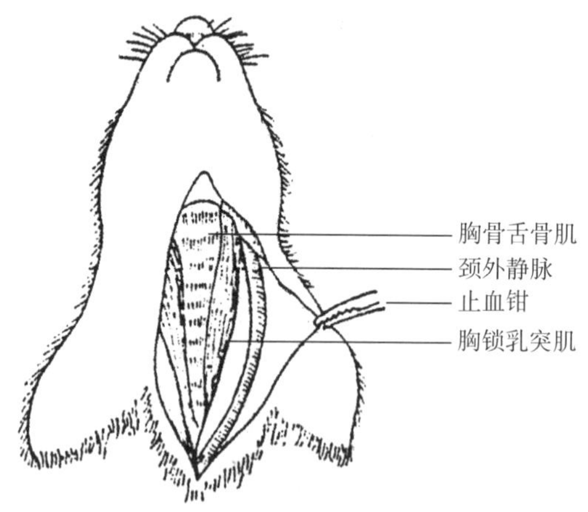

图 3-15　家兔颈外静脉的位置

五、股动脉和股静脉插管术

股动脉和股静脉插管也是机能学实验常用的基本技术。与颈总动脉插管一样，股动脉也可用于测定动脉血压、放血和采集动脉血样，股静脉插管则可用于注射药物、输液以及采集静脉血样等。

将动物麻醉并仰卧固定，剪去腹股沟部位的被毛。用手指感触股动脉搏动，以明确腹股沟部位血管的位置，以搏动最明显处为中点沿血管走行方向做一 3 ～ 4 cm 的皮肤切口。用蚊式止血钳沿血管走

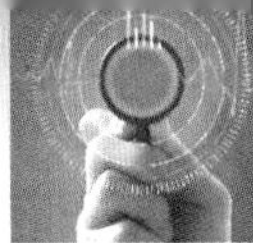

行方向钝性分离筋膜和肌肉，暴露股动脉、股静脉和股神经。其中股动脉壁较厚呈粉红色，有搏动；股静脉较粗，壁较薄呈紫蓝色；股神经呈白色，位于股动脉外侧（图 3–16）。用玻璃分针小心游离股动脉或股静脉 2 ～ 3 cm，穿线备用。余下步骤与颈总动脉插管方法相同。由于股动脉和股静脉可分离的长度较短，再分离和再插管困难，要求插管一次成功。

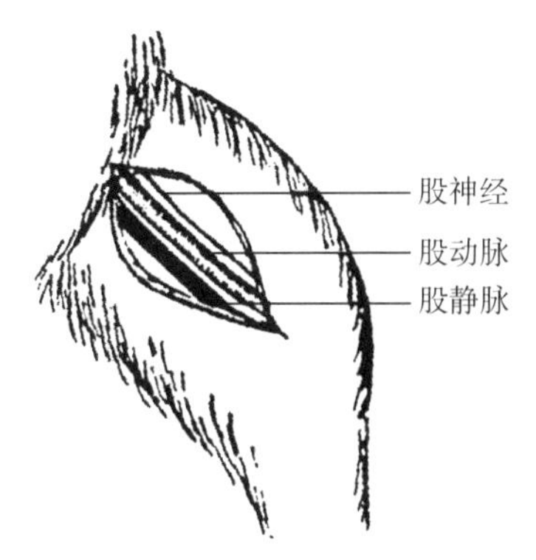

图 3–16　家兔腹股沟三角区的血管和神经

六、输尿管插管术

输尿管插管是泌尿系统功能实验的基本技术，用于收集尿液、观察尿量、了解泌尿系统功能的变化。输尿管插管术适用于大型动物如犬、家兔等的泌尿功能实验。

将动物麻醉并仰卧固定，剪去下腹部被毛。在耻骨联合上缘沿正中线向上做一 4 ～ 5 cm 的纵行皮肤切口，可见腹白线。用止血钳提起腹白线两侧组织，沿腹白线切开腹壁 4 ～ 5 cm，暴露膀胱。将膀胱轻轻移出体外并向下翻转，即可见膀胱三角。仔细辨认输尿管，用玻璃分针和蚊式止血钳将一侧输尿管与周围组织小心分离，穿双线备用。用线结扎输尿管近膀胱端，用眼科剪在结扎处近肾端的输尿管上剪一斜行切口，切口约为管径一半。将充满生理盐水的输尿管导管向肾脏方向小心插入输尿管内 2 ～ 3 cm，用线扎紧固定，随后可见尿液从导管内慢慢逐滴流出。再用同样方法进行另一侧输尿管插管（图 3–17）。术毕用 38 ℃左右的温热生理盐水纱布覆盖腹部切口，以保持腹腔内温度。

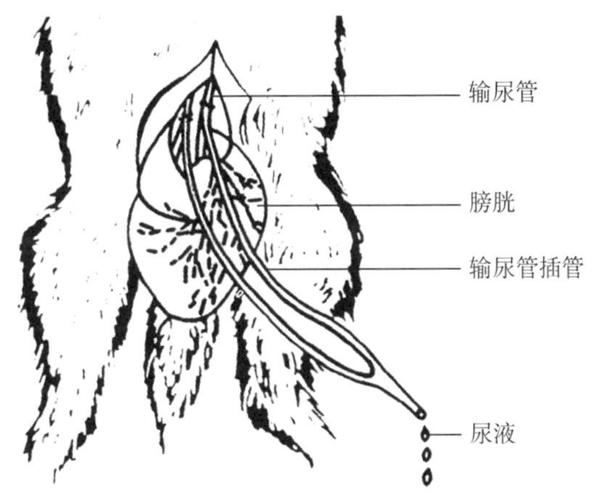

图 3–17　家兔输尿管插管术

七、膀胱插管术

膀胱插管操作简单，是泌尿系统机能实验最为常用的技术，也用于收集尿液、观察尿量、了解泌尿系统功能的变化。

将动物麻醉并仰卧固定，按上面所述方法找到膀胱。将膀胱轻轻移出体外，先将膀胱的尿道出口用线结扎以阻断其与尿道的通路，然后用止血钳将膀胱底部组织轻轻提起，用组织剪在膀胱顶部血管较少处剪一小口，将充满生理盐水的漏斗形膀胱插管插入膀胱，再将膀胱顶部与插管一起用线扎紧固定。最后再将膀胱放回腹腔，用止血钳夹合腹部切口皮肤，用 38 ℃左右的温热生理盐水纱布覆盖腹部切口，以保持腹腔内温度。随后可见尿液从导管内逐滴流出（图 3–18）。

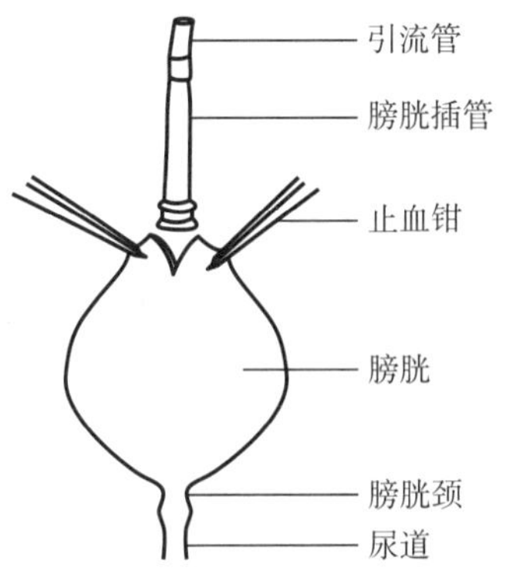

图 3–18　膀胱插管术示意图

八、胃插管术

胃插管术是将胃导管插入动物胃内以将药物灌入胃内或采集胃液的一种常用实验技术。胃插管术的方法和材料因动物种类不同而不同。

（一）小鼠和大鼠胃插管术

用左手拇指和食指抓紧鼠的两耳和头部皮肤，用无名指和小指将鼠尾压在手掌间，使腹部朝上，头部向上有一个倾斜度，使口腔和食管成一直线。右手将灌胃器从口角处插入口腔，由上颌经食管徐徐进入胃内，即可注入药液。灌胃如很通畅，说明针头进入胃内，若动物呕吐或强烈挣扎，说明针头未插入胃内，须拔出重插。小鼠灌胃器由 2 mL 注射器连接钝化的直径为 1 mm 的注射器针头构成，一次最大投药量为 1 mL；大鼠灌胃器由 5 mL 注射器连接钝化的直径为 1.2 mm 的注射器针头构成，一次最大投药量为 2 mL（图 3–19）。

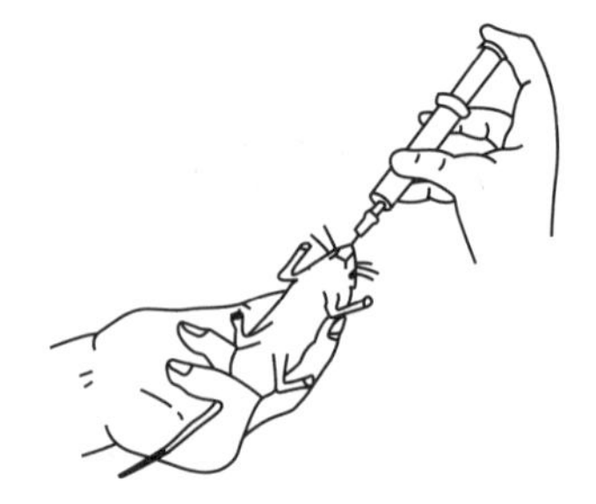

图 3–19　小鼠和大鼠胃插管术

（二）家兔胃插管术

行家兔胃插管术时，需两人合作。一人取坐位，将兔体夹于两腿之间，左手紧握双耳，固定头部，右手抓住两前肢。另一人将张口器横贯于兔口中并使兔舌压在张口器之下，然后将胃导管（粗细适宜的导尿管或软硅胶管）由张口器中央的小孔缓慢沿上颌插入食管 16 ~ 20 cm（图 3–20）。导管插入后，将其外侧端放入盛水的烧杯内，如有气泡冒出，表明导管插入气管，须拔出重插；如无气泡冒出表明导管已插入胃内。插管成功后即可将药液灌入胃内，随后注入少量空气，使管内药液完全进入胃内。然后拔出导管，取下张口器。家兔一次最大投药量为 30 mL。

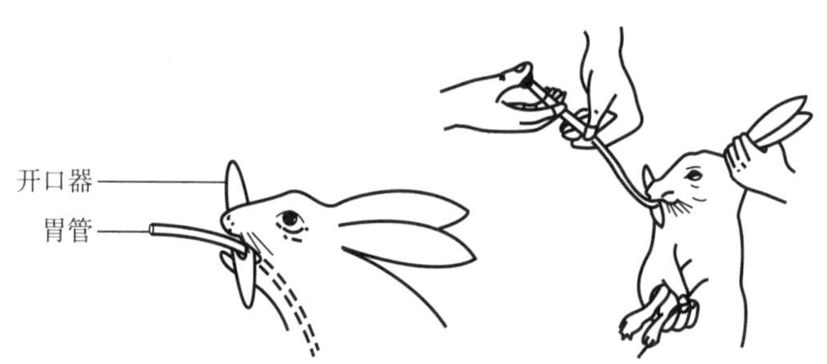

图 3–20　家兔胃插管术

（三）犬胃插管术

将犬固定于试验台上，并将其头部固定牢固，嘴部用绳子绑住。左手抓住犬嘴，右手中指将犬右侧嘴角轻轻翻开，摸到最后一对大臼齿，中间有一空隙，不要移动，然后用右手拇指和食指将用水湿润的犬胃导管（长 30 cm 内径 0.3 cm 的软硅胶管）插入此空隙，并将胃导管顺食管方向不断地插入，如动物挣扎剧烈或插管不顺畅，可稍退出重插，不可强行插入。如插管顺畅，则当导管插入 20 cm 时，表示已进入食管下段或胃内。先用注射器由胃导管试注适量温水，如试注很通畅且无液体自犬嘴流出，即可将药液经胃导管缓慢灌入胃内（图 3–21）。犬一次最大投药量为 200 mL。

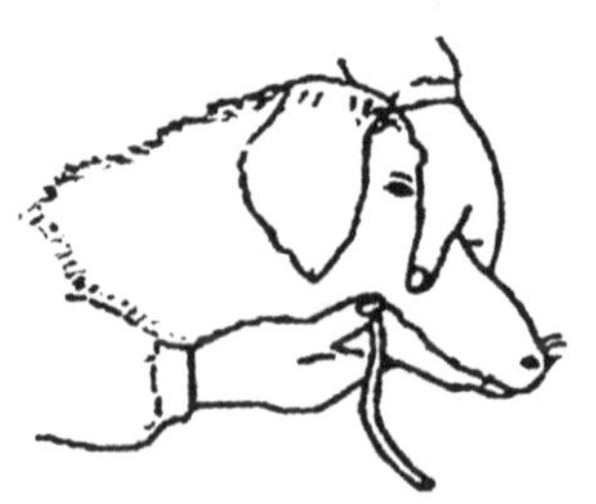

图 3–21　犬胃插管术

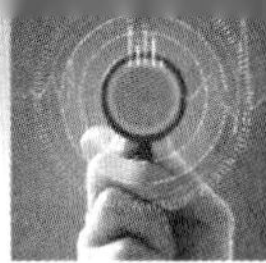

第五节　实验动物体液样本的采集

一、血液的采集

（一）大鼠和小鼠的采血

1. 尾尖采血　少量采血时可用此法。将鼠麻醉后固定，将其尾部置于 45 ℃温水中浸泡数分钟或用酒精涂擦，使尾部血管扩张。擦干鼠尾，剪去尾尖（大鼠 5 ~ 10 mm，小鼠 1 ~ 2 mm），用手自尾根向尾尖按摩，使血自断端流出，让血液滴入容器或用移液器直接吸取。采血后用棉球压迫止血。此法每只鼠可采血 10 次以上，大鼠每次可采血 0.3 ~ 0.5 mL，小鼠每次可采血 0.1 mL。大鼠也可采用切割尾静脉的方法采血，三根尾静脉可交替切割，并自尾尖向尾根方向切割，切割后用棉球压迫止血。

2. 断头采血　当需采取较大量的血液而又不必保存动物生命时可采用此法。一手捉持动物，使其头向下倾，另一手持剪刀猛力剪掉鼠头，让血液流入容器。大鼠断头时应戴帆布手套以防被咬。此法小鼠可采血 0.8 ~ 1.0 mL，大鼠可采血 5 ~ 8 mL。

3. 眼眶动、静脉采血　此法既能采取较大量的血液，又可避免断头采血法中因组织液的混入而导致溶血现象，现常取代断头采血法。将鼠头朝下，压迫眼球使其突出充血，再以蚊式镊迅速摘取眼球，血液即自眼眶内很快流出。此法由于采血时动物未死，心脏不停地跳动，因此采血量比断头法多，一般可采取鼠体重 4% ~ 5% 的血液量，是一种较好的采血方法。

4. 眼球后静脉丛采血　当需采取中等量的血液而又需避免动物死亡时可采用此法。左手抓住鼠的颈背部并轻压颈部两侧，使头部静脉血液回流受阻，眼球后静脉丛淤血，眼球充分外突。右手持内径为 0.5 ~ 1 mm 的毛细玻璃管或带 7 号针头的 1 mL 注射器，沿内眦眼睑与眼球之间旋转刺入眼底（刺入深度大鼠 4 ~ 5 mm，小鼠 2 ~ 3 mm）。当感到有阻力时再稍后退，保持水平位，稍加吸引，血液即流人玻璃管或注射器内。采血后拔出采血管。若操作恰当，小鼠可采血 0.2 ~ 0.3 mL，大鼠可采血 0.4 ~ 0.6 mL。豚鼠、家兔等也可采用此法，而且可在数分钟内经同一穿刺孔重复采血。

5. 心脏采血　将动物仰卧固定，剪去心前区被毛。用带有 5 号或 6 号针头的注射器在左侧第 3 ~ 4 肋间心脏搏动最明显处刺入心脏，血液随着心脏搏动自动进入注射器。若不需保留动物生命，也可麻醉后切开动物胸部，用注射器直接刺入心脏抽吸血液。

6. 大血管采血　大鼠和小鼠还可从颈动、静脉或股动、静脉以及腋下动、静脉采血。经这些部位采血时，需麻醉固定动物，游离动、静脉，使其暴露清楚，用注射器沿大血管平行刺入或用剪刀直接剪断大血管，采取所需血量。剪断动脉时，要防止血液喷溅。

（二）豚鼠的采血

1. 耳缘切口采血　将豚鼠耳缘消毒，用刀片割破耳缘血管，血液自血管内自行流出。此法能采血 0.5 mL 左右。

2. 背中足静脉采血　一人固定动物，另一人将动物一侧足背面用酒精消毒，找出背中足静脉，左手拉住豚鼠趾端，右手持注射器针刺入静脉，拔针后即有血液流出。采血后，用棉球压迫止血。需反复采血时，两后肢交替使用。此法采血量较少。

3. 心脏采血　豚鼠心脏采血与大鼠的心脏采血方法相同。采血 1 周后可重复心脏采血。

（三）家兔的采血

1. 耳缘静脉采血　少量采血时可用此法。将兔用固定盒固定，拔去拟采血部位的被毛，用电灯照射加热或用电吹风吹热或用二甲苯棉球擦拭耳廓，使耳部血管扩张，仔细辨认耳缘静脉和耳部其他血管（图 3–22）。用粗针头刺破耳缘静脉或用刀片在血管上切一小口，让血液自然流出即可。采血后用棉球压迫止血。亦可用针头刺入耳缘静脉采血，其操作步骤与耳缘静脉注射基本相同（图 3–23）。若一助手帮助压紧耳缘静脉耳根部使其充盈，则采血更为容易。

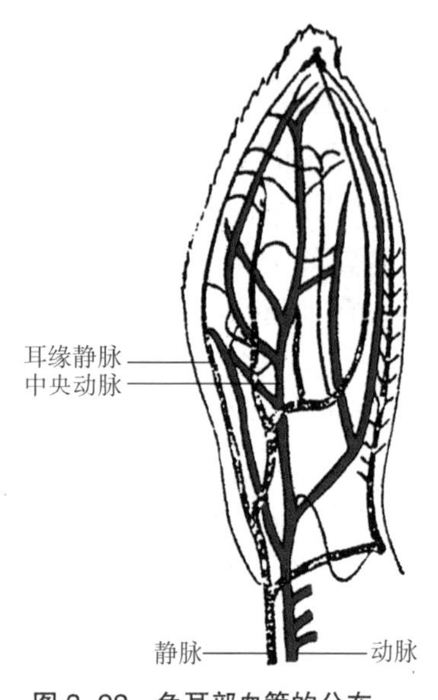

图 3–22 兔耳部血管的分布

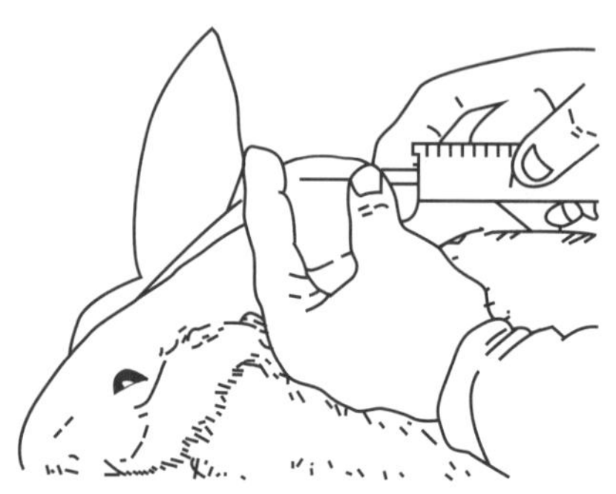

图 3–23 兔耳静脉采血或注射

2. 耳中央动脉采血　在兔耳的中央有一条较粗、颜色较鲜红的血管即为耳中央动脉（图 3–22）。用左手固定兔耳，右手持注射器，在中央动脉末端沿着动脉向心脏方向平行刺入动脉采血，此法一次可采血 10 ~ 15 mL。采血完毕后应及时止血。采血时须注意，一是由于兔耳中央动脉易发生痉挛性收缩，因此采血前必须先使兔耳充分充血，在动脉扩张未发生痉挛性收缩前立即采血；二是不要在近耳根处采血，因耳根部软组织厚，血管位置较深，易刺透血管造成皮下出血。

3. 心脏采血　家兔的心脏采血法与大、小鼠心脏采血法类似，且比较容易掌握。将兔仰卧固定，剪去心脏部位被毛，选择心脏搏动最明显处垂直穿刺入心脏采血。若针头刺入心室即有血液涌入注射器。采取所需血量后，迅速拔出针头，这样心肌上的穿孔易于闭合。经 6 ~ 7 d 后，可以重复进行心脏采血。

此外，家兔还可以从颈动或静脉、股动或静脉和眼底（不常采用）等处采血，操作与大鼠、小鼠采血方法相同。

（四）犬的采血

1. 前肢内侧皮下小静脉或后肢外侧小静脉采血　此法最为常用。将犬固定，采血部位去毛、消毒。先用胶管绑紧肢体近端阻断血液回流，持注射器向心脏方向刺入静脉，再放开胶管，抽取血液。采血后按压止血。此法一次可采血 10 ~ 20 mL。

2. 股动脉采血　将犬麻醉固定于手术台上，伸展后肢暴露腹股沟区，去毛消毒。左手食指和中指感触股动脉搏动并固定股动脉，右手持注射器于搏动处向心脏方向刺入股动脉，采取所需血量。采血后，拔出针头，压迫 2 ~ 3 min 止血。

3. 颈静脉采血　大量采血时可采用此法。操作与大鼠、小鼠颈静脉采血相同。

一次采血过多或连续多次采血，可影响动物的健康导致贫血甚至死亡，须予注意。常用实验动物的最大安全采血量与最小致死采血量见表 3–4。

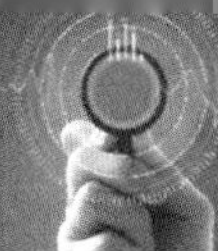

表 3–4　常用实验动物的最大安全采血量与最小致死采血量

动物种类	最大安全采血量 /mL	最小致死采血量 /mL
大鼠	1.0	2.0
小鼠	0.1	0.3
豚鼠	5.0	10.0
家兔	10.0	40.0
犬	50	200.0

【附注】血清和血浆的制备方法

血清和血浆均是不含血细胞的血液液体部分，其主要区别是血清不含有凝血因子，血浆则含有凝血因子。血清和血浆的制备方法如下：

1. 血清的制备　采适量血液盛于离心管中静置，待血液凝固后，将其以 3 000 r/min 的转速离心 5 ~ 10 min，得到的上清液即为血清。可小心将上清液吸出（注意勿吸出细胞成分），分装备用。也可将血液静置，待血液凝固，等 1 ~ 2 h 后自然析出血清。

2. 血浆的制备　采适量血液盛于离心管中，再加入一定比例的抗凝剂（抗凝剂与血液比为 1∶9），摇晃混匀，以 3 000 r/min 的转速离心 10 ~ 30 min，所得到的上清液即为血浆。

二、尿液的采集

（一）代谢笼法

代谢笼是能将动物尿液和粪便分开而达到收集尿液目的的一种封闭式饲养笼。有的代谢笼除可收集尿液外，还可收集粪便和动物呼出的二氧化碳。代谢笼法适用于大鼠和小鼠的尿液收集。收集尿液以 100 g 体重每小时以毫升为单位的排尿量表示。为获得足够的尿量，可使动物多饮水或经胃给动物灌入适量的生理盐水。

（二）导尿法

将动物轻度麻醉，固定于手术台上。将液体石蜡涂抹过的导尿管经尿道插入，即可收集到未被污染的尿液。导尿法常用于家兔、犬等大型实验动物。

（三）压迫膀胱法

将动物轻度麻醉，用手在动物下腹部加压，动作要轻柔而有力。当外力足以使膀胱括约肌松弛时，尿液便会自动由尿道流出。压迫膀胱法常用于家兔、犬等大型实验动物。

（四）膀胱穿刺法

将动物麻醉、仰卧固定，剪去耻骨联合上缘正中线两侧的被毛，消毒后用注射器取钝角角度穿刺，进入皮肤后针头稍改变一下角度，这样可避免穿刺后漏尿。犬和猫不麻醉也很配合。

（五）剖腹膀胱穿刺法

将动物麻醉、仰卧固定。剪去下腹部被毛，消毒。剖腹暴露膀胱，直视穿刺抽取尿液。

（六）输尿管插管法和膀胱插管法

将动物麻醉、仰卧固定。剪去下腹部被毛，消毒。剖腹暴露膀胱，行膀胱插管或输尿管插管，收集尿液（图 3–17、图 3–18）。此法一般用于需精确记录动物在一定时间内尿量的实验。可将插管开口置于记滴器之上，记录每分钟尿的滴数，或用容器直接测量一定时间内的尿量。在实验过程中要用 38 ℃生理盐水纱布覆盖膀胱和腹部切口以保温。

三、消化液的采集

（一）唾液的采集

1. 直接采集法　机械刺激动物口腔或注射乙酰胆碱类药物，可致动物唾液分泌增加，流涎不止。可用容器接住动物口腔流出的唾液，也可用吸管直接从动物口腔吸取唾液。此法简单易行，适用于急性实验。

2. 腮腺造瘘法　将动物麻醉固定，通过手术将腮腺导管开口移向体外，以腮腺导管开口为中心，切成直径为 2 ～ 3 cm 的圆形黏膜片，将其周围组织分开，经皮肤切口引导至颊外，将带有腮腺开口的黏膜片与周围皮肤缝合，即可在体外采集较为纯净的唾液。此法适用于慢性实验。

（二）胃液的采集

1. 直接采集法　正确插入胃管，用注射器在胃管出口端轻轻抽吸，即可采集胃液。直接采集适用于急性实验。

2. 胃造瘘法　胃造瘘法由巴普洛夫最早创建。胃造瘘法分为全胃造瘘、巴式小胃造瘘、海式小胃造瘘等。胃造瘘法多用于慢性实验，可反复采集胃液。

（三）胆汁的采集

1. 直接采集法　将动物麻醉固定，右上腹部备皮消毒，切开右上腹部皮肤肌肉，找到胆总管并游离，用一根细塑料管向胆囊方向插入胆总管。轻轻挤压胆囊，胆汁即可经塑料管流出。也可用注射器直接插入胆总管，轻轻抽吸胆汁。

2. 胆囊造瘘法　有胆囊的动物可作胆囊造瘘，通过瘘管在体外直接采集胆汁。此法可用于慢性实验。

四、脑脊液的采集

动物脑脊液的采集有脊髓腔穿刺法和小脑延髓池穿刺法。后者危险性大，操作要求高，较少用。这里仅介绍脊髓腔穿刺法。

将动物浅麻醉，取侧卧位固定，使头部和腰部尽量屈曲。穿刺部位取两髂连线中点稍下方，即犬等大动物的第 7 腰椎间隙处。局部备皮消毒。左手拇指、食指固定穿刺部位皮肤，右手持腰穿针垂直进针。当有落空感时，表示穿刺针进入蛛网膜下腔。抽出针芯，即可见脑脊液滴出。若无脑脊液滴出，可能是没有刺破蛛网膜，可再向内稍稍进针。如脑脊液滴出过快，要用针芯稍微阻塞，以防颅内压突然下降导致脑疝。采集脑脊液后，注入等量生理盐水以保持颅内压正常。

第六节　实验动物的给药

为了观察药物对机体功能、代谢及形态的作用或麻醉以及其他目的，机能学实验中经常需要将药物注入动物体内。根据实验动物、实验目的和药物的不同，需选用不同的给药方法和剂量。

一、给药方法

动物给药方法多种多样，可根据实验目的、实验动物种类、药物性质和剂型等情况的不同来选择不同的给药方法。

（一）给药方法的选择

1. 根据药物性质　不同性质的药物须选择不同的给药方法。例如，具有刺激性的药物不适于皮下、肌肉和腹腔注射，只能经口给药或静脉注射，因为经口给药比静脉注射更为简便，所以一般选择经口给药。粗制剂或不溶于水的药物也须经口给药，而有些在消化道可被破坏或不易吸收的药物则应注射给药。具有催吐作用的药物不宜经口给猫、狗和猴，因为动物呕吐时会将部分药物吐出而影响给药剂量的准确性，这时可采用注射给药，但鼠和兔不会呕吐，所以可经口给药。

2. 根据实验要求　要求药物快速发挥作用的时候，可采用腹腔或静脉注射。要使药物的作用相对延长时，可注射油溶液或混悬液。

3. 根据药物剂型　水溶液可采用任何给药途径，油溶液可经口给药。如需注射时，一般可用肌肉注射，小鼠可采用皮下注射，但要注意给药部位是否完全吸收。

（二）给药方法

实验动物的给药有经口给药和注射给药两种常用方法以及其他方法。

1. 经口给药法　经口给药法分为口服和灌胃两种，适用于小鼠、大鼠、豚鼠、兔和犬等动物。口服法是将药物混入饲料或溶于饮水中任动物自由摄取，此法简单，也不会因操作失误而导致动物死亡，适合于长期给药的实验，如药物长期毒性实验等。口服法不足之处是很难准确掌握给药剂量。要准确掌握经口给药剂量，须用灌胃法。灌胃法能掌握给药时间和记录症状发生的时间经过。目前已有各种不同型号的灌胃针头可把药物直接送到动物胃内，需注意的是选用的灌胃针头顶端小球的直径应大于动物气管的直径，这样药物便不会灌入肺内。灌胃法是强制性使动物摄取药物，可对动物造成一定的机械和心理影响。

（1）小鼠：左手抓住小鼠，使其腹部朝上。右手持灌胃器，将灌胃针头先从小鼠口角插人口腔，然后用灌胃针头压其头部，使口腔与食管成一直线，再将灌胃针头沿上颌壁轻轻插入食管 2 ~ 3 cm，当灌胃针头通过食管膈肌部时会稍感有阻力感。将灌胃针头插入达胃，如动物安静，呼吸无异常，便可将药物注入（图 3-19）。如小鼠挣扎或注药有阻力，应拔出灌胃针头重插。如插入气管注射，可导致动物立即死亡。

（2）大鼠：大鼠灌胃方法与小鼠相似，只是大鼠灌胃针头比小鼠的略粗。灌胃时，左手拇指和食指抓住大鼠两耳和头部皮肤，其他三指抓住其背部皮肤，将大鼠抓持在手掌内。右手将灌胃针头放在门齿与臼齿间的裂隙，使灌胃针头沿上颌向后达到喉头，进而插入胃内。为防止灌胃针头误插入气管，可回抽灌胃器证实内无空气后便可缓慢注入药液。大鼠性情凶猛，应防被其咬伤。

（3）豚鼠：豚鼠灌胃时，助手一只手从豚鼠背部抓住其腰部和后腿，另一只手抓其两前腿以固定之。操作者手持灌胃器沿上颌壁滑行插入食管，进而插入胃内。也可用木制开口器，将导尿管通过开口器中央的孔插入胃内。豚鼠灌胃插入深度约为 5 cm。回抽灌胃器证实内无空气后方可缓慢注入药液。最后注入生理盐水 1 ~ 2 mL 将针头内残留药液冲出，以保证药液全部进入胃内。

当给予的药物为固体时，将豚鼠放在实验台上，以手掌从背部握住豚鼠的头颈部而固定之，拇指和食指压迫其口角使口张开。用镊子夹住固体药物，放进豚鼠舌根部的凹处，使其迅速闭口而自动咽下。确保咽下后即放开手。

（4）兔：兔的液体药物灌胃法需二人合作进行。一人坐好，将兔的躯体夹于两腿之间，一手紧握双耳，固定其头部，一手抓住前肢。另一人将开口器横放于兔口中，将舌压在开口器下面并固定。将合适的胃管或导尿管经开口器中央小孔慢慢沿上颌壁插入食管 15 ~ 18 cm。为避免误插入气管，可将胃管的外口端放入清水杯中，若有气泡逸出则表明胃管插在气管内，应拔出重插；若无气泡逸出则表明胃管没有插入气管，即可用注射器将药物灌入胃内。然后再注入少量清水，将胃管内药液全部冲入胃内（图 3–20）。灌胃完毕后先拔出胃管，再取出开口器，以免胃管被动物咬坏。兔的固体药物口服法与豚鼠基本相同。

动物一次灌胃药量都有一个最大耐受容量，最大耐受容量因动物种类和体重的不同而不同。几种常用实验动物一次灌胃的最大耐受容量见表 3–5。

表 3–5　几种常用实验动物一次灌胃的最大耐受容量

实验动物种类	体重 /g	最大耐受容量 /mL
小鼠	＞30	1.0
	25 ~ 30	0.8
	20 ~ 24	0.5
大鼠	＞300	8.0
	250 ~ 300	6.0
	200 ~ 249	4.0 ~ 5.0
	100 ~ 199	3.0
豚鼠	＞300	6.0
	250 ~ 300	4.0 ~ 5.0
家兔	＞3 500	200.0
	2 500 ~ 3 500	150.0
	2 000 ~ 2 400	100.0

2. 注射给药法　注射给药法又分为皮下注射、皮内注射、肌肉注射、腹腔注射和静脉注射等方法。

（1）皮下注射：皮下注射较为简单，一般取背部或后腿部位皮下进行注射。

小鼠通常在背部皮下注射，将皮肤拉起，注射针刺入皮下，把针尖轻轻向左右摆动，容易摆动则表明已刺入皮下，然后注射药物。拔针时，以手指捏住针刺部位，可防止药液外漏。熟练者可把小鼠放在金属网上，一手拉住鼠尾，小鼠习惯性向前爬行，此时易将注射针刺入背部皮下，注射药物。此法也可用于大鼠。

家兔皮下注射时，用左手拇指及中指将兔的背部皮肤提起使成一皱褶，并用食指按压皱褶的一端，使成三角形以增大皮下空隙，利于针刺。右手持注射器，自皱褶处刺入。证实针头刺入皮下后松开皱褶，将药液注入。

豚鼠、大鼠、狗、猫等背部皮肤较厚，注射器针头不易进入，强行刺入容易折断针头，故这些动物作皮下注射时不应选用背部皮肤。一般狗、猫选择大腿外侧，豚鼠选择后大腿内侧，大鼠选择左侧下腹部而进行皮下注射。

（2）皮内注射：此法用于观察皮肤血管的通透性变化或皮内反应。将动物注射部位去毛，酒精消毒。用左手拇指和食指按住皮肤并使之绷紧，在两指之间用卡介苗注射器带 4 号细针头紧贴皮肤表层刺入皮内，然后再向上挑起并再次刺入，随之慢慢注入一定量的药液。当药液注入皮内时，可见皮肤表面立即鼓起一橘皮样小泡，同时因注射部位局部缺血，皮肤毛孔极为明显。此小泡如不迅速消失，

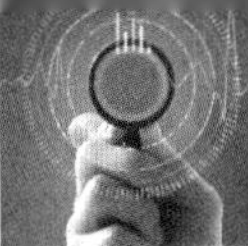

表明药液确实注射在皮内；如很快消失，就表明药液可能注在皮下，应更换部位重新注射。

（3）肌肉注射：当给动物注射不溶于水而混悬于油或其他溶剂的药物时，常采用肌肉注射。肌肉注射应选择肌肉发达的部位，如猴、狗、猫、兔等可选择两侧臀部或股部肌肉。注射时固定动物勿使其活动，剪去注射部位被毛，使注射器与肌肉成 60° 角刺入肌肉。注药前回抽针栓，如无回血则可注药。注射完毕后用手轻轻按摩注射部位，以助药液吸收。大鼠、小鼠、豚鼠因肌肉较小，不常作肌肉注射，如需肌注可选择大腿外侧或内侧肌肉，用 5 ~ 6 号针头注射。

（4）腹腔注射：小鼠腹腔注射时，左手固定动物，将腹部朝上，右手将注射器针头在左下腹部（避免损伤肝脏）刺入皮下，以 45° 角穿过腹肌，此时有突破感，固定针头，回抽无尿液、肠液和血液后，缓慢注入药液。为避免刺破内脏，可将动物头部压低，使脏器移向横膈处。大鼠腹腔注射操作与小鼠相同（图 3-24）。

狗、猫、兔等动物腹腔注射时，可由助手抓住动物，使其腹部向上，注射部位都大致相似。兔在下腹部近腹白线左右两侧约 1 cm 处，狗在腹白线侧边 1 ~ 2 cm 处注射。

（5）静脉注射：静脉注射一般选择容易注射的血管进行注射。静脉注射只限于液体药物的注射，如果是混悬液，可能会因悬浮颗粒较大而引起血管栓塞。

小鼠、大鼠一般选择尾静脉注射。注射前先将动物用固定盒固定，使其尾巴露出。尾部用 45 ~ 50 ℃温水浸泡 1 ~ 2 min 或用 75%酒精棉球擦之，使血管扩张并使表皮角质软化，以拇指和食指捏住尾根部使尾静脉充盈扩张，显示更清楚。再用无名指和小指夹住尾末梢，中指从下面托起尾巴，使尾巴固定。在左右两侧尾静脉下 1/4 ~ 1/3 处，用 4 号针头平行进针。先缓慢注入少量药液，如无阻力并见沿静脉出现一条白线，表明药液已注入静脉，可继续注入。如注入药液有阻力，尾巴发白并出现皮丘，说明药液未注入血管，应拔出针头向尾根部移行重新注射（图 3-25）。注射完毕后，随即用左手拇指按住注射部位，右手放下注射器，取一棉球裹住注射部位并轻轻揉压，使血液和药液不致流出。如需反复静脉注射，尽可能从尾末端开始向尾根部移行注射。此外，大鼠还可麻醉后切开皮肤经股静脉或颈外静脉注射。

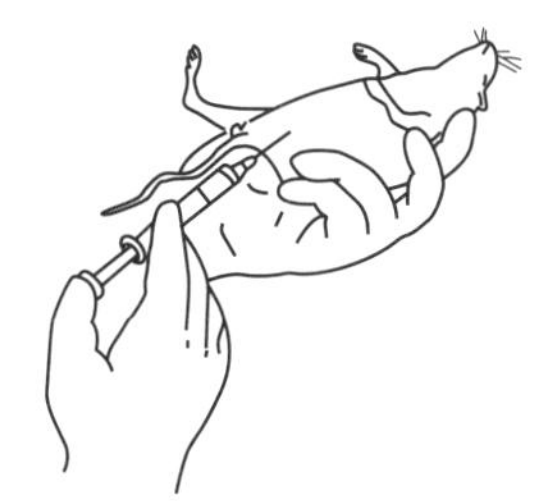

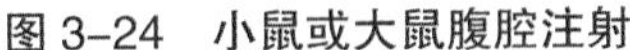

图 3-24　小鼠或大鼠腹腔注射

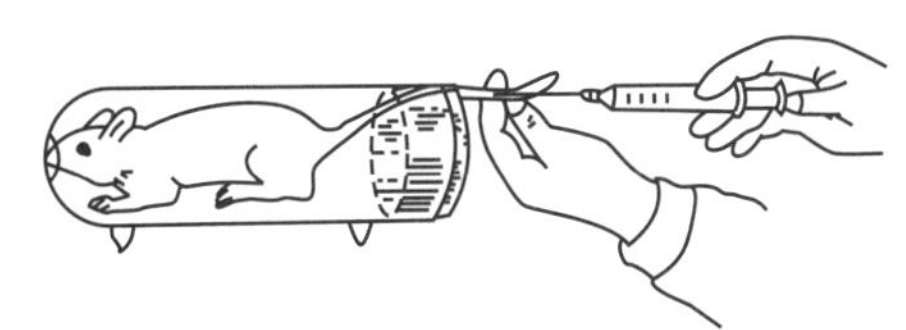

图 3-25　小鼠或大鼠尾静脉注射

家兔静脉注射一般采用耳缘静脉。用固定盒将兔固定，先拔去注射部位的兔毛，用酒精棉球涂擦，并用手指弹动或轻轻揉擦兔耳，促进静脉充血。然后用左手食指和中指压住耳缘静脉根部，拇指和小指夹住耳边缘，以无名指放在耳下作垫。待静脉显著充盈后，右手持注射器尽量从耳缘静脉远心端向心脏方向刺入血管，并沿血管平行方向深入 2 ~ 3cm，然后放开左手食指和中指对耳缘静脉根部的压迫，再用左手拇指和食指捏住耳缘静脉和针头或用动脉夹夹住以固定。将药液注入，如感觉有阻力或静脉处皮肤发白隆起，表示药液没有注入静脉，应拔出针头，重新进针。注射时若如无阻力感和皮肤发白隆起现象或回抽见血，表明药液已注入静脉血管中，随后将全部药液注入静脉（图 3-23）。注射完毕后，用棉球压住针眼，拔去针头，继续压迫至针眼不出血为止。

几种常用实验动物不同给药途径的注射剂量见表 3-6。

表 3-6　几种常用实验动物不同给药途径的注射剂量

单位：mL

动　物	皮　下	肌　肉	腹　腔	静　脉
小鼠	0.1 ~ 0.5	0.1 ~ 0.2	0.2 ~ 1.0	0.2 ~ 0.5
大鼠	0.5 ~ 1.0	0.2 ~ 0.5	1.0 ~ 3.0	1.0 ~ 2.0
豚鼠	0.5 ~ 2.0	0.2 ~ 0.5	2.0 ~ 5.0	1.0 ~ 5.0
家兔	1.0 ~ 3.0	0.5 ~ 1.0	5.0 ~ 10.0	3.0 ~ 10.0
犬	3.0 ~ 10.0	2.0 ~ 5.0	5.0 ~ 15.0	5.0 ~ 15.0

3. 其他给药法　除经口给药和注射给药两种常用给药方法外，针对不同的实验动物和不同的实验目的，还有其他的一些给药方法，如经呼吸道给药、皮肤给药、直肠给药和脑内给药等，这里不作介绍。

二、给药剂量的换算

人与动物对同一药物的耐受性有很大差异。一般来说，动物对药物的耐受性要比人大，即单位体重的给药量要比人大。人的各种药物给药剂量可以在许多资料中查得，而动物的给药剂量却较难查得。因此，在机能学实验中常需要根据人的给药剂量或一种已知动物的给药剂量来计算出另一种动物的给药剂量。人与动物之间以及动物与动物之间的给药剂量可按体重或体表面积来换算。

（一）按体重换算

已知 A 种动物每千克体重的给药剂量，欲计算 B 种动物每千克体重的给药剂量，可先从表 3-7 中查出换算系数（W），再按下列公式进行计算：

B 种动物的给药剂量（mg/kg）= W × A 种动物的给药剂量（mg/kg）

表 3-7　常用实验动物和人每千克体重等效剂量换算系数表

剂量换算主体	小鼠（0.02 kg）	大鼠（0.2 kg）	豚鼠（0.4 kg）	兔（1.5 kg）	犬（12 kg）	人（60 kg）
小鼠（0.02 kg）	1.00	1.40	1.60	2.70	4.80	9.01
大鼠（0.2 kg）	0.70	1.00	1.14	1.88	3.60	6.25
豚鼠（0.4 kg）	0.61	0.87	1.00	1.65	3.00	5.55
兔（1.5 kg）	0.37	0.52	0.60	1.00	1.76	3.30
犬（12 kg）	0.21	0.28	0.34	0.56	1.00	1.80
人（60 kg）	0.11	0.16	0.18	0.30	0.53	1.00

注：表中第一行为 A 种动物或成人，第一列为 B 种动物或成人。

例如，已知小鼠（A 种动物）对某药物的最大耐受剂量为 20 mg/kg，计算 1.5 kg 家兔（B 种动物）的给药剂量。

由表 3-7 中查得，家兔（B 种动物）对小鼠（A 种动物）给药的最大耐受剂量的折算系数为 0.37，因此 1.5 kg 家兔的给药剂量为：

$$0.37 \times 20\ \text{mg/kg} \times 1.5\ \text{kg}=11.1\ \text{mg}$$

（二）按体表面积换算

研究表明，药物在不同种类动物体内的血药浓度和作用与体表面积成平行关系，因此按体表面积换算给药剂量比按体重换算更为精确。按体表面积换算给药剂量，一种常用且简单易行的方法是根据

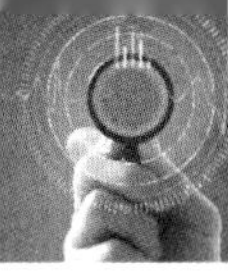

表 3–8 来进行计算。

表 3–8　常用实验动物与人的体表面积比值表

剂量换算主体	小鼠（0.02 kg）	大鼠（0.2 kg）	豚鼠（0.4 kg）	兔（1.5 kg）	犬（12 kg）	人（50 kg）
小鼠（0.02 kg）	1.00	7.00	12.25	27.8	124.2	332.4
大鼠（0.2 kg）	0.14	1.00	1.74	3.90	17.8	48.0
豚鼠（0.4 kg）	0.08	0.57	1.00	2.25	10.2	27.0
兔（1.5 kg）	0.04	0.25	0.44	1.00	4.50	12.2
犬（12 kg）	0.01	0.06	0.10	0.22	1.00	2.70
人（50 kg）	0.003	0.021	0.036	0.88	0.37	1.00

例如，已知成人某药物的给药剂量为 100 mg/kg，计算这种药物对犬的给药剂量。

由表 3–8 查得，12 kg 犬与 50 kg 成人体表面积的比值为 0.37。成人的给药剂量为 100 mg/kg，50 kg 成人的给药剂量为：100 mg/kg × 50 kg=5 000 mg。犬的给药剂量为：（5 000 mg × 0.37）/12 kg = 154.17 mg/kg。

除按上述方法换算外，在实际实验过程中还可按更简单的方法换算。即小鼠、大鼠的单位体重给药剂量为人的 25 ~ 50 倍，豚鼠和兔为人的 15 ~ 20 倍，犬和猫为人的 5 ~ 10 倍。

第七节　实验后动物的处死

从动物保护和人道主义的角度出发，需要爱护和善待实验动物。实验结束后，应该让动物尽快无痛苦或尽量减少痛苦地死亡。因实验动物种类的不同，处死的方法也不同。

一、颈椎脱臼法

颈椎脱臼法是用力使动物颈椎脱臼，造成脊髓与脑髓断离，致使动物快速无痛苦地死亡。方法是：用拇指和食指或大镊子用力往下按住鼠头，另一只手抓住鼠尾，用力一拉，使动物颈椎脱臼，造成脊髓与脑髓离断，动物立即死亡。颈椎脱臼法由于处死动物后，动物内脏并未受损坏，内脏仍可用来取样，因此被认为是一种很好的动物处死方法。颈椎脱臼法最常用于大鼠、小鼠。

二、空气栓塞法

空气栓塞法是用注射器将一定量的空气急速注入静脉，使动物发生栓塞而死亡。当空气注入静脉后，在右心可随着心跳使空气与血液相混合致血液呈泡沫状，随血液循环至全身。空气如进入肺动脉可阻塞其分支，如进入冠状动脉可造成冠状动脉阻塞，从而导致严重的血液循环障碍，动物很快致死。空气栓塞法主要用于较大的动物如犬、兔、猫等的处死。一般狗需注入 100 ~ 200 mL 空气，兔需注入 40 ~ 50 mL 空气。

三、急性大失血法

急性大失血法是一次性放出动物大量的血液，使其死亡的方法。用粗针头一次性采取大量的心脏血液，可使动物快速死亡。豚鼠与猴等皆可采用此法。鼠可采用眼眶动、静脉大量放血致死，具体方法参见本章第五节，大、小鼠眼眶动、静脉的取血方法。犬或家兔等可采取颈总动脉或股动脉放血的方法。

四、药物吸入法

药物吸入法是将有毒气体或挥发性麻醉剂经呼吸道吸入体内，致动物死亡的方法。常用的有毒气体或挥发性麻醉剂有 CO、乙醚和氯仿等。药物吸入法常用于小鼠、大鼠、豚鼠等较小的动物。此法可将多只动物同时置入一个大盒子或塑料袋内，然后充入有毒气体或挥发性麻醉剂，动物在容器内 1 ~ 3 min 即可死去。

五、药物注射法

药物注射法是将药物由静脉注入动物体内致其死亡的方法。常用的药物有氯化钾、巴比妥类、DDT 等。药物注射法常用于较大的动物，如犬、家兔和猫等。

六、其他方法

除上述方法外，鼠类动物的处死还可采用击打法、断头法等方法。

1. 击打法　具体操作为右手抓住鼠尾提起动物，用力摔击鼠头部，动物痉挛致死，或用小木槌用力击打头部致死。

2. 断头法　用剪刀在鼠颈部将鼠头剪掉，由于剪断了脑脊髓，同时大量失血，动物很快死亡。目前国外多采用断头器断头，将动物的颈部放在断头器的铡刀处，缓慢放下刀柄，待接触到动物后用力按下刀柄，将头和身体完全分离。断头法有大量血液喷出，须多加注意。

第四章　医学科研基础知识

医学科研是指探索人体生命活动的本质和疾病发生、发展以及转化的规律，以探寻疾病防治、恢复健康方法的实践活动。医学科研具有研究周期长、研究条件不易控制、实验对象个体差异大、影响因素多、实验结果变异程度大、涉及伦理和道德等特点。现代医学科研可分为基础医学、临床医学、预防医学、卫生事业管理以及特种医学等方向。

第一节　医学科研的方法、选题和实验设计

一、医学科研的方法

医学科研的方法可分为调查研究、实验研究和资料分析研究三大类。在科研工作中，根据实际需要三种方法可结合应用、相互补充。

（一）调查研究

调查研究是指不施加任何干预措施，不改变任何条件，而是在自然条件下直接搜集研究对象某种现象的实际发生情况及其相关特征资料的研究。医学调查研究包括居民健康状况调查、流行病学调查、临床疗效追踪调查、卫生学调查、人口学调查等。调查研究根据时间可分为现状调查（横断面调查）、回顾性调查和前瞻性调查。调查研究具有两个基本特征：①研究因素客观存在，只能对研究对象作被动的观察；②非研究因素也是客观存在的，不能采用随机分配的方法来平衡混杂因素对调查结果的影响。这是区别于实验研究的最重要的特征。调查研究只能在资料的分析中借助标准化法，用分层分析以及多因素统计分析等方法对混杂因素加以调整。

（二）实验研究

实验研究是根据研究目的和实验设计的要求，严格控制实验条件，对受试对象施加某种处理因素后，进行观察、验证而获得研究结论的研究。根据研究对象不同，医学实验研究又分为以动物为受试对象的动物实验研究和以人为受试对象的临床试验研究。实验研究也具有两个基本特征：①研究者能人为地设置研究因素；②研究对象接受何种处理是随机分配的，各处理组之间具有较好的均衡性，使非处理因素对研究因素的影响相同来评价处理因素的作用。实验研究能够更加有效地控制误差，并能在较少次数实验中实施多种实验因素。

（三）资料分析研究

资料分析研究是对原有资料进行再开发、再利用的一种创新性活动。资料分析研究通过对已有资料进行重新整理、归纳、分析，或用新的处理方法和新的技术来发掘新的知识、总结新经验、提供新信息。资料分析研究也是一种具有重要学术价值的研究，在国家和地方卫生行政部门制订卫生政策和长远发展规划等方面具有重要的指导意义。

二、医学科研的选题

科研选题就是选择和确定所要研究的主攻方向和研究课题的过程。科研选题需要查阅大量的文献资料，掌握相关课题已经取得的研究成果和尚未解决的问题，提出新的思路或假说，从而确定所要研究的课题。提出问题往往比解决问题更为重要，正确合理地选择课题是科学研究的第一步，也是最为关键的一步。如何选题也能全面反映研究人员的科学理论水平、对相关领域研究动态和进展的把握程度以及逻辑思维推理能力和科学研究能力。

（一）科研选题的原则

科研选题是否合理决定了研究工作是否具有理论和现实意义以及能否顺利进行并实现预期目标。在科研选题过程中须坚持科学性、创新性、可行性和目的性的指导原则。

1. 科学性　科研选题必须要有科学依据，符合科学规律，不能主观臆造、凭空想象。科学性原则要求研究者必须全面掌握相关领域的理论知识、国内外的研究现状，把握可能的发展趋势和方向。医学科研应以医学专业理论知识为指导来选择科研课题。

2. 创新性　创新性是指选择的研究课题是目前还没有他人研究过的，或者在已有研究的基础上进行更深入的研究。创新性要求研究能有新的发现、提出新的见解、得出新的结论，或者发明新的技术、新的产品、新的工艺。创新是科学研究的灵魂，也是科研选题的价值所在。医学科研应当围绕当前有关人类健康需要解决的主要问题来选题。

3. 可行性　可行性就是选题要从客观实际出发，充分考虑科研团队的人力、物力包括设备和经费等以及情报资源等是否可以保证研究的顺利进行。否则，选题再好，研究也终将半途而废。

4. 目的性　研究课题应有明确的目的和现实意义，得到的结论和成果具有一定的理论或实用价值，能满足社会的需要。医学科研的目的就是探索人体生老病死的机制、疾病的发生发展和转归的规律，为疾病的预防、诊断和治疗提供新的理论、思路和方法。

（二）预调查研究

科研选题时首先应进行预调查研究，借助和综合前人或前期的研究基础来确定要研究的方向，并结合客观条件选择适宜的研究课题。通过预调查研究，掌握当前该研究领域的现状、进展和已经取得的科研成果，避免重复工作和走弯路。预调查研究的方法主要有以下三种：

1. 查阅文献　查阅文献是贯穿研究全过程的一项重要工作。尤其是在选题时必须集中一定的时间进行文献检索，以能准确及时地掌握与该研究领域理论、实验技术有关的科技成果的现状及其研究动态。医学研究文献主要有：科技图书、古代和现代的医学著作、期刊、反映国内外最新科技动态和信息的出版物等。其他的工具书和读物还有科技报告、学位论文、专利专刊文献及报纸新闻等。有些杂志内容新颖、报道迅速，能反映各国最新的研究动态和水平。

2. 计算机检索　随着计算机技术的发展和广泛应用，直接用计算机检索文献是最快速、便捷和准确的检索方法。

3. 市场信息咨询　某些研究如中西药制剂的研制，往往还要进行市场前景的调查或预测、专家咨询等。

（三）医学科研选题的注意事项

课题的最终选择是科研选题的核心。预调查研究为研究者提供了大量的可参阅资料，运用专业理论知识最终确定具体的科研课题。医学科研选题时应注意：

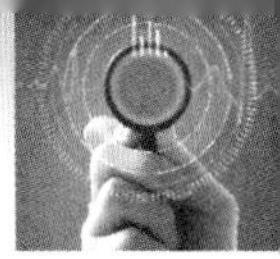

（1）通过理论和实践的积累，结合自身优势确定研究领域和方向，选择有价值的研究课题。

（2）选题切忌贪求高大上，不切实际。选题和研究目标要具体，研究手段和方法要切实可行，与自身的客观条件相符合。

（3）加强合作，利用他人的技术和设备来弥补自己的不足，克服困难。拓展思路，既熟悉本研究领域的进展，又熟悉相关领域的进展。

（4）运用科学的思维方法，提出新问题，寻找新思路，探索新方法。

三、医学科研实验设计

医学科研实验设计是指对具体研究内容、方法和计划的策划和安排，包括立题、提出需要研究分析解决的问题、确定研究对象、研究方法、研究指标、处理因素安排、实验误差控制、资料处理分析方法、人员分工、进度计划以及经费预算等内容。实验设计是实验研究过程的依据，是实验数据处理分析的前提，也是提高医学科研质量的重要保证。医学科研实验设计的意义在于：①用较少的人力、物力和时间，获得大量可靠的信息，从而使科研工作少走弯路，避免不必要的重复；②合理安排各种实验因素，正确分配受试对象，严格控制实验误差，增强研究工作的科学性，提高研究水平；③保证研究结果能够切实回答研究课题所提出的假说和问题。

（一）医学科研实验设计的三大要素

科研课题的实验设计包括实验对象、处理因素和观察指标三个基本要素。例如，在某两种药物对缺铁性贫血治疗效果的比较性研究中，缺铁性贫血患者即为实验对象，所用的两种药物为处理因素，血红蛋白升高的趋势为观察指标。正确选择三大要素是科研实验设计中的一个关键问题。

1. 实验对象　实验对象即研究对象的选择，对实验结果有着极为重要的影响。一般来说，医学科研的实验对象都是动物或人，也可以是动物或人的离体器官、组织、细胞或分子。但也不是全部如此，如在中药种植培育品系的研究中，药用植物则为实验对象。

在医学科研中，作为实验对象的前提是必须同时具备两个基本条件：一是对处理因素敏感；二是必须稳定。例如，在研究某种新药的临床疗效试验中，应当选择中等程度的中青年患者作为实验对象，而且实验对象的疾病应诊断明确（依照国内或国际统一的诊断标准），临床表现具有典型性，只有这样才能显示疗效的差异。研究者必须深知实验对象的心理状况、情绪起落、病情程度、病程长短、生活和饮食习惯、个人嗜好、家庭收入等都可不同程度地影响疗效，这些影响因素必须很好地加以控制，使组间均衡化。根据研究目的不同，对实验动物的选择要求也不同。实验动物的选择应针对性地注意种类、品系、年龄（月龄）、性别、体重、窝别和营养状况等。为保证观察指标的精确性，对某些动物的生活环境还应作严格的要求。

如果存在以下情况之一者，则一般不宜作为临床研究的实验对象：①存在影响观察指标的并发症；②危重状态；③多种疗法无效；④机体反应性和（或）致病因素与一般病例不同；⑤不能配合者。但是，若专门研究合并症、危重症或顽固性（难治性）病症，则理所当然地应以这类患者作为实验对象。

2. 处理因素　处理因素通常是根据研究目的而人为施加于实验对象的某些特定实验措施，如生物因素、化学因素、物理因素等，有时实验对象本身的某些特征如年龄、性别、民族、遗传特性、心理因素等也可作为处理因素来进行研究。研究者应正确、恰当地确定处理因素，在确定处理因素时应注意以下几点：

（1）抓住实验研究中的主要因素：研究中的主要因素是根据本人或他人在以往研究的基础上提出的某些假设和要求来决定的。一次实验涉及的处理因素不宜过多，否则会使分组增多，实验对象的例数增多，在实施中难以控制误差。然而，若处理因素过少，则又难以提高实验的广度和深度。因此，在确定实验研究的处理因素时，需要根据研究目的的需要与实施的可能来确定关键性的因素。

（2）处理因素必须标准化：处理因素的强度、频率、持续时间与施加方法等，都要通过查阅文献和预备试验来确定其最适的条件，然后制定有关规定和制度并使之相对固定，否则会影响实验结果的评价。如处理因素是药物，必须正确选择批号，给药途径和时间也应标准化和相对固定化。

（3）找出非处理因素：除已确定的处理因素外，凡可影响实验结果的其他因素都称为非处理因素。非处理因素所产生的混杂效应也会影响处理因素产生的效应对比和分析，因此非处理因素又称为混杂因素。例如，在上述某两种药物对缺铁性贫血治疗效果的比较性研究中，两种药物为处理因素，患者的年龄、性别和营养状况等则为非处理因素。如果两组患者的年龄、性别和营养状况等构成不一，则可能影响药物疗效的比较。因此，在实验设计时，需要设法控制这些非处理因素，只有这样才能消除非处理因素的干扰作用，减小实验误差。

3. 观察指标　观察指标即实验效应，是指处理因素作用于实验对象所产生的反应。实验设计时，应选择适当的观察方法和恰当的观察指标。观察指标的选择有以下要求：

（1）指标的关联性：选用的指标必须与所研究的课题具有本质性的联系，且能确切反映处理因素的效应。所选指标是否具有关联性，充分反映了研究者的专业知识与科研水平。

（2）指标的客观性：观察指标都是客观存在的。有些指标属于可以通过一定的方法和设备来观察和测量到的客观指标，如体温、血压、心电图、血细胞计数、血糖水平等。另一类则属于客观存在的主观指标，如疼痛、愉快、兴奋、忧愁等感觉指标，这些指标可以通过实验对象的主诉记录下来。主观指标易受心理状态与暗示等因素的影响，并且感觉器官的感受往往由于背景条件与对比诱导而发生较大的差异。倘若一项研究的全部结果都只有主观指标，那么其可靠性就值得怀疑。当然，有些主观指标也可采取多人分别观察、盲法判定，然后采用加权平均值法以减少主观因素的影响。因此，在医学科研中应主要选择客观指标而尽量少用主观指标，但必要时也可正确地选用合适的主观指标。

（3）指标的灵敏度：指标的灵敏度通常由该指标所能正确反映的最小数量级或水平来确定。如液体中某种物质含量的测定，除测出下限值外，还可测出最低改变浓度来反应灵敏度。一般而言，指标的灵敏度能正确反映处理因素对实验对象所引起的反应就够了，并非灵敏度越高越好。

（4）指标的精确性：指标的精确性包含准确度与精密度双重含义。准确度是指测定值与真实值接近的程度，精密度是指重复测定值的集中程度。在实验设计中，首先强调准确度，其次要求精密度。既准确又精密最好，准确但精密度不理想尚可，而精密度高但准确度低则不可。观察指标的精确性除与检测指标的方法、仪器、试剂和试验条件有关外，还取决于研究者的技术水平及操作情况。

（5）指标的有效性：指标的有效性是由该指标的敏感性（敏感度）与特异性（特异度）来决定的。在医学科研中，理想的实验是阳性结果只出现在患有本病的条件下，未患本病时的实验结果是阴性。但大多数生物学与医学实验，由于生物个体间的差异，实验结果呈正态分布或偏态分布，从实验结果来分析，患者与非患者通常在分布上存在着不同程度的交错重叠现象。例如，测定年龄、性别、民族、地区相同的正常人、巨人症和呆小症三种人群的身高，不难发现正常人群中个别的高个子与巨人症人群中的矮个子身高值有重叠，而正常人群中的矮个子又与呆小症人群中的高个子身高值有重叠。对于大多数实验而言，在样本含量确定的条件下，敏感性与特异性存在反变关系。因此，在选择指标时宜将二者综合起来考虑。

在医学实验研究过程中，研究人员主观上总是希望能单独观察到处理因素的实验效应。但由于各种非处理因素的存在，非处理因素对观察指标也会产生影响，因此观察到的实验效应不可能只是由处

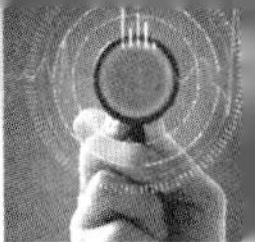

理因素单独作用的结果，而总是由处理因素与各种非处理因素共同作用的结果。例如，在研究某种新药对高血压病的治疗作用时，如果只是随机地给一批高血压患者服用该新药，观察血压平均降低了多少，是不能认为这就是该药的降压效果。因为患者血压降低的数值既有药物作用的效应，也有各种非处理因素如休息、改善环境、心理因素等的作用。医学科研实验设计的主要任务就是要排除各种非处理因素的干扰，使实验组和对照组的非处理因素均衡，以抵消非处理因素的效应，减小实验误差，从而反映处理因素的实验效应。

（二）医学科研实验设计的基本原则

在医学科研中，正确而科学地确定三大要素后，在进行具体实验前还必须进行实验设计，包括实验对象如何分组、怎样合理估计各处理组（处理组合）中样本的例数、如何控制非处理因素等方面作进一步的操作和安排。对照、随机、重复与均衡是任何实验设计中必须遵循的基本原则。

1. 对照原则　对照是实验设计的首要原则。有比较才能鉴别，对照是比较的基础。除了受观察的处理因素外，其他影响观察指标的一切条件在实验组与对照组中应尽量相同，这样才有高度的可比性，才能排除混杂因素对观察指标的影响，从而对实验观察的项目作出科学的结论。对照的方法有很多，可根据研究目的和内容加以选择。常用的对照方法有以下几种：

（1）空白对照：对照组不施加任何处理因素。如观察某种升压药的作用时，实验组服用升压药，对照组不服药或只服用安慰剂。这种方法简单易行，但容易引起实验组与对照组在心理上的差异，从而影响观察指标的测定。临床药物疗效研究一般不宜采用此种对照。

（2）自身对照：实验与对照均在同一实验对象体内进行。例如，同一实验对象用药前与用药后进行对比，服用 A 药与服用 B 药进行对比，均属于自身对照。

（3）条件对照：对对照组施加处理因素，但施加的处理因素作为对照使用。这种对照主要为了寻找实验条件对观察指标产生的影响，凡实验条件可对观察指标产生影响的实验，都可以采用此法。

（4）标准对照：不设立对照组，实验结果与标准值或正常值进行对比。

（5）历史对照：与过去资料进行对照。注意需对其余非处理因素的控制，尽量排除非处理因素对观察指标的影响。

（6）相互对照：相互对照又称为组间对照。不专门设立对照组，而是几个实验组之间相互对照。例如，用几种药物治疗同一疾病，对比这几种药物的效果，即为相互对照。

2. 随机原则　在实验研究中，不仅要求有对照，还要求各组间除了处理因素外，其他可能产生混杂效应的非处理因素在实验组和对照组尽可能保持一致，保持各组的均衡性。随机化原则是提高组间均衡性的一个重要手段，也是资料统计分析时统计推断的前提。随机化抽样的目的就是要使总体中每个实验对象都有同等的概率，被抽取分配到实验组或对照组。通过随机化可尽量使抽取的样本能够代表总体，以减小抽样误差；同时可使各组样本的条件尽量保持一致，以减小人为误差，从而使处理因素产生的效应更加客观并得到正确的实验结果。

3. 重复原则　重复原则是保证科研结果可靠性的重要措施。由于实验对象的个体差异等原因，一次实验结果往往不够准确可靠，需要多次重复实验方能获得可靠的结果。重复实验有两个重要作用：一是可以估计抽样误差的大小，因为抽样误差即标准误差的大小与重复次数成反比；二是可以保证实验的可重复性即再现性。就动物实验而言，实验需重复的次数即实验样本的大小，取决于实验的性质、内容及实验资料的离散度。一般而言，计量资料的样本数每组不少于 5 例，以 10 ~ 20 例为好，计数资料的样本数则每组不少于 30 例。

4. 均衡原则　是指实验组和对照组之间除了研究因素的不同，其余条件必须尽量保持均衡，避免其余的非实验研究因素对实验结果产生的影响。实验设计的均衡性至关重要，保证实验组和对照组的均衡能够保证所得结果的可靠性。

在实验设计中，可通过以下方式来控制组间均衡：①控制实验对象，保证实验对象的一致性，避免由于实验对象不同产生的误差。②控制实验条件，主要包括实验过程中的非实验因素，如使用的仪器、耗材等。③控制主观因素，主要为实验人员的操作方式等。

（三）医学科研实验设计的主要内容

1. 确定处理因素　处理因素就是在实验研究中欲施加给受试对象的某些因素，如药理学研究中的某种药物、治疗某种疾病的几种疗法等。在整个实验研究过程中，处理因素要始终保持不变，按照同一个标准来进行实验。如果实验的处理因素是药物，那么药物的成分、剂量、服药时间、出厂批号等必须保持一致。如果实验的处理因素是某种手术，那么手术熟练程度应稳定一致，而不能在实验早期不熟练，到后期逐渐熟练。

2. 确定实验对象及数量　医学科研的实验对象一般是动物或人，也可以是动物或人的离体器官、组织、细胞等。在实验设计中，要根据研究的目的与要求，明确规定采用什么实验对象。每个实验组中的实验对象必须具有大致相同的条件与要求，以保证受试对象的一致性。实验对象需要有一定的数量，例数不能太少，也不宜过多。

3. 确定实验对象分组　在实验设计时，对实验对象分组以及各组实验对象的实验顺序都应遵循随机化原则。所谓随机化就是每个实验对象有同等机会被抽取并分配到各个实验组中去。随机化一是使所抽的样本能够尽量代表样本总体以减小误差，二是可尽量减小非处理因素在各实验组之间的差异，以凸显处理因素的效应。随机化抽样的基本方法有随机数学表法、计算器随机数学法、抽签法等，可视具体情况而定。

4. 确定观察指标和登记表　根据实验研究的任务和目的，选择对验证实验结论最有意义的观察指标，而且选择的观察指标必须具有一定的特异性、灵敏性和客观性。必要的观察指标不得遗漏，数据资料应当完整无缺。而无关的项目就不必设立，以免耗费人力物力，拖延整个研究进程。确定观察指标后，根据各项观察指标之间的逻辑关系与顺序，设计出便于记录和统计实验数据的登记表（高等院校和科研院所一般都有制作好的科研数据登记表），以便随时记录实验过程中获得的各种原始实验数据。记录数据时，同一项目的单位必须统一。

5. 确定数据统计分析方法　确定观察指标后，还要进行实验统计设计。统计设计就是根据原始数据的类型来设计数据统计分析的方法，包括如何整理实验数据资料、计算哪些统计指标、用什么统计分析方法等。例如，对计数资料是计算率还是计算百分比，若计算率，分子和分母各是什么以及各组同一项目的某个率或百分比如何进行比较等；对计量资料，是计算算术均数、几何均数还是中位数，同一项目各均数之间采用什么比较方法等。在实验设计时，这些都要认真考虑，事先安排。

第二节　科研数据的记录与处理分析

在科学研究工作中，一切研究成果和发现都来源于对研究结果的科学分析和逻辑推理。研究结果又来源于对大量真实可靠的科研数据的科学统计处理和分析。真实可靠的研究数据，则来源于科学合理的研究设计以及对娴熟无误的实验过程认真仔细的观察和记录。对科研工作中各种研究数据的记录与处理分析是科研工作的一个重要环节。

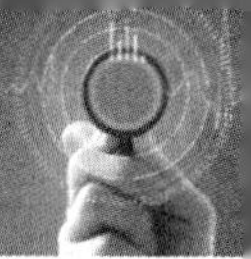

一、科研数据的记录

科学研究原始数据是指科研人员在科研过程中，运用实验、观察、调查或资料分析等手段，直接记录或统计形成的关于研究计划、步骤、结果、分析的各种数据、文字、图表、图片、照片、声像等的原始资料。科研原始数据的记录是对科研工作全过程完整全面、真实客观、科学准确的描述。

（一）科研数据记录的意义

在科研过程中，科研数据的记录是一项基础性的工作，在科研工作的归纳总结、重复科研过程、验证科研成果、培养严谨的科学思维方法以及杜绝学术不端行为等方面具有重要的意义。

1. 对科研工作进行归纳和总结　一切科研工作的价值都主要体现在其研究成果。一般情况下，医学科研成果的主要表现形式就是发表科研论文，要发表论文首先就得撰写论文，而撰写论文就是对整个科研工作进行归纳和总结的过程。撰写论文的基本素材就是在科研工作中所记录的各项数据，论文或其他研究成果都必须在原始数据记录里能找到客观依据和支撑，这样的论文和成果就是真实可靠的。大量客观真实、科学精准的研究数据是论文质量和科学性的根本保证。

2. 总结科研过程的经验教训　记录科研实验数据，有利于在研究过程中随时追查研究的过程和细节。通过对原始记录数据的分析，探讨研究失败或实验中与预期不一致的结果的可能原因，总结、吸收经验教训。

3. 为重复科研提供依据和参考　记录科研实验数据，可为在本课题的后续研究或今后类似的研究过程中进行必要的重复实验时提供参考；在研究成果被质疑而需要进行补充或重复相同实验时，科研实验数据的记录可以提供准确的参考。

4. 培养严谨的科学思维方法　科研数据的记录是科研工作的一个重要组成部分。严谨科学、细致规范地记录研究设计、实施过程、实验结果和总结分析，有利于培养研究人员科学的思维方法和严谨的科学态度，提高自身的科研能力。

5. 杜绝学术不端行为　原始科研数据的记录是科研人员真实参与科研工作的唯一证明，科研数据的记录必须审查合格研究生的毕业论文才能参与答辩。有据可查、客观真实的科研数据记录是杜绝学术不端行为的必然要求。

（二）科研数据记录的基本原则

原始科研数据是决定科研成果是否真实可靠、科学的基石，原始科研数据的记录是一项细致而严肃的工作，必须遵循以下几个基本原则。

1. 客观真实，科学精准　如实记录科研数据，科研数据必须是客观真实的。做到第一时间记录数据，不能事后回想再来填写记录。当实验出现操作失误或失败时，不可篡改、捏造数据。记录数据必须客观真实，科学精准，这既是研究结果真实可靠的基础，也是防止学术不端行为的需要。

2. 结构完整，简明扼要　科研数据记录应体现整个课题各个部分之间的内在联系，目的、材料、方法、结果须做到前后一贯、结构完整。科研数据记录不是记流水账，需简明扼要，重点是以科研设计为主线，记录今天做了哪些工作，工作是怎么做的。对完全相同的技术操作，第一次可以记录其完整规范的操作流程，以后每次重复操作时，可以以“按 N 页方法操作”方式记录。

3. 标准规范，方便查阅　记录科研数据是为了后续工作的顺利推进。为了便于后续工作时的查找与使用，科研数据的记录需做到清晰而规范标准。科研数据依据研究内容、实验过程等分层次有序记录，并标注不同层次的序号，如一、（一）、1.、（1）等。在记录科研数据时使用规范的专业术语，字迹清晰工整。常用的外文缩写（包括实验试剂）应符合规范，首次出现时须用加中文注释，外文译文应注明其外文全名称。对具体的实验数据需做量化处理，计量单位使用国际单位制单位；采集的图片、照片等资料规范清晰。科研数据记录本的页码应该连贯，不能重复、缺页或跳页，做到科学严谨。按照标准规范记录科研数据，使记录的原始资料经得起考验。

（三）科研数据记录的内容

各高校和科研院所对科研原始数据的记录都有严格而具体的规范要求，而且原始科研数据记录本必须存档备查。原始科研数据的记录包括以下内容：

1. 开题报告和研究总体设计方案　包括立题依据、研究目标、研究内容、拟解决的关键问题、研究技术路线、研究特色与创新性、研究条件、存在问题、预实验结果、总体进度安排等。

2. 具体科研实践部分　是科研数据记录的重点部分，包括以下内容：

（1）实验题目：实验题目应具体且可操作性强。一般是围绕课题总目标的若干具体分题或者是系列实验研究不同阶段的题目。

（2）实验目的：说明实验预期要完成的任务和要实现的目的。要求精练简短。

（3）一般内容：包括实验背景、实验时间（年、月、日、开始和结束时间）、具体地点（实验室）、实验环境（天气、气温、湿度等）、实验人员等。

（4）材料和方法：材料和方法一般分门别类，逐条记录，应注意详略得当。

对实验对象和仪器、试剂等方面应具体记录。如实验对象为人的，包括例数、分组、身高、体重、年龄、性别和健康状况等；对实验动物，则包括动物的名称、品系、例数、周龄/年龄、雌雄、膳食结构和配置方法等；标本的采集和编号；试验仪器设备的名称、编号、型号、规格、生产厂商，实验仪器系统的组成及参数；药品和试剂的名称、规格、剂型和生产厂商；试剂的浓度、酸度，重要的试剂还需要标明批号、配制时间等。

实验方法需记录实验过程的流程图和主要的实验步骤，重点记录创新之处。如在参阅他人的基础上对实验操作的具体方法和步骤有所改进，要着重叙述改进之处。对研究人员创新建立的方法，则必须详细说明操作过程及操作要点。而对众所周知的常用方法可以从略，若借鉴他人的有关方法也不必详述，仅标明文献出处即可。对实验过程中一些特别的细节情况也应作记录。

（5）实验结果：实验结果要建立在科学严谨的实验观察基础之上，不能从主观愿望或书本理论出发，改动自己认为不满意的数据，或者只选择性地记录阳性结果和与预期结果相符的数据，严禁撕页或涂改数据。实验结果的记录形式有数字、表格及图片等形式，同时配以明确的文字描述及说明。对实验原始数据及统计分析要详细记录，对实验结果力争作客观、量化的记录，能用计量指标的尽量用计量指标记录。对原始数据记录要及时保存，特别是切片、照片和标本等，并标注取得的时间。

（6）实验分析：每次实验完成后，对获得的各种资料、数据、现象等应进行综合的分析、解释和总结。实验分析主要包括：①实验结果是否符合预期，对非预期结果要通过讨论、查阅文献资料、回顾实验过程等，从设计、技术和操作等层面认真分析其可能的原因；②对实验过程中遇到的问题、差错、教训，提出解决的方法以及对下一步实验的改进措施；③对在实验过程中发现的新的现象或问题，提出新的假说，讨论对后续研究有无指导意义；④在完成一个阶段的实验后，对研究设计、技术方法、实验结果等方面应进行阶段性的归纳和总结，形成阶段性研究结论。

3. 署名和记录时间　每次实验记录均需有记录人署名和记录时间，再由课题负责人审核校对并签名，研究生的实验记录由导师审核、签名。

4. 参考文献　记录参考文献及其出处、有关的技术操作指南、工具书等。参考文献一般在科研记录本的最后部分集中记录，便于随时查阅。

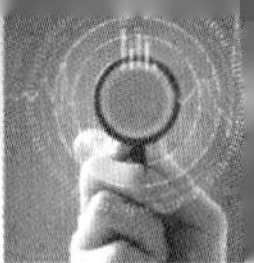

二、科研数据的统计处理分析

医学科研从制定设计方案、收集资料、抽样方法、样本大小到数据整理与分析等，都离不开统计学理论和方法。实验研究过程中会产生大量的实验数据，数据的统计处理分析的目的就是要探求这些实验数据的内在规律。运用正确的统计学方法对科研数据进行处理和分析，有助于正确揭示同质事物的特征和规律，从而作出科学的推断，得出科学的结论。

实验数据的统计处理就是对记录的原始数据进行整理、分析和推断。常用的基本统计学方法包括统计描述、参数估计、假设检验。原始数据即统计资料，可分为计量资料、计数资料和等级资料三种不同的类型。对不同类型的数据资料，需运用不同的统计学处理方法。

（一）计量资料

计量资料又称为定量资料或数值变量资料，是测定每个观察单位某项指标的大小而获得的资料，其变量值是定量的，表现为数值的大小，一般有度量衡单位。如动物的体重、血压、心率、尿量、平滑肌收缩幅度等。

计量资料的统计分析方法可分为参数、非参数统计方法两大类。若原始数据满足正态分布和方差齐性要求，可用参数方法；若不满足正态分布和方差齐性要求，可选择非参数方法。多数情况下，医学研究中的计量数据都符合正态分布，因而参数方法是较为常用的分析方法。两个独立样本均值比较时，如果方差齐，可用 t 检验。多个样本均数比较用方差分析。具体数据分析时常用统计软件。

下面介绍 SPSS 软件在计量资料统计中的应用。用 SPSS 软件实现两独立样本均数的 t 检验方法如下：选择 Analyze → Compare Means → Independent-Samples T Test，将分析变量选入 Test Variable（s）框中，将分组变量选入 Grouping Variable 框中，并采用 Define Groups 定义分组变量值。输出结果中的第一张表为对需检验变量的基本情况描述；第二张表首先用 Levene 检验作了方差齐性检验，然后分别给出两组在方差齐和不齐时的 t 检验结果。

在 SPSS 统计分析软件中，可用 One-Way ANOVA 进行单因素方差分析。在主菜单中点击 Analyze → Compare Means → One-Way ANOVA，将观察指标选入 Dependent List 框中，将研究或处理因素变量选入 Factor 框中，最后点击 OK 即可得到方差分析结果。

计量资料在统计之前应注意下列问题：有无异常值，如数据在均数 ±3 个标准差之外者可考虑舍弃；有无方差不齐，如两组的标准差相差一倍以上时，不必检验即可判断为方差不齐；有无明显偏态；有无不定值，如有不定值的资料时，不宜用均数作 t 检验，可改用中位数表达，并采用秩和检验或序值法检验等。

（二）计数资料和等级资料

计数资料又称为定性资料或无序分类变量资料，是指将观察单位按某种属性或类别分组计数，分组汇总各组观察单位数后而得到的资料。其变量值是定性的，表现为互不相容的属性或类别，如将试验结果分为阳性、阴性的二分类或将人类血型分为 A、B、AB、O 型的多分类。

等级资料又称为半定量资料或有序分类变量资料，是指将观察单位按某种属性的不同程度分成等级后分组计数，分类汇总各组观察单位数后而获得的资料。其变量值具有半定量性质，表现为等级大小或属性程度。如观察患者尿液中的蛋白含量，以人为观察单位，根据反应强度，结果可分 -、±、+、++、+++、++++ 六级。

计数资料一般情况下选用 χ^2 检验或秩和检验。两样本率的比较时常采用 χ^2 检验，等级资料常使用秩和检验。

下面介绍SPSS统计分析软件在成组设计四格表χ^2检验中的应用。实现四格表的菜单：首先 在Data → Weight Cases → Frequency Variable中指定频数变量，然后Analyze → Descriptive Statistics → Crosstabs。在Crosstabs对话框中给定row变量和column变量，在Statistics中选定Chi-square，就得到Pearson χ^2值和Fisher确切概率。在Cell display中选定Expected和Percentage，就出现行百分数、列百分数和合计百分数。

计数资料统计分析时应注意如下事项：①样本量：如两组总例数少于40或者有期望频数<1，应改用确切概率法；②有无配对关系：当每一对象接受两种处理（如两个疗程或左右两侧用药），应改用配对χ^2检验；③有无等级关系：有等级关系的资料（如痊愈、显效、有效、无效，+++、++、+、-等），应采用秩和检验、等级序值法或Ridit法检验；④多组资料是否采用组间两两比较，需要根据研究目的而定，如果采取两两比较，需要注意进行p值校正。

（三）相关与回归

相关与回归用于研究和解释两个变量之间的相互关系。如果两个变量x，y有相关关系，且相关系数的检验有统计学意义，则可以根据实验数据（x，y）的各值，归纳出由一个变量x的值推算另一个变量y的估计值之函数关系，找出经验公式，这就是回归分析。若相关是直线相关，且要找的经验公式是直线方程，则称为直线回归分析。直线回归分析是应用最广的一种，呈直线关系或能直线化的函数规律的资料都可进行直线回归分析。如血药浓度与药物剂量之间的关系可以进行相关性统计分析。如剂量选择适当，数据近似直线关系，可用各实测数据进行直线回归分析，写出回归方程式、回归系数及其显著性检验。

直线回归方程的通式是$y = a+bx$，其中y是由x推算的估计值（理论值），故标为y，a是回归线在y轴上的截距，b为回归系数即由x推算y的回归系数，即回归线的斜率，反映y随x变化的变化率。

如果不要求由x估算y或者先不考虑这个问题，而关心的是两个变量之间是否确有直线相关关系以及相关程度如何，此时可应用相关分析。相关程度的大小及相关方向可用相关系数r表示，其值为$-1 \leqslant r \leqslant 1$。$r$为正表示正相关，$r$为负表示负相关。

相关系数r与回归系数b的正负号一致，正值说明正比，负值说明反比，而且b或r与0的差异有否显著性可用t测验。

回归反映两变量间的依存关系，相关反映两变量间的互依关系。两者都是分析两个变量之间数量关系的统计方法，其实际的因果关系要依靠专业知识来判断，而不能对毫无关联的两个事物进行回归或相关分析。

第三节　医学文献信息检索

文献是记录知识和信息的一切载体，是知识的外在表现形式。文献记录的形式包括图形、符号、文字、音频、视频等，记录文献的载体则从古代的竹简、布匹等发展到后来的纸张、胶片和现代的电子载体。文献是人类获取知识和信息的重要途径，大大开阔了人类的视野，使人类可以超越时空限制去了解古今中外的知识和信息。同时，文献又可以使人类的知识和研究成果不受个体生命的限制而得以储存、积累和传播，因而极大地促进了人类社会科学和技术的不断发展。在医学科研的选题、研究设计、研究实施到论文撰写全过程中，需要查阅大量的相关文献，因此医学科研工作者必须掌握医学文献检索的基本知识和基本技能。

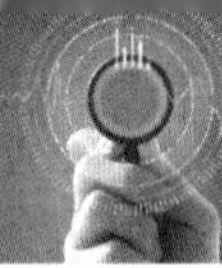

一、医学文献的分类和医学文献信息检索的意义

（一）医学文献的分类

医学文献就是医学领域有重要价值资料的记载，医学科研成果都是以文献形式加以记载并得到学术认可的。医学文献数量庞大，形式多种多样，内容丰富多彩。医学文献可以从多个不同的角度来进行分类。

1. 根据医学文献出版的形式分类

（1）医学图书：是指装订成册，文章结构上分章节系统叙述，内容一般为总结性的、经过重新组织过的出版物，属三次文献。除了文献主要信息外，图书还包括有图书名、作者、出版号、版次、出版地、出版社和出版年月等信息，这些信息也为文献检索提供了一些线索。图书出版周期较长，图书又包括教科书、专著、词典、医学百科全书和大型参考书等种类。

（2）医学期刊：期刊是连续、定期出版的文献，所含资料最多，是最重要的文献资料来源。期刊有固定刊名、统一版式和连续的年、卷、期次编号。不同期刊出版周期不等，按出版周期长短期刊可分周刊、旬刊、半月刊、月刊、双月刊、季刊、半年刊和年刊等。在国内，医学期刊出版周期以月刊、双月刊和季刊居多。期刊发表文献速度快，数量多，内容不断更新，能较及时地反映相关领域的科研进展和成果。

（3）特种文献：特种文献是出版形式比较特殊的文献的总称，内容广泛，种类繁多。

1）科技报告：也称为学术报告或研究报告。一般是对课题研究进展情况的总结记录，反映了某项课题研究的阶段性成果或最终的总结。

2）专利文献：专利是为了保护、促进技术进步和发明创造的一种法律制度，规定在一定期限内只允许专利人专营获利，而不允许他人抄袭仿造。专利文献的主体是专利说明书。

3）会议论文集：会议论文集是专题学术会议上报告和讨论的论文汇编。学术会议是科技交流的主要渠道，会议论文资料受到科研人员的高度重视。会议论文往往是近期研究的最新成果，一般都还未正式发表。

4）研究进展：研究进展是汇集某一学科在一段时期内研究进展和研究成果的综述性论文。

5）学位论文：学位论文是研究生在申请学位时撰写的硕士论文或博士论文，内容新颖，一般不出版发行。

2. 根据医学文献的内容性质和加工程度分类

（1）一次文献：一次文献是指科研人员以自己的研究成果为基础而撰写的原始文献。一次文献直接记录科研成果、报道新理论、新技术或新发明，如期刊上发表的科研论文、科技报告、学位论文、会议文献等。一次文献具有创造性、新颖性和先进性等特点。一次文献对科研工作具有重要的参考、借鉴和利用价值，文献检索的最终目的就是查找出所需的一次文献。

（2）二次文献：二次文献就是文献检索工具，通过将大量分散无序的一次文献进行加工、整理、组织并著录其文献特征，包括题名、作者、分类号、出处和摘要等，使之成为便于管理和查找一次文献的工具，如题录、目录、索引和文摘等。医学教育网整理的二次文献具有完整的系统性和很好的简明易操作性，能为医学科研人员提供各种文献线索，是进行医学文献检索的主要工具。

（3）三次文献：三次文献是指综述、述评、手册、指南、各类词典、年鉴和百科全书等，是在二次文献的基础上，对某一领域的一次文献进行系统的整理、分析、筛选、综合和提炼而编写成的文献。三次文献集中了某一领域大量的信息，对该领域的历史、现状和发展趋势都有较系统的介绍，查阅三次文献是获取知识信息的十分有效的途径。

从一次文献到二次文献、从二次文献到三次文献，是一个由分散到集中、由无序到有序的过程。一次文献是原始文献即检索的对象；二次文献是存储文献、报道文献和检索文献的工具，是查找原始文献的线索，但不能代替原始文献；三次文献是信息调研的结果，是经过集中和浓缩的文献。

此外，医学文献还可以从文献的文种、学科方向等许多方面来进行分类，这里不作介绍。

（二）医学文献信息检索的意义

现代医学科技发展迅猛，文献数量增长极快，而且医学相关专业期刊种类也日益增多，医学文献信息资源分布极为分散。广大医学相关人员在日常工作、学习和科研工作中，经常需要从医学文献信息的海洋中查找自己所需的文献资料。

医学文献信息检索是指根据学习、工作或课题研究的需要，利用检索工具在大量的文献集合中，按照一定的步骤、方法和途径迅速、准确而又无重大遗漏地查找所需医学文献资料的过程。医学文献信息检索不仅是从事医学研究、撰写医学论文或医学著作重要的基础性环节，也是医学工作者和医学科研人员的一项基本技能。

1. 在科研选题时，需要查阅文献资料　科学研究的本质特征是创新，科研人员在科研选题时通过查阅有关的文献信息，收集与课题研究有关的背景资料，以了解该课题是否具有创新性，是否有人做过相关方面的研究，还有哪些没有做过，从而避免重复性的无效研究，减少无意义的人力、物力和财力的浪费。同时，通过查阅文献资料了解他人在相关课题研究采用了什么方法和技术，目前研究进展如何，还有哪些问题有待进一步研究，从而寻找研究的突破口并确定研究课题。

2. 在研究设计时，需要查阅文献资料　查阅文献也是对过去相关研究进行总结的一个过程，通过借鉴他人研究的技术和方法，吸收他人的经验和教训，从而完善自己的研究思路并优化自己的设计方案，这样就有可能使自己的研究超越前人的水平并取得理想的研究成果。如果仅靠个人苦思冥想、闭门造车，研究就难有突破和提高。

3. 在研究实施过程中，需要查阅文献资料　通过查阅与课题研究有关的文献资料，及时掌握相关的研究动态和进展，并据此调整自己的研究方案，使研究人员在研究过程中尽量少走弯路、少犯错误。

4. 在总结研究成果、撰写研究论文时，需要查阅文献资料　科研人员在总结研究成果时，不仅要基于自己研究获得的具体数据，还要依据相关理论并借鉴他人的研究数据和研究成果。通过参阅大量的有关文献，掌握更多的有关背景资料，有利于对研究结果进行正确的解释、分析和总结，在此基础上撰写研究论文或报告，就能保证其具有严肃的科学性和较高的质量，从而体现自己研究成果的学术价值并被学术界所认可。

二、医学文献信息检索的步骤

医学文献检索是医学科研工作的一个重要组成部分，贯穿了医学科研的全过程。医学文献检索可分为以下几个基本步骤：

（一）分析研究课题，明确检索目的

分析研究课题是文献检索的一个重要步骤。根据检索是为了课题查新还是为了选定课题后的实验设计，在文献检索前首先需要分析所要研究的课题，了解该课题的性质、所属的学科专业范围，确定需检索的文献类型、要求的文种、年代和课题关键词等，以了解国内外该课题的研究现状、动态以及存在的问题等。

（二）选择检索工具，确定检索方法

根据研究课题的特点和检索目的，制定最佳的检索方法。由于不同的文献资料有其特定的检索工具，因而能否选择恰当的检索工具来进行检索就关系到文献检索的效率。选择检索工具时，一般要求检索工具收录的文献资料类型齐全、专业范围广、数量大、报道迅速而且文摘详细并附有各种索引等。为了提高文献的查全率，检索时既要选择专业性检索工具，也要结合综合性检索工具。

（三）选择检索途径，确定检索标识

确定选择检索工具和检索方法后，根据文献特征和检索工具提供的目录和索引，确定检索途径和检索标识。检索途径的确定取决于研究课题的要求和已掌握的情况。检索标识包括分类号、著者名、主题词等。必要时还可以借助其他的辅助检索途径，如专利索引、化学物质索引、登记号索引等。

（四）通过检索标识，查找文献资料

确定检索标识后，即可根据检索标识利用检索工具来查找文献的来源和出处。收入检索工具的并不是文献原文，而只是文献的摘要、篇名和著者名等线索。最后，根据这些文献线索即可查阅所需的文献原文。如果文献原文是发表在某期刊上，需根据发表期刊的年、卷、期和页码来查找原文。

三、医学文献信息检索的途径

根据研究课题的要求和所需查找文献的已知线索，医学文献信息检索的途径主要有以下几个：

（一）责任者途径

责任者途径是根据文献著译、编者的姓名来查找文献信息的途径，是外文检索工具中较为重要和惯用的途径。按著者姓名顺序排列，易于编排又便于检索。通过责任者途径检索文献信息时须注意文种不同和姓名排列方式的差异，如单姓、复姓、父母姓连写、本名、教名以及姓名中附加荣誉称号等。欧美人的姓名习惯名在前、姓在后，而目前使用的各种著者目录和著名索引则按姓在前名在后的方式以字序排列，因此在具体检索时应按姓在前名在后的顺序查找。

（二）题名途径

题名途径也称为书名途径，是指根据文献名称如书名、刊名等查找文献信息的途径。将文献题名按照字顺排列起来编成索引，其方法简单易行，易于查检。

（三）文献类型途径

文献信息检索工具收选的信息源多种多样，如期刊、图书、科技报告、专利、技术标准、政府出版物、会议记录等。为满足查询者不同的检索要求，如会议文献或专利文献的查找，不少检索工具也增设文献类型检索途径，如专利号索引、图书索引、会议索引、报告索引等，以满足不同类型检索用户的需求。

（四）分类途径

分类目录和分类索引是普遍使用的分类检索工具。其缺点是对较难分类的新兴学科和边缘学科来说，查找不便。查找时须首先了解学科体系分类表，再将概念变换为分类号，然后按分类号进行检索。由于将概念变换为分类号的过程中易出差错，所以也会导致漏检和误检。很多检索者希望在其熟悉的分类系统，通过学科概念的派生、隶属或平行等关系来进行检索，分类途径就能较好地满足这一要求。

（五）主题途径

主题途径是指根据表达文献主题内容的主题词及其派生出的关键词来查找文献信息的途径，其检索工具主要是主题目录和主题索引以及标题词索引、关键词索引、叙词索引等。主题途径检索的优点是用主题词作为标识，表达概念准确、灵活、专指度高，可使同一主题的文献集中，检索效率高；其缺点是缺少学科系统的整体性和层次性，难以达到很高的查全率。

四、医学文献信息检索的方法

根据检索文献的需要，可采用不同的检索方法。文献检索的方法一般可从文献的时间范围和检索的途径两个方面来进行分类。

（一）根据文献的时间范围进行检索

根据文献的时间范围进行检索可分为顺查法、倒查法和抽查法三种。

1. 顺查法　顺查法是以所查课题起始年代为起点，按时间顺序由远而近地查找。这种方法主要是要知道某一专题是何时开始研究，某一药品或方法在何年被发现或命名。从研究开始的年代查起，一年年或一卷卷地通过检索工具查找。顺查法的优点是查全率高，漏检、误检率低，缺点是费时、费力，工作量较大。

2. 倒查法　倒查法是一种由近及远的逆时间查找文献的方法。倒查法与顺查法相反，按照由新到旧、由近及远、由现在到过去逆时间顺序逐年查找。因此，倒查法多用于新开课题或有新内容的老课题，检索的重点为查找近期文献，因为近期文献不仅反映了现在的研究水平，而且一般都引用、论证和概述了早期的文献资料。这种方法主要用于收集最新资料。

3. 抽查法　抽查法是根据课题研究的需要，抓住该课题研究发展迅速、文献信息发表较多的年代，抽取一段时间如几年或十几年或一段时间内的几个点，进行逐年查找，直到满意为止。这种方法一般是在选定课题后，要制订计划，准备材料开始实验前采用的一种检索方法。

（二）根据检索的途径进行检索

根据文献检索的途径不同，医学文献信息检索主要分为以下四种方法：

1. 图书馆馆藏检索　即利用图书馆的馆藏进行文献检索，馆藏文献包括教材、专著、期刊等。馆藏文献检索可获得所需的文献全文，虽方便但较费时。

2. 检索工具书检索　利用检索工具书来进行文献检索，检索到的文献数量大、文献全而且速度较快。各种检索工具书的检索方法虽然不尽相同，但无论哪种工具书先了解一下其特点，再从主题、关键词、著者等途径入手，就都不难查找到所需的文献题录或摘要。究竟选用哪种检索工具书，则需根据研究方向、检索目的和熟悉的语种来优先选择。当检索到所需文献并找到文献原文后，可先阅读文献摘要以了解其梗概，若确是所需文献，就认真阅读全文，否则便舍弃。检索医学文献时，泛读与精读相结合，才能获得既有广度又有深度的所需信息。如今很多检索刊物均已建立了网络检索资料库系统，方便世界各地用户检索。世界上医学文献检索工具书有很多，下面介绍国内外几种常用的医学文献检索工具书。

（1）国内医学文献检索工具书

1）中文科技资料目录（医药卫生）：由中国医学科学院医学情报研究所编辑出版，月刊。收录的文献包括国内医学及医学相关的期刊、汇编和学术会议资料，以题录形式报道。是当前查找国内医学文献的主要检索工具，具有较高的权威性。

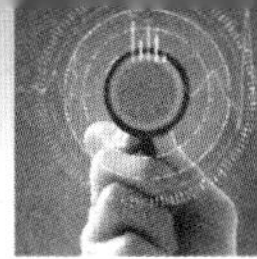

2）国外科技资料目录（医药卫生）：由中国医学科学院医学情报研究所编辑出版，月刊。是我国用中文出版的查找国外医学文献的大型专业检索工具，收录英、法、德、日、俄文医学期刊500余种。

3）中国医学文摘：由中国科技情报编译出版委员会批准出版的国内医学文献检索的系列刊物，包括内科学、外科学、肿瘤学、中医学、基础医学等18个分册，有月刊、双月刊、季刊。

4）国外医学：是以综述、译文、文摘三合一形式报道英、法、德、日、俄等文种医学专业的新动态、新技术、新进展的系列期刊，分44个不同分册，有月刊、双月刊、季刊。

5）中国药学文摘：是以中药为主的国内药学文摘的检索工具。由国家中医药管理局科学技术情报所和中药资料电脑检索中心编辑出版，双月刊。

（2）国外医学文献检索工具书

1）医学索引（Index Medicus，IM）：由美国国立医学图书馆编辑出版，是世界上最常用的综合性医学文献检索工具之一，月刊，每个出版年度累积索引。IM收录了世界上5 000多种医学期刊，每期摘录题目达数十万条，只录文题，不附文摘。每期及每年编排的顺序为医学综述题录、主题部分、著者部分。可从主题索引、著者索引途径检索所需文献。

2）科学引文索引（Science Citation Index，SCI）：是由美国科学资讯研究所于1960年推出的一部期刊文献检索工具，其出版形式包括印刷版和光盘版期刊以及联机数据库。截至2022年4月，SCI收录了数、理、化、农、林、医、生物、天文、地理、环境、材料以及工程技术等基础科学的各个研究领域的核心期刊9 618种，期刊来源于40多个国家50多个文种，其中主要有美国、英国、荷兰、德国、俄罗斯、法国、日本、加拿大等，也包括中国（含港澳台）的部分刊物。根据严格的选刊标准和评估程序，SCI收录的期刊每年有增有减，使SCI收录的文献能全面覆盖世界上各个领域包括医学最重要、最有影响力的研究成果。SCI以其独特的引证途径和综合全面的科学数据，通过统计大量的引文，然后计算出一个期刊或一篇论文在学科内的影响因子、被引频次、即时指数等量化指标，根据这些指标来对学术期刊和论文等进行排行。被引用频次越高，说明该论文在其研究的领域里产生的影响就越大、越被国际同行所重视、学术水平也就越高。

SCI与其他检索工具主要通过主题或分类途径检索的方式不同，它是通过独特的引文索引途径来进行检索，即通过既往文献被当前文献引用，来反映文献之间的相关性以及既往文献对当前文献的影响力。通过引文检索可查找研究课题既往和最近的相关学术文献并获取文献摘要，同时还可看到所引用参考文献的记录、被引用情况及相关文献的记录。

60多年来，SCI数据库不断发展，已成为当今世界最重要的大型数据库和国际公认的最具权威的科技文献检索工具，被列为国际六大著名检索系统之首。SCI不仅是一部重要的文献检索工具书，同时还是国际上最具权威的用于评价基础研究和应用基础研究成果的体系，是评价一个国家、一个科研机构、一所高等院校、一种期刊乃至一个科研人员学术水平的重要依据和指标。

3）医学文摘（Excerpta Medica，EM）：由荷兰医学文摘基金会编辑出版，是国际上使用最广泛的权威性的医学文献检索工具之一。现有48个分册，收录了3 500多种期刊。检索途径包括分类目录、主题索引、著者索引。

4）生物学文摘（Biological Abstracts，BA）：现由美国生物科学情报服务社编辑出版，是生命科学文献的全球性权威性检索工具，收录范围涉及生命科学的各个领域。BA可从主题关键词及著者索引检索，主题关键词索引分左、中、右三栏，关键词居中栏，主题上、下文分别排在关键词两侧，索引中的“/”为题目开头标志。另外，BA还有生物系统分类、生物属类（种类）和概念索引。

5）化学文摘（Chemical Abstracts，CA）：CA是由美国化学会化学文摘社编辑出版的文摘性刊物，是世界上医药、化学、化工方向文献检索的重要工具书。其中收录了生物医学文献期刊800多种，医学文献可通过主题及著者索引途径检索。医学文献以25个器官和组织的名称如心、肝等为标题，以疾病、紊乱、肿瘤、化学毒物、物理损害等为副标题，下设一级说明语如疾病名称和二级说明语如治疗处理等。CA也可用25个器官和组织以外的其他名称标题检索，或者直接以各种疾病症状的名称标题进行检索。

3. 文献引文检索　文献引文检索是以现有的与课题有关的文献资料末尾提供的参考文献目录为线索，即可查找到一些所需的相关文献，再根据这些文献末尾提供的参考文献来进一步查找更多的文献。如此这样，就可获得越来越多的所需文献，就像滚雪球越滚越大一样，因此这种方法也形象地称为滚雪球式检索法。文献引文检索法有助于收集相关领域重要的原始资料，也是初次从事科研工作者较常用的方法。

4. 计算机网络检索　随着计算机、通信和网络技术的飞速发展和广泛应用，如今计算机网络信息检索已成为人们获取各种文献信息包括医学文献信息最重要的方式。计算机网络检索具有速度快、效率高、查到的文献数据量大、内容新、范围广、操作简便、不受国家和地域限制等特点。

五、计算机网络检索

计算机网络信息检索系统主要包括计算机硬件、软件、数据库、通信线路和检索终端五个部分。通过互联网检索文献时，用户首先必须知道相关的信息网站和数据库及其类型和结构，再根据检索文献的需求来选择数据库。例如，要查找医学方面的文献，可以选择《中国生物医学光盘数据库》或《中文生物医学期刊数据库》，检索全文就可以选择使用中国知识基础工程全文数据库或重庆维普全文检索，外文文献可以通过检索系统来检索。

（一）国内外的主要医学信息网

1. 国内主要医学信息网

（1）中国生物医学文献数据库（www.imicams.ac.cn）：该数据库是中国医学科学院医学信息研究所开发创建的综合性医学文献数据库。收录了自1978年以来的1 600多种中国生物医学期刊，以及汇编、会议论文的文献题录，年增长量40余万篇，数据总量达350余万篇。学科范围涉及基础医学、临床医学、预防医学、药学、口腔医学、中医学及中药学等生物医学的各个领域。

（2）中文生物医学期刊数据库（CMCC，http://202.196.78.198:1011/cmcc/home.htm）：CMCC是解放军医学图书馆1994年创建的近期中文医学期刊文献数据库，是面向医院、高等院校、科研院所、图书情报、医药卫生和医药出版等单位的文献摘要数据库。收录中文生物医学期刊1 350余种，累积期刊文献（目录文摘）200万篇，年递增约30万篇，半月更新，一年24期光盘。其收录的文献量大，专业性强，信息新，查询途径广，更新及时，系统功能比较完备，用户界面友好，使用方便，是检索最新医学文献的重要工具。

2. 国外主要医学信息网

（1）Medline（www.ncbi.nlm.nih.gov）：由美国国立图书馆创建，是世界上使用最广泛的医学科技文献库，主要收录有关生物学和生命科学领域的文献，提供简单检索和高级检索。用户可用逻辑运算符等运算符进行组配检索，也可以在高级检索中定义检索题录、作者和文摘字段。收录的论文题目、摘要等均可免费下载，但文章全文则需支付一定的费用。Medline的网页很多，主要有：

http://www.biomednet.com

http://igm.nlm.nih.gov

http://www.medscape.com

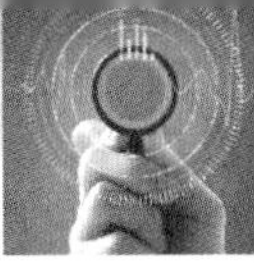

http://www.infotrieve.com

（2）美国科学信息情报研究所（ISI）：ISIWeb 是全球最大、覆盖学科最多的综合性学术信息资源网，收录了自然科学、工程技术、生物医学等各个研究领域最具影响力的 8 700 多种核心学术期刊。

（3）PharmInfonet（医药信息网）：网址 http://www.pharinfo.com，由美国 VirSCI 公司创建。该网通过 Internet 向医生和患者提供最新、可靠的医药信息，涵盖了医药信息的药品数据库、疾病数据库、医学专题综述、新药数据库、用药问答、医药市场、最新医药信息、安全用药指南、医药新闻组、医药信息网的主要电子出版物、医药信息服务等方面。

（二）医学文献搜索引擎

互联网上信息浩瀚如海，要在数量巨大、日新月异、相当分散的互联网，既要专指性好又要查全率高地查获所需医学文献和各种信息是相当困难的，仅靠一些网址是远远不够的，这就需要利用一些医学专业搜索引擎和通用搜索引擎来进行查找。搜索引擎是指根据一定的策略、运用特定的计算机程序搜集互联网上的信息并对信息进行组织和处理后，为用户提供检索服务的系统。

1. 主要的医学专业搜索引擎

1）PubMed：http: //www.ncbi.nlm.nih.gov/

2）Medical Matrix：http: //www.medmatrix.org/

3）Medscape：http: //www.medscape.com/

4）Medical World Search：http: //www.mwsearch.com/

5）Health Web：http: //www. healthweb.com/org/

6）HONcode：http: //www. hon.cn/HONcode/index_t.html

7）中国健康网：http: //www. healthoo.com/

8）中国医药网：http: //www. pharmnet.com.cn/

2. 通用网络搜索引擎　通用网络搜索引擎是不分专业的搜索引擎，可以检索各种不同类型的信息，人们在日常生活中也经常用到。通用网络搜索引擎一般可提供关键词搜索和主题搜索。国外主要的通用搜索引擎有 Google、Yahoo、Alta Vista、Excite 等，国内常用的中文搜索引擎主要有百度搜索、搜狐搜索、雅虎中国等。

（三）常用基础医学信息检索的代表性数据库

常用基础医学信息检索的代表性数据库包括基因、核酸、蛋白质的检索数据库，以及蛋白质序列、结构和相互作用分析数据库等。

1. 基因检索数据库

（1）GenomeNCBI（National Center for Biotechnology Information）：NCBI 基因组数据库由美国国家生物技术信息中心建立，集文献检索及多种生物信息数据库于一体。Genome 数据库收录了数千种基因组信息。利用 Genome 数据库检索时，在检索框中输入要查询的基因名称，选择相应物种，即可显示该物种中目的基因的完整信息，包括：①基因名称和功能简介；②基因在不同组织中的表达水平；③基因转录本和转录产物；④基因组位置和结构；⑤相互作用蛋白质；⑥基因表型和基因突变情况；⑦相关参考文献；⑧参与的信号通路；⑨参考序列；⑩通用基因信息和蛋白质信息。

（2）Genecards（https://www.genecards.org）：是一个综合性数据库，整合了 125 个网络来源的基因信息，涵盖了基因组、转录组、蛋白质组以及一些临床功能信息。

（3）cBioPortal（http://www.cbioportal.org）：肿瘤基因组学数据库，涵盖了 233 个肿瘤基因组数据内

容，包括 TCGA 和 MSKCC 等大型肿瘤研究项目。检索时，在“Select Studies”选择特定的肿瘤类型，“Enter Genes”输入基因名称，即可显示该基因在这一肿瘤中表达、扩增、突变和缺失情况以及与存活率的关系。

（4）CCLE（Cancer Cell Line Encyclopedia，https://portals.broadinstitute.org/ccle）：肿瘤细胞系数据库，目前收录了 1 457 种细胞系，涵盖 84 434 个基因。可以检索某个基因在细胞系中的表达水平。

2. 核酸检索数据库

国际核酸序列联合数据库中心（International Nucleotide Sequence Database Collaboration，INSDC）：由 NCBI 核酸序列数据库 Genbank、欧洲分子生物学实验室（European Molecular Biology Laboratory，EMBL）和日本核酸数据库（DNA Data Bank of Japan，DDBJ）组成，是目前规模最大、信息最全面的核酸数据库。Genbank、EMBL 和 DDBJ 收录了所有已知的核酸信息，三个成员间每天都会通过互联网互相交换新建立或新搜索到的序列信息，并确保每条序列只收录一次，从而保证了信息的去冗余和完整性。

3. 蛋白质检索数据库

UniProt（Universal Protein Resources，http://www.uniprot.org）：是信息量最大、资源最丰富的蛋白质数据库，由 PIR、SWISS-PROT 和 TrEMBL 三个蛋白质数据库联合组建而成。PIR 数据库于 1984 年由美国生物医学基因会（National Biomedical Research Foundation，NBRF）建立，该数据库存储的信息按蛋白质家族进行分类，信息包含了蛋白质的序列、位点功能区域和翻译后修饰等，可通过输入关键词进行文本检索、通过序列比对进行相似性搜索及多种信息的高级搜索。SWISS-PROT 于 1986 年由 Geneva 大学和欧洲生物信息学研究所 EBI 联合建立。SWISS-PROT 将数据整理到冗余程度最低，数据分为核心部分和注释部分。核心部分包括蛋白质序列、分类、参考文献等，注释信息包括蛋白质功能域、修饰位点、空间结构等。TrEMBL 数据库中的蛋白质序列是根据核酸数据库的编码序列，经计算机注释、翻译而来的，是对 PIR 和 SWISS-PROT 数据库信息的补充。PIR 和 SWISS-PROT 数据库都与其他多种生物信息学数据库建立了交联关系，可进行交叉索引，快速得到综合信息。通过 UniProt 数据库，研究人员能够免费获得综合全面高质量的蛋白质序列和功能信息。

4. 蛋白质结构分析数据库

（1）蛋白质结构数据库（Protein Data Bank，PDB）：始建于 1971 年美国 Brookhaven 国家实验室，后移交结构生物学合作研究协会管理。PDB 收集的是经 X 射线单晶体衍射、磁共振和电子衍射等技术手段而获取的包括蛋白质、核酸、多糖等生物大分子在内的 2.5 维结构信息。该数据库以蛋白质信息为主，也包含部分蛋白质和核酸的复合物、核酸及小部分的多糖结构信息。

（2）SCOP（Structural Classification of Proteins）：SCOP 是对原始数据库中的蛋白质结构信息基于不同的层次进行分类整理，按照折叠、家族、超家族等分类标准，详述了蛋白质结构之间的关系。折叠是由 α 螺旋、β 折叠形成的空间结构关系，家族代表了相近的进化关系，超家族则是代表远源的进化关系。

（3）分子模型数据库（Molecular Modeling Database，MMDB）：MMDB（http://www.ncbi.nlm.nih.gov/Structure/MMDB/mmdb.shtml）属于 NCBI 查询系统，是 PDB 的一部分，内容包含了经实验验证过的生物大分子的结构数据。MMDB 对每一个生物大分子有详细的信息注释，包括蛋白质进化史、蛋白质功能、机制及分子间的信息，还有结构分析和比较工具。

5. 蛋白质相互作用分析数据库

（1）BioGRID（Biological General Repository for Interaction Datasets）：BioGRID（https://thebiogrid.org/）是集合了来自酵母、线虫、果蝇和人等多物种的蛋白质、遗传物质和化学相互作用的综合性开放

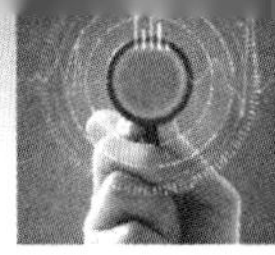

性的数据库。除了蛋白质间的相互作用，BioGRID 还能够预测影响蛋白质的药物。

（2）MINT（Molecular Interaction Database）：MINT 存储的是经文献报道、实验证实的生物分子间的相互作用，主要是哺乳动物中表达的蛋白质间的物理性相互作用，也包含了部分果蝇、酵母和病毒蛋白质的相互作用信息。

（3）STRING（Search Tool for the Retrieval of Interacting Genes/Proteins）：STRING（https://string-db.org）数据库是检索已知蛋白质之间和预测蛋白质之间相互作用网络的数据库系统，包括了蛋白质间通过化学键形成的直接相互作用和间接非结合的功能性的相互作用。

（4）BIND（Biomolecular Interaction Network Database）：BIND 覆盖面较广，收录了经验证过的蛋白质之间及蛋白质与 DNA、RNA、脂质和多糖间的相互作用。BIND 数据库涵盖了线虫、酵母、果蝇和人等多物种的蛋白质相互作用网络。信息的复杂多样也导致了 BIND 数据库信息的重复冗余，并且更新缓慢。

（5）DIP（Database of Interacting Proteins）：DIP（https://dip.doembi.ucla.edu/ dip/Main.cgi）收录了实验验证过的相互作用蛋白质，可靠性高。

（6）HPRD（Human Protein Reference Database）：HPRD（http://www.hprd.org）是只收录人源蛋白质相互作用信息的数据库。HPRD 是一个综合性数据库，对已出版文献的相关信息进行分析整理，包含蛋白质的修饰、亚细胞定位、蛋白质相互作用及蛋白质与疾病的关联等信息。

第四节　医学科研论文的撰写

科研论文是指在研究工作完成后，对研究工作所作的书面总结。科研论文既是科研成果的载体和科研人员辛勤劳动的结晶，也是科研人员汇报研究成果、进行学术交流的主要形式，其质量也反映了研究人员的科研水平和写作水平。在科研论文中，科研水平与写作水平是内容与形式的依存关系。科学研究的价值体现在其科学性、创新性、先进性和实用性，一项没有价值的研究也就失去了论文撰写的基础。同时，写作技巧和水平又是影响科研论文质量的重要因素，如何撰写有较高质量的科研论文也是医学科研人员的一项基本功。

一、医学科研论文撰写的基本要求

科研论文应系统、规范地反映科研人员从发现问题、分析问题到解决问题和总结问题的全过程。撰写一篇高质量的医学科研论文，既要体现科学研究本身的科学性、创新性等基本特性，同时又要具备一定的写作技巧性和灵活性。

（一）科学性

科学性是科研论文的立命之本。论文的科学性关键在于研究的科学性，研究的科学性包括科学的实验设计方案、科学的实验方法、真实可靠的实验数据、合理的统计分析以及实验结果的可重复性等诸多方面。科研论文的科学性就是要求在论文撰写时要保持严肃认真的科学态度，做到实事求是，客观真实地记录科研工作的各个环节和数据，对实验数据要从客观实际出发，运用科学的方法进行整理、分析和归纳，做到立论客观，论据充分，论证严谨，从而得出能够经得起验证的科学结论。撰写科研论文时不能为了达到所谓“预期目的”而凭空想象、歪曲事实，捏造数据、篡改数据，或者像文学作品那样带有虚拟和夸张的成分。

（二）创新性

医学科研论文的创新性是指论文要有新意，也就是说科研论文要具体反映科研工作在选题、研究方法、技术手段和研究成果等方面的创新。科研论文创新性的基础是科学研究本身的创新性，尤其是科研选题的创新性。科研选题时不能完全重复他人已作过的研究，而应在自己或他人已有研究的基础上，提出新的问题或假说，从而选定新的研究课题。在此基础上，力争改进、优化现有的研究方案甚至设计出一个全新的研究方案，或者应用新的技术和设备来进行研究，这样就可能使研究有新的发现、得出新的结论，或者发明新的技术和产品，最终实现研究成果的创新。当然，创新性并不是说科研论文的全部内容都是新的，而只要是在某一方面有所创新、有所发现就可以算是创造性。创新性是衡量科学研究以及科研论文价值的根本标准。

（三）逻辑性

医学科研论文的逻辑性，是指在撰写医学科研论文时要运用逻辑思维的方法来正确处理上下文之间的逻辑关系，使得研究过程和实验数据能够充分证明研究结论。科研论文的逻辑性具体表现在论文撰写时，需要做到论文概念明确、层次清晰、结构完整、论点鲜明、论据充分、前后呼应，思路清晰、论证严谨、实验数据能够充分支撑研究结论，从而使科研论文能够客观真实地反映研究课题所揭示的科学本质和规律，做到透过现象看本质。这样，科研论文就会顺理成章地成为一个科学、严谨的有机整体，而非实验数据简单而松散的罗列。

（四）价值性

科研论文的价值性是指论文应该具有一定的理论或应用价值。对基础医学科研论文来说，其价值就体现在能够运用一定的研究方法和实验技术并取得一定的研究成果，从而对医学理论的发展产生一定的促进作用或对医学临床具有一定的启迪、指导意义。而对临床医学科研论文来说，其价值则主要体现在其成果具有一定的临床应用价值、技术价值。倘若不具有任何价值，论文也就失去了撰写的意义，即使写出来了也不可能得到学术认可和发表，实际上也不能称之为科研论文了。

（五）规范性

科研论文的规范性一是指论文中的语言结构和表达应符合国家的规范标准，能够简洁、清晰而准确地描述研究的方法和结果以及论文所要表达的观点。医学科研论文的规范性要求尽量使用较少的文字和篇幅而又能承载较多的科研信息，从而形象、清晰、直观、准确地描述医学科研中各种因素之间的相互关系，揭示生命活动的机制和本质规律以及疾病发生、发展和转归的规律；医学科研论文的规范性二是指其撰写有规范化的格式要求，包括题名、摘要、关键词、前言、材料和方法、结果、讨论和参考文献等要素的写作和排序都要符合一定的规则和要求。医学科研论文只有按照其规则规范化写作，才能使论文条理清晰、简洁明了而又重点突出。写作规范化是对医学科研论文起码的要求，也是促进医学信息交流的需要。

二、医学科研论文的结构与撰写

科研论文的撰写有一定的规范性格式要求。医学科研论文的内容结构可分为前置、主体和附录三大部分。前置部分包括题名、作者、摘要、关键词；主体部分包括前言、方法、结果、讨论和结论；附录部分包括致谢、参考文献以及与研究课题有关的其他一些说明。

（一）题名

题名也称为文题、题目、标题或篇名。题名是论文的总纲目，力求叙述精炼简洁、鲜明而又具体、

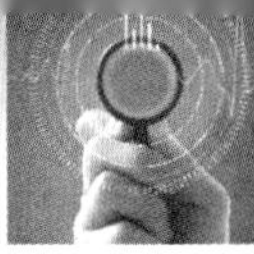

逻辑性强，尽量能用最少的文字来概括论文的核心内容。题名内涵要展现论文的主要内容、主要观点和方法，准确恰当地将所要研究的目的、范围和深度以及某些因素之间的关系生动地表达出来。

撰写一篇医学科研论文，拟定题名颇为重要。拟定题名时，要注意以下事项：

（1）题名用直叙语气，不使用主、谓、宾结构的完整语句，不带标点符号。

（2）题名用词尽量为规范性、专业性词汇，有助于选定主题词和编制题录、索引等。药品不用商品名称而用化学全名。

（3）中文文题一般不设副标题。

（4）忌字数过多，让人不得要领。中文题名一般以不超过 25 个汉字为宜。

（5）忌题名太大、名不副实、文不对题。

（二）作者署名

作者是对研究课题选题、论证、文献查阅、方案设计、实验操作、资料整理和总结以及论文撰写等全过程负责的人。作者署名及其工作单位列于题名之下，表明文责自负，所在单位和作者拥有著作权，根据参与研究时所承担工作的重要程度和贡献大小而不是根据职位来排列作者名次。科研论文应该署作者真实姓名和真实的工作单位。如果作者来自不同单位，在作者名后标记“*”并在第一页的页脚注明其单位名称，有的期刊还要求附第一作者简历。作者署名应该实事求是，没有实质参与课题研究的人不能署名为作者，切忌为了提高论文“知名度”而将无关的专家、名人署名为作者。

（三）摘要

论文摘要就是通过简短的文字将研究目的、方法、结果和结论四个要素介绍清楚，是对论文高度概括而提炼出来的要点，其作用是使读者能快速地获知论文的主要信息。为了促进国际交流的需要，有些医学期刊还要求提供一份内容相同的英文摘要。书写摘要时，目的和方法要力求精练简洁，重点是结果和结论。中文摘要一般不超过 300 个汉字，英文摘要字数可适当多些。摘要不分段落，不列图表，不引用文献，只介绍研究的基本方法、主要结果和关键数据，结论客观准确，不加注释和讨论。

（四）关键词

关键词是从论文题名和正文中提取出的最能代表论文核心内容的几个名词或词组。关键词一般要求是规范化的专业名词即主题词，医学科研论文主题词可参照《汉语主题词表》和全国自然科学名词审定委员会公布的《医学名词》来确定。每篇论文一般选 3 ~ 5 个关键词，多者 8 ~ 10 个。关键词在摘要之后另起一行，注明关键词。关键词是文献检索的重要标识，有利于读者搜索相关研究领域的文献资料。

（五）引言

引言又称为前言、序言，是论文开头的一段短文。引言属于整篇论文的引论部分，起到引入正文的作用。医学科研论文的引言需介绍研究课题的由来，有关重要文献的简述，研究的目的和范围，研究的意义以及与本课题有关的国内外进展等。引言不等于摘要，内容不能与摘要雷同。引言字数一般不超过 300 个，在引言部分前面不必标注“引言”或“前言”字样。医学科研论文的前言必须开门见山、简要、清楚，内容不涉及本课题中的数据和理论。

（六）正文

正文是科研论文的核心部分，是科研论文中最重要的内容，也是论文学术性和创造性的集中体现。正文包括材料与方法、结果、讨论和结论等内容。

1. 材料与方法　材料与方法也称为对象与方法，在临床医学研究则称为临床资料与方法，是科学研究的基础。科学研究中，研究材料与方法要根据研究设计的要求来选择。正确选择研究材料和方法，是确保研究科学性和结果准确性的基础。

材料与方法部分的撰写内容包括实验对象、实验仪器、耗材、实验方法和统计学方法等。如人或动物样本的数目、性别、年龄、身长、体重等一般情况；生物的种属、历史或繁殖代数、遗传特征、健康状况；分组情况，须注意随机化原则，避免有意识或无意识地选择样本；膳食或饲料的构成和配制方法；仪器或药品的生产厂家、型号或批号；试剂的浓度、酸度；研究环境如季节、温度、湿度等。实验方法可根据实验的实际情况进行归纳，包括描述麻醉方法、手术操作、药物或刺激的给予、所要观察的项目等；数据记录方式、资料和结果的收集整理；统计学方法的选择及其依据；在操作过程中应当注意的事项。

2. 结果　结果是论文的核心，是论证的主要依据。结果不是原始记录数据的简单堆积，而是将原始实验数据科学地组织起来，再经过统计学处理后所得到的信息。结果应按照材料与方法的顺序分层次、有逻辑地归纳，结果要与材料与方法相对应。对实验观察结果只作描述，不加任何分析、议论、评价和推论。

结果的表达方式有 3 种，即文字叙述、列表和制图。医学研究中所有必要的实验数据、典型病例、观察结果等都要通过文字叙述结合统计表、曲线图或照片等形式而表述出来。结果中的数据要进行有效的处理，有效数字的保留位数应一致。论著中的数据要经过统计学处理，对均数和率应进行显著性检验，否则易于造成假象。科研论文里的结果表格要求采用三线表，表序和表题列于表的上方，表中如有共同的计量单位应单独列于表头的右上方，如有特殊说明需加以注释，表中数值一律用阿拉伯数字。图是一种形象化的科技语言，它可直观地表达研究成果，显示变化的特殊性和规律性。

3. 讨论　讨论是针对研究结果从理论上进行分析解释，阐明作者的发现，提出作者的观点，概括出作者的结论，并对研究结论进行推论、评价和预测其意义。讨论应围绕论文的主题思想来进行，对实验结果进行科学的分析推理，得出符合逻辑的验证假说或推翻假说的科学结论。讨论应重点阐明研究的新发现和新启示。讨论是医学科研论文的重要组成部分，讨论的内容主要包括：

（1）对实验结果进行归纳总结、理论分析、解释其机制，阐明作者的观点。

（2）比较实验结果与相关文献的一致或不一致之处，评估自己实验条件的可靠性和研究结果的正确性，解释其因果关系。

（3）与国内外相关研究进展情况进行比较，实事求是地提出该研究成果有何理论意义或应用价值。

（4）对在研究过程中得到的与预期结果不相符的结果，分析其可能的原因。

（5）对研究中未能解决或不够完善之处，提出进一步研究的方向、展望、建议和设想等。

4. 结论　结论也称为总结或小结。有些论文没有结论一栏，而是通过每一段讨论内容的最后几句话体现出来。结论是对科研工作主要内容和结果的概括，将实验结果和讨论分析后的认识以简明的形式表达出来。结论要简明扼要，观点明确。科研论文的结论要与实验结果的实际相符合，允许存疑和不肯定，但杜绝盲目的推论和毫无根据的主观臆测。

（七）致谢

致谢内容一般分为两方面，一是对研究过程中给予技术指导和帮助、提供实验材料或设备、在实验设计和结果分析、论文撰写过程中提供咨询建议的个人致谢。二是对为课题研究提供基金资助的机构致谢。一般对人致谢在前，对基金机构致谢在后。需注意的是，当对个人致谢时，应先征得被致谢人的同意，有些刊物还要求作者提供被致谢人同意的书面材料。致谢一般放在论文结尾、参考文献

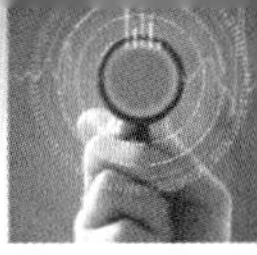

之前。

（八）参考文献

参考文献部分是指在科研论文中最后列出的在论文中被引用的文献的目录。参考文献是医学科研论文中一个必不可少的组成部分，有三个方面的意义，一是体现课题研究的科学性和严谨性，提高了论文的可信度；二是表示对他人研究成果和知识产权的尊重；三是向读者提供进一步研究的线索。

参考文献目录按照论文中引用的先后顺序排序。文献序号必须在正文中适当位置标记，通常用数字加方括号形式放在相应句子末尾的右上角。参考文献的序号必须与正文中的标记序号一致。当论文作者不超过 3 位时，全部著录；超过 3 位时，只著录前 3 位，后面加"等"。参考文献的著录有国家标准做出规定，但不同刊物对参考文献的书写要求在细节方面有所不同，对引用期刊文献和引用图书文献时参考文献书写的格式一般为：

期刊文献：[文献序号] 作者 . 题名 . 刊名 . 年份，卷（期）：起 – 止页码。

图书文献：[文献序号] 作者 . 书名 . 版次 . 出版地：出版者，出版年：起 – 止页码。

三、科研论文撰写的技巧

撰写一篇高质量的科研论文，研究本身的科学性、创新性和研究成果的价值是其前提和基础。没有高水平高质量的科研工作，那就是巧妇难为无米之炊，即使拥有再高的写作技巧也是空谈。在高水平高质量高价值科研工作的基础上，再加上好的写作技巧，那么天下就没有写不好的科研论文。科研论文撰写的技巧主要表现在以下几个方面：

1. 题名简洁，题文相符　论文题名是对论文主旨内容的高度概括，浓缩了科研过程的基本方法和核心工作。论文的行文、数据分析、演绎推理等均应紧密围绕论文题名来进行，切实做到题文相符。论文题名应该简洁明了、主题鲜明，使读者从题名中就能感知论文的主旨与核心。题名与论文相呼应，论文由题名而展开，切忌文不对题，牛头不对马嘴。此外，题名过长、过大、过小、过旧以及语言表达不规范、逻辑不通都是论文题名之大忌。题名过长就是题名超过 25 甚至 30 个字；题名过大就是帽子太大头太小，头重脚轻，大题小做，如"基因与恶性肿瘤的相关性研究"就是典型的大题小做；相反，题名过小就是题名没有充分反映论文的主旨内容，小题大做；题名过旧就是重复既往已有的论文题目。

2. 数据资料，翔实可靠　充分、翔实、可靠的经过统计学处理后的实验数据和来源准确的文献数据是科研论文论证推理的根本依据。对实验原始数据不作统计学处理，或只选择性地记录对论证有利的阳性结果而有意去掉阴性结果，或篡改原始数据甚至捏造数据，都是缺乏严谨的科学态度的表现，这样的所谓数据就毫无可信度。同时，论文中引用的文献数据资料必须来源准确清楚，不能使用"有人统计"、"据国外文献报道"等没有确切来源的模糊话语，这样的所谓数据多半是作者主观臆想、凭空捏造的数据。事实胜于雄辩，在论文论证过程中，必须做到有理有据，证据确凿充分。若论文数据资料本身不翔实、不充分或缺乏可信度，撰写出来的论文必然就会缺乏可信度。

3. 结构严谨，逻辑性强　在论文撰写过程中，做到材料与方法、结果、讨论依次展开，结构严谨，思路明确，条理清晰，有理有据，符合逻辑，科学推理。这样层层递进，一篇高质量的科研论文也就浑然天成。高质量的科研论文必定是一个结构严谨，逻辑性强的科学有机整体，而不是结构松散、简单罗列文字的一盘散沙。若文章逻辑混乱、条理不清，是不可能通过评审并发表的。

4. 行文流畅，格式合规　任何科研论文都是科学严谨的学术成就，除行文流畅、表达严谨、符合国家语言规范的基本要求外，都还有其特定的写作格式要求，医学科研论文更是如此。论文各个内容部分和分段编排、图表形式内容及其中英文标题、字母、数学符号、单位、公式、文献引用等都要通盘考虑，力求规范，符合投稿期刊的要求。如果论文语言表达都不过关，颠三倒四，词不达意，而且格式错乱，不符要求，即使有再好的研究内容，审稿人也是一头雾水，摸不着头脑，当然论文也就投稿无门，难以发表。

5. 图表规范，与文相符　图表能充分展现语句所不能表达的直观效果，因此在医学科研论文中经常需要使用各种图、表来记录数据，帮助推理，提升论文的质量。论文中图表必须制作规范、简洁美观，并与行文紧密结合。图表制作时需注意图表类型、数值和单位是否能生动、形象、直观地表达其含义，以及图表的标识、字体、字号、清晰度、比例尺、标题和排版等是否规范、符合要求。如果图表制作粗劣、含义不清，不能与论文内容有机结合，论文质量就会大打折扣。

6. 参考文献，信息齐全　参考文献是作者在论文中最容易大意出错的地方。不同期刊对科研论文参考文献的格式要求不尽相同。作者在投稿前，需认真研读拟投稿期刊的最新刊文或其征稿要求，熟知其对参考文献的格式要求，再来仔细检查文中参考文献的标注和目录信息是否齐全、格式是否符合要求。

7. 通读全文，反复修改　论文完稿后，作者需认真通读全文，反复修改，作自己论文的第一个读者和评审人。全面审视文中是否存在学术性错误、逻辑性错误以及语句不通、用词不当、错字别字、标点符号使用不正确、分段不合理、图表制作和排版不符要求、参考文献不对应不规范等问题。每次阅读总会感觉还有不如意之处，再做修改。如此反复阅读、修改，精雕细琢，再让课题组其他人员阅读，提出意见和建议，必要时还可请同行专家或高手帮忙审阅和把关。

第五章　生理学基础性实验

第一节　坐骨神经－腓肠肌标本的制备

【实验目的】

1. 学习捣毁蛙类脑和脊髓的方法。

2. 学习蛙类坐骨神经－腓肠肌标本的制备方法，为相关的机能学实验提供标本。

【实验原理】

蛙和蟾蜍为两栖类动物，其一些基本的生命活动和功能与哺乳类动物相似。蛙和蟾蜍的离体器官组织对实验条件的要求较为简单，易于掌控。在机能学实验中，常用蛙或蟾蜍的坐骨神经－腓肠肌标本来观察神经肌肉的兴奋性、刺激与反应的规律以及肌肉收缩的特点等。

【实验对象】

蟾蜍或青蛙。

【实验器材与药品】

蛙类手术器械 1 套，包括粗剪刀、组织剪、眼科剪、圆头镊、眼科镊、金属探针、玻璃分针、蛙钉、蛙板等，烧杯，培养皿，滴管，手术丝线，棉花，锌铜弓；任氏液。

【实验步骤和方法】

1. 破坏脑和脊髓　取健康蟾蜍或蛙 1 只，用水冲洗干净。左手握住蟾蜍，用拇指按压背部，食指按压头部前端，使头前俯。右手持金属探针由头部前端沿正中线向尾端触划，当触划到凹陷处即枕骨大孔所在部位时，将金属探针垂直刺入枕骨大孔，然后折向前刺入颅腔并左右搅动，充分捣毁脑组织。再将金属探针回抽到进针处，折向后刺入椎管，反复搅动捣毁脊髓。如动物呼吸消失，四肢松软，表明脑和脊髓已完全被破坏，否则需按上述方法再行捣毁（图 5–1）。

2. 剪去躯干上部及内脏　左手捏住蟾蜍脊柱，右手持粗剪刀在骶髂关节水平以上 0.5 ~ 1cm 处剪断脊柱，再沿脊柱两侧剪开腹壁，使躯干上部与内脏自然下垂，剪去躯干上部与所有内脏，留下双侧后肢、骶骨、部分脊柱及紧贴于脊柱两侧的坐骨神经（图 5–2）。

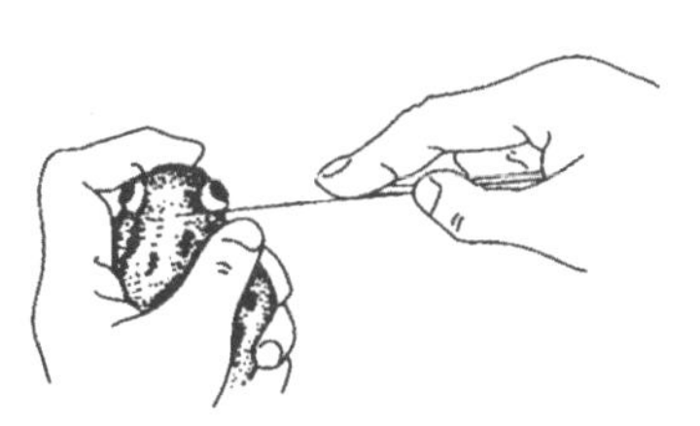

图 5–1　破坏蟾蜍脑和脊髓

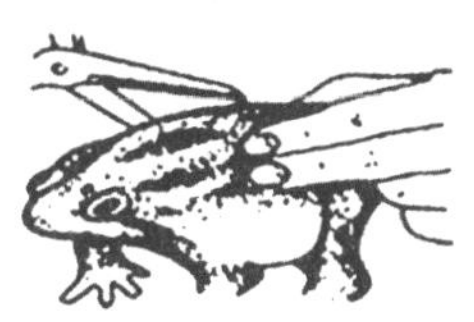

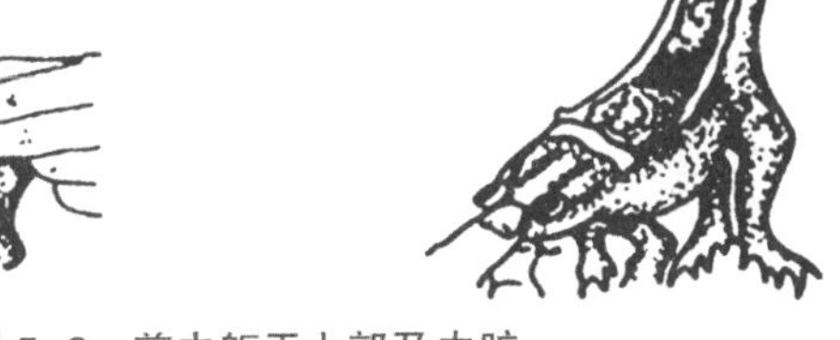

图 5–2　剪去躯干上部及内脏

3. 剥皮及分离下肢　左手用圆头镊夹住脊柱断端，注意不要压迫脊神经，右手捏住断端边缘皮肤，用力向下牵拉，剥掉后肢全部皮肤（图 5–3）。用任氏液冲洗下肢标本，然后用粗剪刀将脊柱和耻骨联合沿正中线剪开，分离两侧下肢。将双侧下肢标本置于盛有任氏液的烧杯内浸泡备用。将手和用过的器械用清水洗净。

4. 游离坐骨神经　取一侧下肢标本腹侧朝上置于蛙板上，用蛙钉固定。用玻璃分针沿脊柱旁游离坐骨神经，并靠近脊柱处穿线，结扎并剪断。轻轻提起结扎线，用眼科剪剪去周围的结缔组织及神经分支。再将标本背面朝上放置固定，将梨状肌及周围的结缔组织剪去。在股二头肌及半膜肌之间的缝隙间（即坐骨神经沟）找出坐骨神经大腿段，用玻璃分针仔细游离坐骨神经一直到腘窝，并剪断其所有分支（图 5–4）。

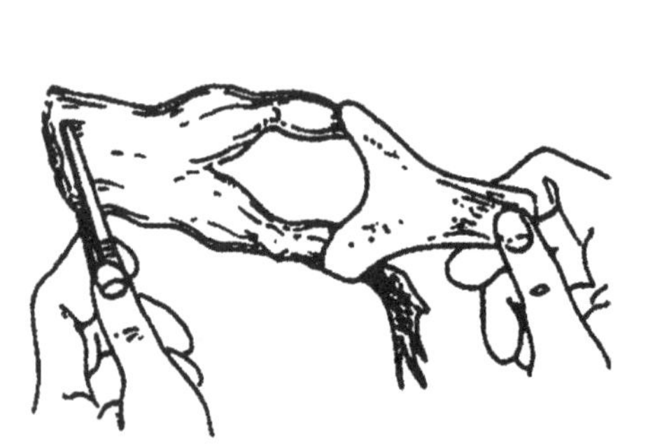

图 5–3　剥离后肢皮肤

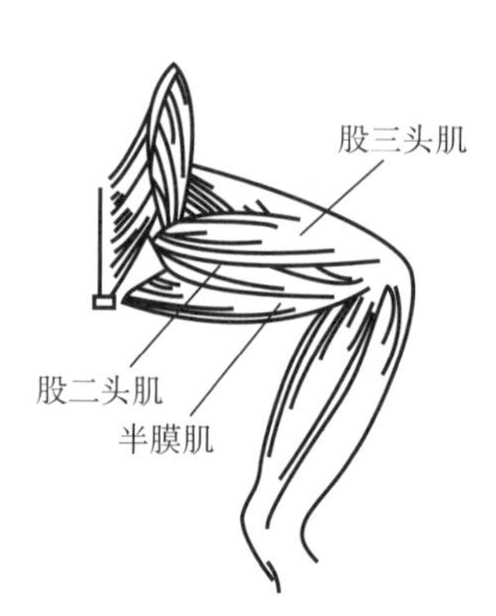

图 5–4　游离坐骨神经

5. 游离腓肠肌，制备坐骨神经 – 腓肠肌标本　将游离干净的坐骨神经轻轻搭在腓肠肌上，在膝关节周围剪去全部大腿肌肉，用剪刀将股骨刮干净，在股骨中段剪断股骨。再在腓肠肌跟腱处用镊子穿线并结扎，在结扎处远端剪断跟腱。轻提结扎线，将腓肠肌游离至膝关节处，然后将膝关节以下的小腿其余部分剪去。这样，坐骨神经 – 腓肠肌标本就制备完成了（图 5–5）。

6. 检查标本的兴奋性　用浸有任氏液的锌铜弓轻轻触及坐骨神经，如腓肠肌发生迅速而明显的收缩，则表明标本的兴奋性良好。将标本置于盛有任氏液的培养皿中待其兴奋性稳定后备用。

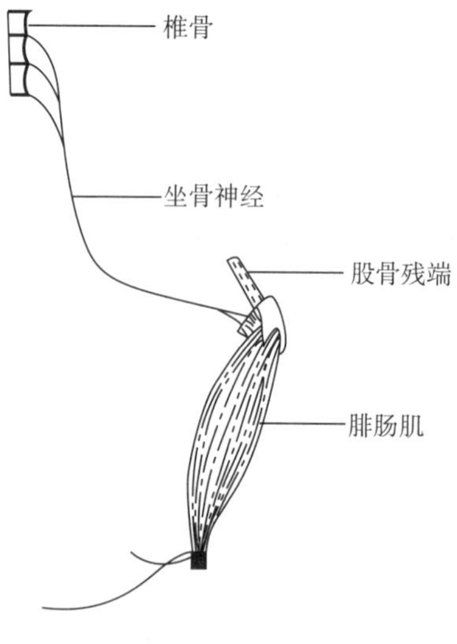

图 5–5　坐骨神经 – 腓肠肌标本

【注意事项】

1. 穿刺脑和脊髓时，不要将蟾蜍的背部对着自己和别人的面部，防止蟾酥溅入眼内。如果蟾酥溅入眼内，应及时用生理盐水清洗。

2. 操作过程中，勿污染、挤压、损伤、过度牵拉神经和肌肉标本。

3. 操作过程中，需经常给标本滴加任氏液，防治表面干燥，以保持标本的正常兴奋性。

【思考题】

1. 为什么要经常给标本滴加任氏液？

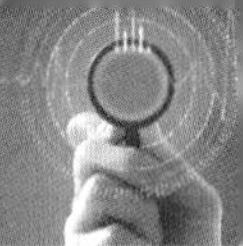

2. 用锌铜弓检测坐骨神经 - 腓肠肌标本兴奋性的原理是什么？

3. 你制备的坐骨神经 - 腓肠肌标本的兴奋性如何？你有哪些操作体会？

第二节　神经干动作电位的引导

【实验目的】

1. 学习神经干复合动作电位的引导方法。

2. 观察神经干复合动作电位的基本波形，了解其产生的原理。

【实验原理】

动作电位是可兴奋组织兴奋的标志。神经干动作电位为许多神经纤维动作电位的总和即复合动作电位，其记录采用细胞外记录方法，即将两个引导电极放置于神经干表面的两点，记录神经干动作电位产生和传导过程中两点之间的电位差。在静息状态下两个电极之间的电位相等，当神经干一端受到刺激发生兴奋时，兴奋便沿神经干向另一端传导。当兴奋传导到第一个电极时，其神经纤维膜外为负电位，而第二个电极处神经纤维膜外仍为正电位，两个电极之间便产生电位差，于是可记录到一个上升的电位曲线。当兴奋传导到第二个电极时，其膜外也为负电位，两个电极之间的电位差消失，电位曲线回到零电位水平。当第一个电极复极化到正电位时，第二个电极处仍为负电位，两点之间再一次产生电位差，但方向与第一次相反，因而记录到一个向下的电位曲线。当第二个电极处也复极化到正电位时，两个电极之间的电位差再次消失，电位曲线再次回到零电位水平。因此，记录到的神经干复合动作电位为两个方向相反的电位偏转波形，称为双向动作电位。若将两个引导电极之间的神经干损伤，则兴奋只能传导到第一个电极处，而不能传导至第二个电极处，因而只能记录到一个向上的单向动作电位。

虽然单根神经纤维的动作电位具有“全”或“无”性，但神经干是由许多神经纤维组成的，每根神经纤维的兴奋性高低不等，当用不同强度的电流刺激神经干时，可引起不同数量的神经纤维发生兴奋，记录到的复合动作电位的幅度也不等。因而神经干复合动作电位呈非“全”或“无”性，即在一定范围内，神经干复合动作电位的幅度与刺激强度成正变关系。

【实验对象】

蟾蜍或青蛙。

【实验器材与药品】

蛙类手术器械，BL-420N 系统或其他生物信号采集分析系统，标本屏蔽盒，刺激电极，引导电极，锌铜弓；任氏液，普鲁卡因。

【实验步骤和方法】

1. 制备蟾蜍坐骨神经标本　蟾蜍坐骨神经标本的制备方法与坐骨神经 - 腓肠肌标本的制备大致相同，但无需保留股骨和腓肠肌。神经干应尽可能分离得长一些，要求上自脊椎附近的主干，下沿腓总神经与胫神经一直分离至踝关节附近止。在分离出的神经两端各系一线。标本制备好后，放入盛有任氏液的玻璃皿中备用。

2. 实验连接　将两个引导电极分别连接到 BL-420N 系统 1 通道和 2 通道，刺激电极连接到系统的刺激输出插口。将神经干标本置于标本屏蔽盒内，使之与刺激电极、引导电极和接地电极保持良好接触（图 5-6）。

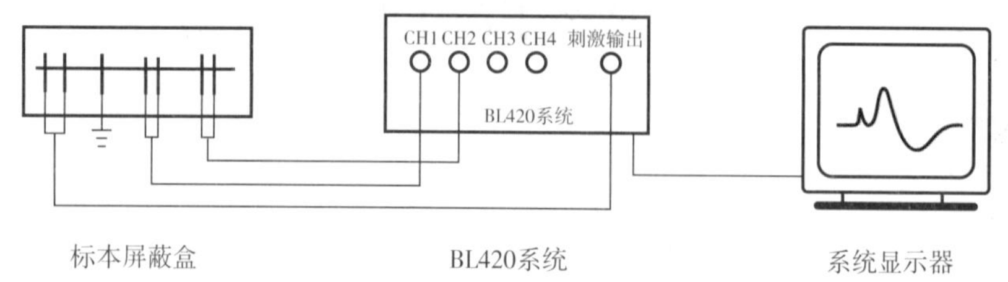

图 5-6　神经干动作电位引导的装置示意图

3. 启动系统设置参数　在桌面点击 BL-420N 系统图标，启动 BL-420N 系统。在主界面菜单中选择“实验项目”→“肌肉神经实验”→“神经干动作电位的引导”实验模块。将刺激“强度 1”设置为 0.05V，启动刺激，记录神经干动作电位。用鼠标点击“强度 1”增量按钮，逐渐增大刺激强度，找出阈刺激和最大刺激值。

4. 实验观察

（1）双向动作电位：单击“刺激调节区”中的“启动 / 停止刺激”按钮输出刺激，观察神经干双相动作电位的波形（图 5-7A）。仔细观察，分清刺激伪迹和动作电位波形。逐渐增大刺激强度，观察神经干双向动作电位的幅度与刺激强度之间的关系，可见神经干动作电位的幅度在一定范围内随着刺激强度的增大而增大（图 5-7B）。

（2）单相动作电位：用镊子将两个引导电极之间的神经干夹伤，观察单相动作电位（图 5-7C）。

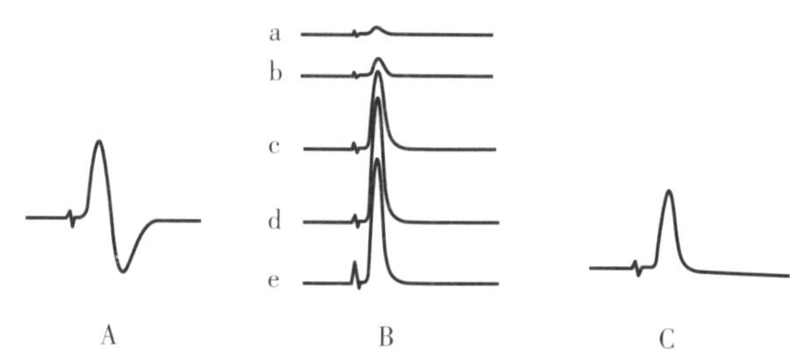

图 5-7　神经干动作电位

图 B 中 a、b、c、d、e 为不同强度刺激引起的动作电位

（3）传导阻滞：在刺激电极与引导电极之间的神经干上放置一小块浸有普鲁卡因的棉花，观察动作电位的变化。

5. 结果命名保存、打印及退出系统　实验结束后，根据需要可对实验结果进行命名、保存和打印。

（1）命名与保存：实验完成后，点击工具栏里的“■”按钮停止实验，系统将弹出“另存为”对话框。此时可根据系统提示对实验结果进行命名并选择存储路径进行保存，以便查找。若不需要，则选择“否”，再点击右上角的“×”退出系统。

（2）打印结果：如需打印实验结果文件，点击菜单条上的“文件”，选择保存的文件名。此时可对结果文件进行裁剪、编辑，再点击打印预览及打印按钮即可打印实验结果。

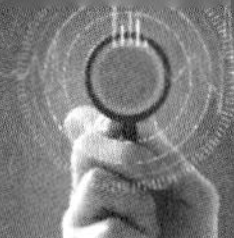

【注意事项】

1. 在神经干标本制备过程中，需经常滴加任氏液保持标本湿润，切勿损伤神经干，神经干标本应尽量长些。

2. 提起神经干时应用镊子夹持结扎线，不可直接夹持神经干。

3. 屏蔽盒内放置用任氏液湿润的纱布，以防止标本干燥，切勿直接滴加任氏液，以免形成短路。

4. 标本与各电极须保持良好接触。

5. 引导电极之间的距离应尽可能大些。

6. 刺激神经时，其强度应由弱逐渐增强。刺激强度不能过大以免损伤标本。

【思考题】

1. 何为刺激伪迹？有何意义？

2. 改变两个引导电极之间的距离，动作电位会发生什么变化？

3. 随着刺激强度的增大，神经干动作电位的幅度有何变化？为什么？

4. 损伤两个记录电极之间的神经干后，动作电位有何变化？为什么？

5. 神经干动作电位的波形与神经纤维动作电位的波形是否相同？为什么？

第三节　神经干动作电位传导速度和兴奋性不应期的测定

【实验目的】

1. 学习测定神经干动作电位传导速度的原理和方法。

2. 学习测定神经兴奋性不应期的方法，了解神经纤维在兴奋过程中兴奋性变化的规律。

【实验原理】

动作电位的传导速度是指动作电位传导的距离除以时间。测定传导速度时，可先测量标本屏蔽盒内被测的一段神经干的长度，再测出显示器上动作电位通过这段距离传导所用的时间，即可计算出动作电位的传导速度。不同类型的神经纤维兴奋传导的速度各不相同，主要取决于神经纤维的直径、有无髓鞘、环境温度等因素。蛙类坐骨神经干动作电位的传导速度为 30 ~ 40 m/s。

神经组织在一次兴奋过程中，其兴奋性会发生一个规律性的变化，依次经过绝对不应期、相对不应期、超常期和低常期，再恢复到正常水平。给神经干施加双脉冲刺激，通过调节双脉冲的时间间隔，即可测得坐骨神经的不应期。当双脉冲的时间间隔较大时，可观察到两个大小相同的动作电位。当逐渐缩短双脉冲之间的时间间隔时，第二个动作电位逐渐向第一个动作电位靠近，幅度也随之减小，最后可因落在第一个动作电位的绝对不应期内而完全消失。

【实验对象】

蟾蜍或青蛙。

【实验器材与药品】

同本章第二节。

【实验步骤和方法】

1. 制备坐骨神经标本　制备方法同本章第二节。

2. 实验连接　方法同本章第二节。

3. 测定神经干兴奋传导的速度　启动 BL-420N 系统，在主界面菜单中选择“实验项目”→“神经肌肉实验”→“神经干兴奋传导速度测定”实验模块。调节两个引导电极的位置，使其尽量分开，用尺测量出两个引导电极之间的距离（d）。给神经干施加单刺激，并逐渐增大刺激强度以产生最大幅度的动作电位。当刺激经历时间 t_1 后，传至距刺激电极较近的引导电极，记录到第一个动作电位。当该刺激经历时间 t_2 后，传至距刺激电极较远的引导电极，此时记录到第二个动作电位。t_2 和 t_1 之差（t_2-t_1）即 Δt，就是动作电位由第一个引导电极传导至第二个引导电极所消耗的时间。根据公式 $v = d/\Delta t = d/(t_2-t_1)$ 即可计算出动作电位的传导速度，单位为 m/s。动作电位传导到电极的时间 t_1 和 t_2 既可以按动作电位的潜伏期计，也可以按刺激到动作电位峰值的时间计（图 5-8）。Δt 可以通过系统区间测量功能直接测出，测量时首先用鼠标右键单击“波形显示区”→“测量”→“区间测量”启动区间测量功能，再用鼠标左键分别选择 t_1 和 t_2 的终点，系统即可计算并在 t_2 的终点显示 Δt 的测量结果。

在 BL-420N 系统，可将两个引导电极之间的距离 d（单位 cm）输入对话框，进入实验，在 1 通道和 2 通道分别记录一个完整的动作电位波形，即可在“专用信息显示区”显示该神经干动作电位的传导速度（m/s）。

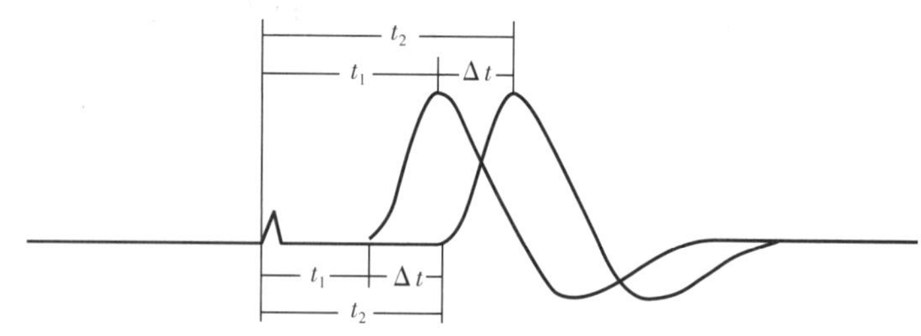

图 5-8　神经干动作电位传导速度的测定

4. 测定神经干兴奋性的不应期　测得动作电位传导速度后，退出该实验。再在主界面菜单中选择“实验项目”→“神经肌肉实验”→“神经干兴奋不应期测定”实验模块。将刺激模式改为双刺激，初始时间间隔设置为 10 ms，启动刺激，可记录到两个大小相等的动作电位。逐渐缩短双刺激的时间间隔，每次缩短 0.1 ms。随着双刺激时间间隔的缩短，可见第二个动作电位逐渐向第一个动作电位靠近。当靠近到一定程度时，第二个动作电位的幅度开始减小，说明此时第二次刺激已落入第一次兴奋的不应期，以此时双刺激的时间间隔为 t_1。继续缩短双刺激的时间间隔，使第二个动作电位继续向第一个动作电位靠近，直至第二个动作电位消失，此时双刺激的时间间隔（t_2）即为绝对不应期。两者之间的差值（t_1-t_2）即为相对不应期（图 5-9）。

5. 退出实验系统　实验完成后，点击工具条上的“■”按钮停止实验。此时可对实验结果进行命名、保存并打印，方法同本章第二节。若不需要命名、保存和打印，停止实验后再点击右上角的“×”按钮，退出 BL-420N 系统。

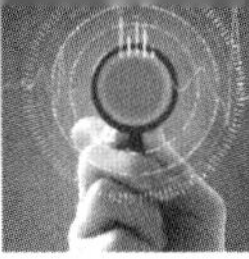

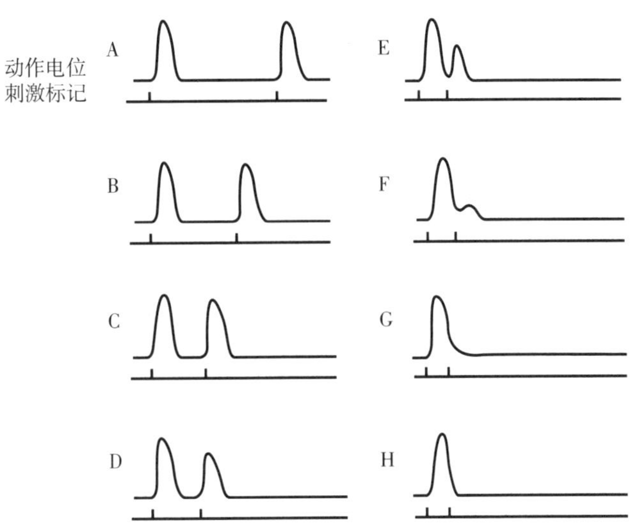

A ~ H：随着双刺激时间间隔的缩短，第二个动作电位的变化

图 5-9　神经干兴奋性不应期的测定

【注意事项】

1. 制备坐骨神经标本尽量长些。
2. 在神经干标本制作过程中，应保持标本湿润，切勿损伤神经干。
3. 屏蔽盒内要保持一定的湿度，但电极间不要短路。
4. 两引导电极之间的距离尽可能大些。
5. 精确测量两电极间的距离，以免计算出来的传导速度产生人为的偏差。

【思考题】

1. 本实验所测得的传导速度能否代表该神经干中所有神经纤维的传导速度，为什么？
2. 组织发生兴奋后，其兴奋性的周期性变化有哪些？
3. 试设计一个实验来测定坐骨神经兴奋后其兴奋性变化的超常期和低常期。

第四节　刺激强度和刺激频率与骨骼肌收缩的关系

【实验目的】

1. 观察刺激强度与骨骼肌收缩幅度的关系。掌握阈刺激、阈上刺激、最适刺激等概念。
2. 观察刺激频率与骨骼肌收缩形式之间的关系。

【实验原理】

骨骼肌在体内受躯体运动神经的支配。单根骨骼肌纤维对刺激的反应是“全”或“无”式的，即只要刺激达到一定的强度，就可以引起肌纤维收缩，若其他条件不变，当刺激超过这一强度后，即使再增大刺激强度，肌纤维的收缩力也不会再增加。但整块肌肉如坐骨神经－腓肠肌标本是由许多运动单位组成的，每个运动单位的兴奋性不一样。当给予不同强度的刺激时，可引起不同数量的运动单位收缩，产生的收缩力也不一样。因此，整块骨骼肌的收缩是非“全”或“无”式的，即在一定范围内，整块骨骼肌的收缩力与刺激强度成正比关系。当刺激强度过小时，不能引起骨骼肌的收缩，此时的刺激称为阈下刺激。当刺激逐渐增大到一定的强度时，可引起少量的运动单位收缩，其收缩力刚刚能被张力换能器和 BL-420N 系统所监测，此时的刺激称为阈刺激。随着刺激强度的增大，参与收缩的运动单位数量也随之增加，骨骼肌的收缩力也就随之增大，此时的刺激称为阈上刺激。当刺激达到一定的强度时，可引起全部运动单位参与收缩，肌肉的收缩力也就达到最大，这时即使再增大刺激强度，肌肉的收缩力也不会再随之增大。这个刚刚能引起肌肉产生最大收缩力的最小刺激即为最适刺激。

当肌肉受到一次有效的刺激时，发生一次兴奋和收缩，称为单收缩。单收缩的全过程可分为潜伏期、收缩期和舒张期。如果给骨骼肌以连续的脉冲刺激，骨骼肌的收缩形式将会因为刺激频率的不同而不同。当刺激频率较低即刺激的时间间隔大于单收缩的总时程时，骨骼肌将产生一连串的单收缩；随着刺激频率的增加，骨骼肌就会产生一连串单收缩的融合即强直收缩。如果随着刺激频率增加，使后一次刺激所引起的收缩总是发生在前一次收缩的舒张期里，这样描记到的肌肉收缩曲线就呈锯齿状，这种收缩形式称为不完全强直收缩。当刺激频率增加到一定程度后，可使后一次刺激所引起的收缩总是落在前一次收缩的收缩期内，此时肌肉呈现持续的收缩状态，称为完全性强直收缩。完全性强直收缩曲线顶部平滑、没有舒张期。不完全性强直收缩的张力大于单收缩，完全性强直收缩的张力又大于不完全性强直收缩。因此，当刺激强度和作用时间保持不变时，骨骼肌的收缩张力在一定的范围内随着刺激频率的增快而增大。在整体内，骨骼肌的收缩形式都是完全性强直收缩。

【实验对象】

蟾蜍或蛙。

【实验器材与药品】

蛙类手术器械，BL-420N 系统或其他生物信号采集分析系统，张力换能器，神经－肌肉标本盒，铁支架，双凹夹，刺激电极，锌铜弓；任氏液。

【实验步骤和方法】

1. 制备坐骨神经－腓肠肌标本　制备方法见本章第一节。

2. 实验连接　将张力换能器插头插入 BL-420N 系统 1 通道（也可选择其他通道），将换能器长柄固定在铁支架上。将坐骨神经－腓肠肌标本的股骨断端固定在神经－肌肉标本盒的插孔中，神经干则平搭在标本盒内的两个电极上，电极与 BL-420N 系统的刺激输出端相连。将腓肠肌跟腱的结扎线通过滑轮系于张力换能器的弹片上，调整换能器的高度，使肌肉处于自然拉长的状态，并使换能器能敏感地感受到肌肉收缩所产生的张力变化（图 5-10）。

3. 启动系统设置参数　在桌面点击 BL-420N 系统图标启动 BL-420N 系统，在主界面菜单中选择“实验项目”→“神经肌肉实验”→“刺激强度与反应的关系”实验模块。此时将弹出“设置刺激强度与反应关系实验参数”对话框，在“程控”与“非程控”中一般选择“程控”模式。此时系统将自动设置实验所需的各项刺激参数并启动实验。系统自动设置的参数为：刺激方式为单刺激，初始刺激强度为 0.15 V，强度增量为 0.05 V。实验人员也可以在参数设置对话框中重新设置刺激强度和强度增量。如选“非程控”模式时，系统将不能自动设置各项刺激参数，也不能自动启动刺激，每次刺激都要重新设置刺激强度 1，然后点击刺激按钮后才能输出刺激。

4. 实验观察　选择程控模式后，系统将自动启动刺激，刺激强度由 0.15 V、0.20 V、0.25 V、0.30 V、0.35 V、0.40 V……逐渐增大，观察腓肠肌收缩的情况（图 5-11）。

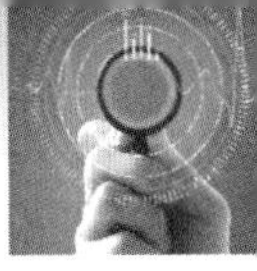

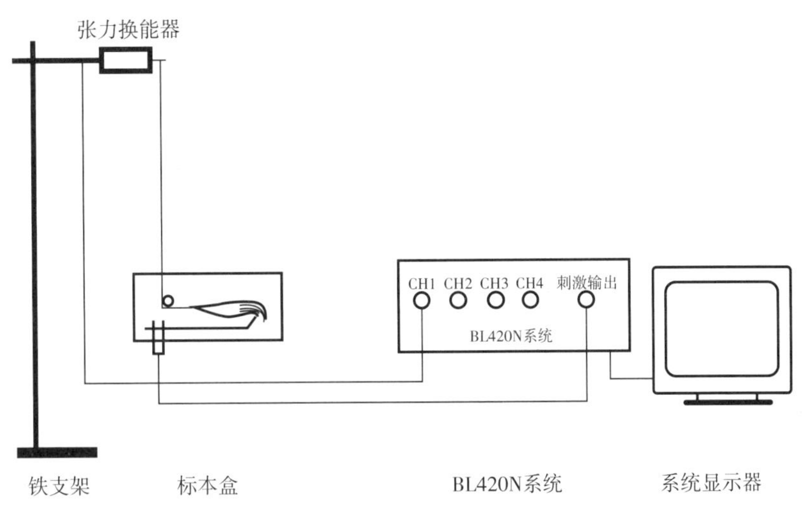

图 5–10　肌肉收缩实验设备连接示意图

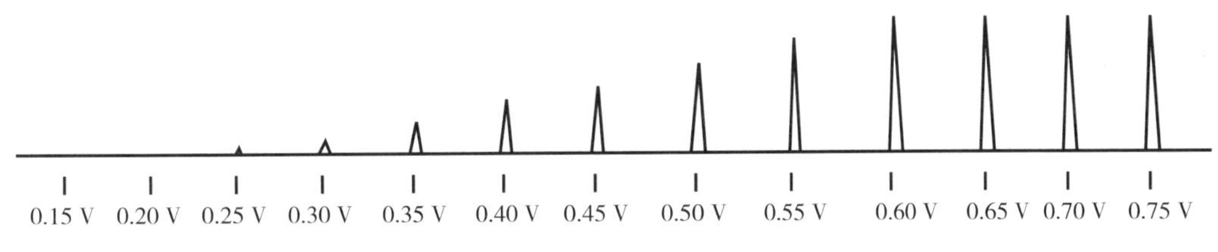

图 5–11　刺激强度与骨骼肌收缩的关系

（1）阈强度：当给标本以 0.15 V 的弱刺激时腓肠肌无收缩反应。随着刺激强度的增大，当刺激刚好能使腓肠肌发生收缩并被系统记录显示时，此时对应的刺激强度即为该肌肉的刺激阈值（阈强度），此时的刺激即为阈刺激。

（2）最适强度：随着刺激强度的逐渐增大，腓肠肌收缩的幅度也随之增大。当连续三四次收缩的幅度不再随着刺激强度的增大而增大时，说明此时的收缩幅度已经达到最大。使肌肉收缩幅度达到最大时的最小刺激强度，即为腓肠肌的最适刺激强度，此时的刺激即为最适刺激。

5. 退出实验　实验完成后，点击工具条上的“■”按钮停止实验。此时可根据需要对实验结果进行命名、保存和打印，方法同本章第二节。

6. 观察刺激频率与肌肉收缩的关系　退出“刺激强度与反应的关系”实验模块后，再在主界面菜单中选择“实验项目”→“肌肉神经实验”→“刺激频率与反应的关系”实验模块，弹出“现代或经典实验”对话框。现代实验是指刺激强度不变（系统自动设置为 1 V）、刺激频率按增量预设值（系统预设值初始频率为 1 Hz，频率增量为 2 Hz）依次递增，即 1 Hz、3 Hz、5 Hz、7 Hz、9 Hz……进行一系列刺激频率不断增加的串刺激，记录多组波形；经典实验是指按对话框中预设的刺激强度（1 V）、频率（1 Hz、6 Hz、20 Hz）进行三次串刺激，只记录三组波形。既可选择“现代”实验，也可选择“经典”实验来观察单收缩、不完全性强直收缩和完全性强直收缩曲线（图 5–12）。

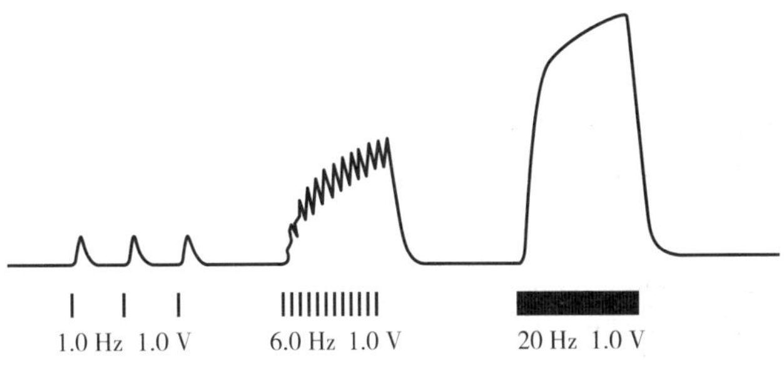

图 5–12　刺激频率与骨骼肌收缩形式的关系（经典实验模式）

选择“现代”实验模式时，刺激强度系统自动设置为 1 V。如肌肉收缩幅度太小，可将刺激强度 1 设置为上面实验中该肌肉标本的最适刺激强度。以“现代”模式实验时，要求记录刺激强度以及刚出现不完全性强直收缩和完全性强直收缩时的刺激频率。

选择“经典”实验模式时，也可以根据实际描记的实验结果在对话框中自行设置三个串刺激的刺激频率，并将刺激强度 1 设置为上面实验中该肌肉标本的最适刺激强度，使实验曲线更加典型和完美。

7. 退出实验系统　实验完成后，点击工具条上的“■”按钮停止实验。此时可对实验结果进行命名、保存并打印，方法同本章第二节。若不需要命名、保存和打印，停止实验后再点击右上角的“×”按钮，退出 BL-420N 系统。

【注意事项】

1. 标本要经常滴加任氏液。
2. 每次刺激标本后，应待肌肉完全松弛后再进行刺激。
3. 刺激强度要由弱到强，切不可随意将刺激开到最大，以免损伤标本。
4. 连续刺激时间不要过长，一般不超过 5 s。

【思考题】

1. 逐渐增强刺激强度，骨骼肌的收缩张力会发生什么变化？为什么？
2. 随着连续刺激频率的增加，骨骼肌的收缩形式将发生什么样的变化？为什么？
3. 在强直收缩过程中，骨骼肌的收缩发生融合是不是因为动作电位发生了融合？为什么？
4. 该实验能否不用离体标本而改用在体标本进行？

第五节　影响血液凝固的因素

【实验目的】

观察各种因素对血液凝固过程的影响，掌握血液凝固的基本过程，了解加速和延缓血液凝固的方法。

【实验原理】

血液凝固简称为凝血，是由血浆和组织中一系列凝血因子共同完成的复杂的酶促反应过程。凝血可分为三个基本过程：凝血酶原激活物的形成、凝血酶原激活生成凝血酶、纤维蛋白多聚体的形成。根据凝血酶原激活物的形成过程及参与的凝血因子不同，凝血可分为内源性凝血和外源性凝血两种途径。许多因素可以从不同的环节来影响凝血过程，如影响凝血的启动过程、去掉血浆中的 Ca^{2+}、改变凝血因子的活性等。

【实验对象】

家兔。

【实验器材与药品】

试管架 1 个，小试管 7 支，小烧杯 2 个，10 mL 注射器 1 副，秒表，棉花；液体石蜡，肝素，草

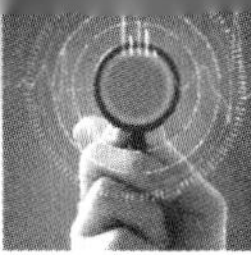

酸钾，温水，冰块。

【实验步骤和方法】

取试管 7 支编号，按表 5–1 条件准备后置于试管架上，用 10 mL 注射器自兔心脏穿刺取血，在每根试管中加血 1 mL，每隔 30 s 倾斜试管一次，如果液面不随着倾斜，表明血液已经凝固。记下凝血时间，分析其差异。

表 5–1　不同实验条件下的凝血时间

管　号	实验条件	凝血时间 /min
1	空试管（对照）	
2	放棉花少许	
3	用液体石蜡润滑试管内壁	
4	浸在盛有 37 ℃温水的烧杯中	
5	浸在盛有冰水的烧杯中	
6	加入肝素 6 单位（加后摇匀）	
7	加入草酸钾 1 ~ 2 mg（摇匀）	

【注意事项】

1. 采血过程尽量要快，以减少计时的误差。
2. 判断凝血的标准要力求一致。一般以倾斜试管达 45° 时，试管内血液不能流动为准。
3. 每支试管口径大小、温度及采血量要相对一致，不可相差太大。

【思考题】

1. 为什么正常体内血管中的血液不能凝固？
2. 试述促进和延缓血液凝固的机理和临床意义？
3. 内源性凝血和外源性凝血的主要区别有哪些？

第六节　红细胞渗透脆性的测定

【实验目的】

1. 学习测定红细胞渗透脆性的实验操作方法。
2. 了解细胞外液渗透张力对维持细胞正常形态与功能的重要性。

【实验原理】

在正常情况下，红细胞内的渗透压与血浆的渗透压相等，相当于 0.9% NaCl 溶液即生理盐水的渗透压。将红细胞悬浮于生理盐水中，其形态和体积可以保持不变；若置于高渗的氯化钠溶液内，则红细胞会失水皱缩；反之，置于不同浓度的低渗氯化钠溶液中则水分将进入红细胞内使之膨胀，甚至发生破裂溶血。对低渗 NaCl 溶液耐受力高的红细胞不易破裂，即渗透脆性低。渗透脆性高的红细胞对低渗 NaCl 溶液的抵抗力小，NaCl 溶液的渗透压稍有降低，此类红细胞便发生破裂而溶血。因此，红细胞的渗透脆性与其对低渗盐溶液的抵抗力成反比。

红细胞的理化特性及其变化受动物自身状况的影响，在临床上具有检验诊断价值，通过红细胞的渗透脆性实验还有利于理解细胞外液的渗透压对维持细胞正常形态与功能的重要性等。

正常人红细胞的最小抵抗力为 0.40% ~ 0.45% NaCl 溶液，最大抵抗力为 0.30% ~ 0.35% NaCl 溶液，新生红细胞的渗透脆性较低，而衰老红细胞的渗透脆性较高。

【实验对象】

家兔。

【实验器材与药品】

试管架、小试管 10 支、10 mL 注射器 1 副，2 mL 吸管 2 支、滴管；1% NaCl 溶液、蒸馏水。

【实验步骤和方法】

1. 制备不同浓度的低渗 NaCl 溶液　取小试管 10 支，将其编号后依次排列在试管架上，按表 5–2 向各试管准确加入 1% NaCl 溶液和蒸馏水，混匀后即制备出 10 种不同质量分数（0.70% ~ 0.25%）的低渗 NaCl 溶液，每管溶液的体积为 2 mL。

表 5–2　不同质量分数 NaCl 溶液的制备

试 剂	试管编号									
	1	2	3	4	5	6	7	8	9	10
1% NaCl/mL	1.4	1.3	1.2	1.1	1.0	0.9	0.8	0.7	0.6	0.5
蒸馏水 /mL	0.6	0.7	0.8	0.9	1.0	1.1	1.2	1.3	1.4	1.5
NaCl 浓度 /%	0.70	0.65	0.60	0.55	0.50	0.45	0.40	0.35	0.30	0.25

2. 采血加入试管并静置　用注射器经家兔心脏采取适量新鲜血液，在上列每支试管中各加 1 滴，血滴的大小要尽量保持一致，将血液与试管中的 NaCl 溶液充分混合。室温下静置 1 ~ 2 h，使红细胞自然下沉。

3. 实验观察　观察各试管内的红细胞有无溶血现象。

（1）无溶血（–）：上层清液无色透明，试管下层为浑浊红色，表明无红细胞破裂。

（2）不完全溶血（±）：上层清液呈红色透明，试管下层仍为浑浊红色，表明部分红细胞已破裂。

（3）完全溶血（+）：管内液体完全变成透明的红色，管底无红细胞沉积，表明红细胞已全部破裂。

呈现不完全溶血的最高 NaCl 质量分数为红细胞的最小抵抗力，呈现完全溶血的最高 NaCl 浓度为红细胞的最大抵抗力或红细胞的最低渗透脆性。

另外，可将血液加入 1.0% NaCl 的高渗溶液中静置 1 ~ 2 h，再在显微镜下观察红细胞的形态变化。

【注意事项】

1. 试管的编号应字迹清晰，不易涂抹，以免混淆。

2. 血液滴入试管后应立即混匀，避免血液凝固，但不要剧烈震荡，否则会造成红细胞破损而导致非渗透脆性溶血。

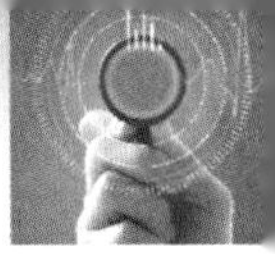

3. 配置不同质量分数的低渗 NaCl 溶液时，小试管应干燥。

【思考题】

1. 同一个体的红细胞渗透脆性是否不同？为什么？
2. 红细胞的形态特点与生理特征有何关系？
3. 何谓红细胞的最小脆性和最大脆性？
4. 红细胞表现出渗透脆性的原因是什么？它的存在有什么生理意义和临床意义？

第七节　蛙心起搏分析

【实验目的】

1. 熟悉蛙类心脏的结构。

2. 通过改变蛙心不同部位的局部温度或用结扎阻断兴奋传导的方法，来观察蛙心起搏点的部位和蛙心各部位自律性的高低。

【实验原理】

两栖类动物心脏的结构特点是有两个心房和一个心室，在其背面还有一个静脉窦。两栖类动物的静脉窦、心房和心室传导系统都具有自律性，其中静脉窦的自律性最高，为心脏的正常起搏点。静脉窦的节律性兴奋先后传递至心房和心室，引起心房和心室先后兴奋和收缩。如果人为阻断静脉窦与心房之间或心房与心室之间兴奋的传导，心房或心室的自律性将会恢复，从而触发心脏的兴奋和收缩活动。

【实验对象】

蟾蜍或蛙。

【实验器材与药品】

蛙类手术器械、蛙心夹、滴管、棉线、小试管；任氏液。

【实验步骤和方法】

1. 破坏脑和脊髓　取蟾蜍或蛙一只，破坏脑和脊髓，方法同本章第一节。

2. 暴露心脏　将蟾蜍仰卧固定在蛙板上，用镊子自胸骨剑突下分别提起胸部皮肤、胸骨和胸壁，用剪刀紧贴胸壁依次剪掉胸部皮肤、胸骨和胸壁。用小镊子提起心包膜，在心脏收缩时剪开心包膜以暴露心脏。

3. 辨认心脏的结构　从暴露蛙心的腹面看，可见蛙心有一个心室、左右两个心房、动脉圆锥和左右主动脉干。在心房和心室之间有一条浅黄色界线，称为房室沟。用玻璃分针将心室翻向头端，暴露心脏背面，可见与心房相连的静脉窦。在心房与静脉窦之间有一半月形白色界线，称为窦房沟（图 5–13）。

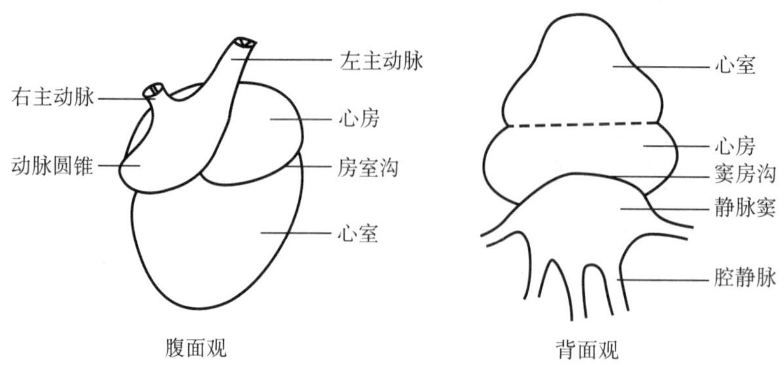

图 5-13　蛙心结构示意图

4. 实验观察

（1）正常蛙心搏动：观察在正常情况下，蛙心静脉窦、心房和心室的搏动顺序，分别记录三者的搏动频率。

（2）改变局部温度：分别用盛有 35 ~ 40 ℃热水的小试管（或用热水加温小刀柄代替）和盛有冰水混合物的小试管接触心室、心房和静脉窦各 1 min，记录静脉窦、心房和心室的搏动频率。

（3）结扎阻断兴奋传导：

1）斯氏第一结扎：用小镊子在主动脉干下穿一线备用，用玻璃分针穿过心脏后面，将心尖翻向头端，暴露心脏背部，然后将主动脉干下的备用线在窦房沟处结扎，阻断静脉窦与心房之间兴奋的传导，此为斯氏第一结扎。记录此时静脉窦、心房和心室的搏动频率。

2）斯氏第二结扎：用一丝线沿房室沟作另一结扎，阻断心房与心室之间的兴奋传导，此为斯氏第二结扎。记录此时静脉窦、心房和心室的搏动频率。

将各种条件下静脉窦、心房和心室的搏动频率填入表 5-3，并进行比较分析。

表 5-3　不同实验条件下蛙心各部位搏动的频率

实验条件	静脉窦 /（次 /min）	心房 /（次 /min）	心室 /（次 /min）
正常状态			
加温（35℃ ~ 40℃）			
局部降温			
斯氏第一结扎（结扎窦房沟）			
斯氏第二结扎（结扎房室沟）			

【注意事项】

1. 剪胸骨和胸壁时，剪刀要紧贴胸壁，以免损伤心脏和血管。

2. 提起和剪开心包膜时要细心，避免损伤心脏。

3. 在改变心脏局部温度时，所接触的局部位置要准确，尽量减少该局部温度过快波及其他部位而影响实验效果。

4. 如果斯氏第一结扎后房室停搏时间过长，可用玻璃分针给心房或心室作人工刺激，使其恢复搏动后再计数。

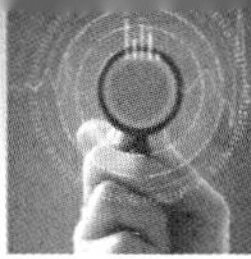

【思考题】

1. 当静脉窦局部温度发生变化时，心率为何会随之发生变化？与只改变心房或心室局部温度所引起的效应为什么不同？

2. 斯氏第二结扎后，心室为何突然停止跳动？心室还能恢复跳动吗？为什么？

3. 两次结扎后，静脉窦、心房、心室的跳动频率为何不一致？哪一部分的跳动频率更接近正常心率？这说明什么？

第八节　期前收缩和代偿间歇

【实验目的】

1. 学习在体蛙心搏动曲线的记录方法。

2. 观察期前收缩和代偿间歇现象，验证心肌兴奋性的变化及其特征。

【实验原理】

心肌在一次兴奋过程中，其兴奋性要经历一个周期性的变化：有效不应期、相对不应期和超常期。其中有效不应期特别长，包括了其机械收缩活动的整个收缩期和舒张早期。因此，在心脏的收缩期和舒张早期即有效不应期内，任何刺激都不能引起心肌的兴奋和收缩。但在舒张的中晚期、下一次正常的窦性兴奋到达之前即相对不应期和超常期内，如果给心脏一次有效的刺激，心脏就可产生一次期前兴奋和期前收缩。期前兴奋也有自己的有效不应期，当下一次正常的窦性兴奋传到心室时，常常落在期前兴奋的有效不应期内，因而就不能引起心室的兴奋和收缩。这样，在期前收缩之后常常就会出现一个较长的舒张期，称为代偿间隙。

【实验对象】

蟾蜍或蛙。

【实验器材与药品】

蛙类手术器械，BL-420N 系统或其他生物信号采集分析系统，张力换能器，蛙心夹，丝线，铁支架，双凹夹，刺激电极；任氏液。

【实验步骤和方法】

1. 破坏脑和骨髓　方法同本章第一节。

2. 暴露蟾蜍心脏　方法同本章第七节。

3. 实验连接　将张力换能器的插头插入 BL-420N 系统 1 通道或其他通道，将换能器固定在铁支架上。在心室舒张期，用连有丝线的蛙心夹夹住心尖，并将蛙心夹通过丝线与张力换能器的金属弹片相连，调整换能器的高度，使换能器能敏感地感受心脏收缩产生的张力变化。将刺激电极接入刺激输出插口并固定在铁支架上，调整刺激电极和心脏标本的相对位置，使刺激电极无论是在心室收缩期还是心室舒张期都能与心室壁保持良好的接触（图 5-14）。

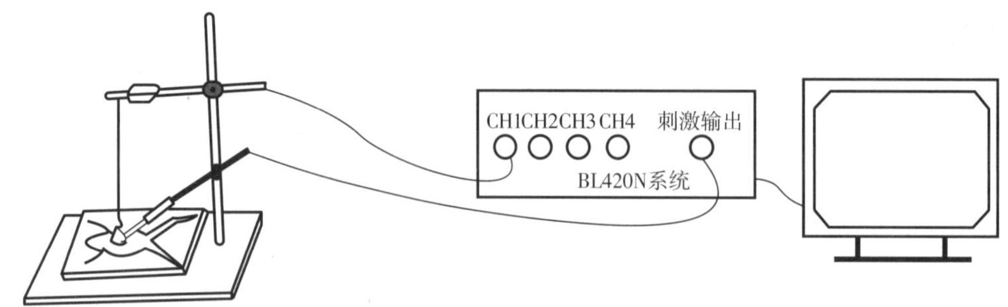

图 5-14　期前收缩和代偿间歇实验设备的连接示意图

4. 启动系统设置参数　启动 BL-420N 系统，在主界面菜单中选择“实验项目”→“循环实验”→“期前收缩和代偿间歇”实验模块。系统将自动设置各项刺激参数并启动实验，记录蛙心收缩曲线。系统自动设置的刺激参数为：单刺激，刺激强度 1 为 3.50 V，刺激强度 1 也可以重新设置。根据信号窗口中显示的波形，调整增益和扫描速度，以描记最佳的心脏收缩曲线。

5. 实验观察

（1）观察正常的蛙心搏动曲线。曲线的上升支代表心室收缩期，下降支代表心室舒张期（图 5-15）。

（2）在心室收缩期给予心室单刺激，观察有无期前收缩和代偿间歇。

（3）在心室舒张早期给予心室单刺激，观察有无期前收缩和代偿间歇。

（4）在心室舒张的中晚期给予心室单刺激，观察有无期前收缩和代偿间歇。

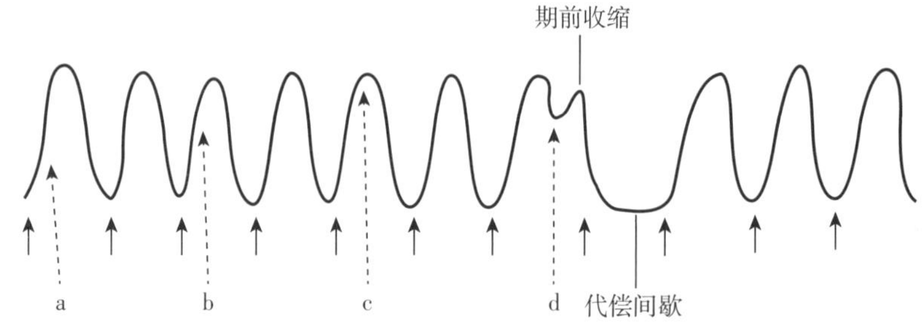

图 5-15　期前收缩和代偿间歇

a ~ d 为刺激时间

6. 退出实验系统　实验完成后，点击工具条上的“■”按钮停止实验。此时可对实验结果进行命名、保存并打印，方法同本章第二节。若不需要命名、保存和打印，停止实验后再点击右上角的“×”按钮，退出 BL-420N 系统。

【注意事项】

1. 蟾蜍的脑和脊髓破坏要完全。

2. 实验过程中，应经常用任氏液湿润心脏。

3. 刺激电极与心室壁应保持良好接触。

4. 蛙心夹与换能器之间的连线需保持一定的紧张度。

5. 检测刺激是否有效，可先用刺激电极刺激蟾蜍腹壁肌肉，观察有无收缩反应。刺激强度不能过大，一般以 4 V 左右为宜。

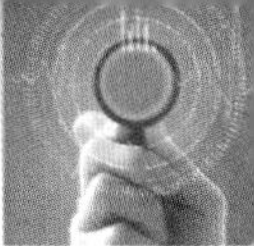

【思考题】

1. 何谓期前收缩和代偿间歇？其产生的机制是什么？
2. 心肌兴奋过程中其有效不应期特别长有何生理意义？
3. 当心动过速或过缓时，期前收缩后是否一定会出现代偿间歇？为什么？
4. 如果本实验结果不理想，甚至失败，原因可能有哪些？

第九节　离体蛙心灌流

【实验目的】

1. 学习离体蛙心插管及灌流的方法。
2. 观察钾、钙等离子和肾上腺素、乙酰胆碱等体液因素对离体蛙心活动的影响。
3. 探讨内环境的变化对心脏活动的影响及其机制。

【实验原理】

静脉窦是蛙心的正常起搏点，具有自动节律性。用人工方法将离体蛙心灌注与其体内理化因素基本一致的灌流液时，蛙心仍能在较长时间内保持节律性的收缩活动。若改变灌流液的成分，蛙心的节律性收缩活动也随之发生改变，说明内环境理化因素的相对稳定是维持心脏正常节律性活动的必要条件。

【实验对象】

蟾蜍或蛙。

【实验器材与药品】

BL-420N 系统或其他生物信号采集分析系统，张力换能器，蛙类手术器械，蛙心插管，铁支架，蛙心夹，试管夹，小烧杯，吸管，丝线；任氏液，0.65% 氯化钠，3% 氯化钙，1% 氯化钾，0.01% 肾上腺素，0.01% 乙酰胆碱，0.05% 阿托品，3% 乳酸，2.5% 碳酸氢钠，0.1% 毒毛花苷 K。

【实验步骤和方法】

1. 离体蛙心的制备并插管　暴露心脏，方法同第七节。将右主动脉穿线结扎。左主动脉穿双线，将左主动脉远心端结扎。提起远心端结扎线，在左主动脉靠近动脉圆锥处剪一斜口，将盛有少量任氏液的蛙心插管由此插入动脉圆锥，再在心室收缩期沿心室后壁方向经主动脉瓣口插入心室腔。若成功插入心室，可见插管内液面随心室跳动而上下波动。将插管用线固定，以防脱落（图 5-16）。再将与心脏连接的其他血管一起穿线结扎，在结扎线远心端剪断所有血管，包括左右主动脉、左右肺静脉和前后腔静脉。注意切不可将静脉窦结扎或损坏，以免心脏停搏。提起心脏，用吸管吸新鲜任氏液反复冲洗插管，直至无血液残留。将插管内液面保持在 1 ~ 2 cm，并做好液面标记，实验过程中每次更换任氏液时液面需与此标记持平。

2. 实验连接　将蛙心插管固定在铁支架上，用蛙心夹在心室舒张期夹住心尖部，通过丝线与张力换能器连接。将张力换能器与 BL-420N 系统 1 通道连接（图 5-17）。

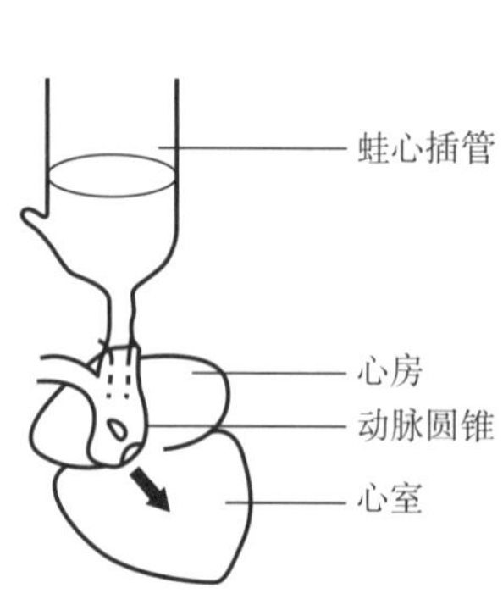

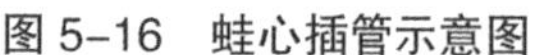
图 5–16　蛙心插管示意图

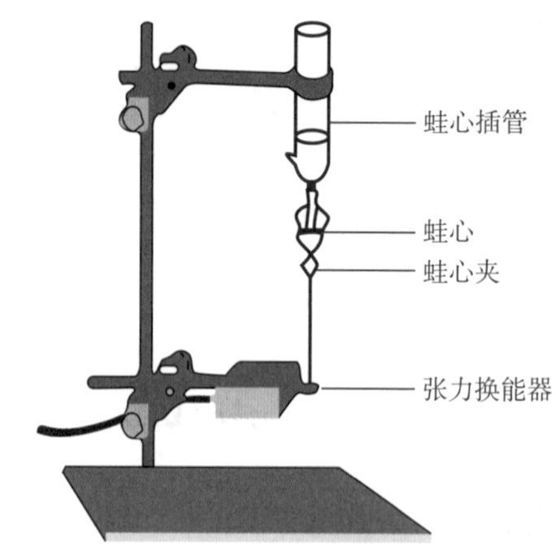

图 5–17　蛙心灌流实验装置

3. 启动系统设置参数　启动 BL–420N 系统，在主界面菜单中选择“实验项目”→“循环实验”→“蛙心灌流”实验模块。系统将自动设置各项刺激参数并开始实验。根据信号窗口中显示的波形，调整增益和扫描速度，以描记最佳的心脏收缩曲线。

4. 实验观察

（1）正常心搏曲线：待心脏活动稳定，观察正常心搏的频率、强度以及心脏收缩和舒张的幅度。曲线的疏密代表心率，曲线的规律性代表心律，曲线的幅度代表心肌收缩力的大小，曲线的顶点代表心肌收缩的程度，曲线的基线代表心肌舒张的程度。

（2）灌流 NaCl 溶液：将插管内的任氏液全部吸出，加入等量 0.65% NaCl 溶液，描记观察心搏曲线，作好标记。当心搏曲线发生变化时，立即将 0.65%NaCl 溶液全部吸去，用任氏液冲洗插管 2 ~ 3 次，再向插管内加入等量任氏液，使心搏曲线恢复正常。

（3）滴加 $CaCl_2$：向插管内的任氏液中加入 3% $CaCl_2$ 溶液 1 ~ 2 滴，描记观察心搏曲线的变化，做好标记。同前冲洗、更换任氏液，使心搏曲线恢复正常。

（4）滴加 KCl：向插管内的任氏液中加入 1% KCl 溶液 1 ~ 2 滴，描记观察心搏曲线变化，做好标记。同前冲洗、更换任氏液，使心搏曲线恢复正常。

（5）滴加肾上腺素：向插管内的任氏液中加入 0.01% 肾上腺素溶液 1 ~ 2 滴，描记观察心搏曲线变化，做好标记。同前冲洗、更换任氏液，使心搏曲线恢复正常。

（6）滴加乙酰胆碱：向插管内的任氏液中加入 0.01% 乙酰胆碱溶液 1 ~ 2 滴，描记观察心搏曲线变化，做好标记。同前冲洗、更换任氏液，使其搏动曲线恢复正常。

（7）滴加阿托品：向插管内的任氏液中加入 0.05% 阿托品溶液 1 ~ 2 滴，描记观察心搏曲线变化，做好标记。同前冲洗、更换任氏液，使心搏曲线恢复正常。

（8）滴加乳酸：向插管内的任氏液中加入 3% 乳酸溶液 1 ~ 2 滴，描记观察心搏曲线变化，做好标记。同前冲洗、更换任氏液，使心搏曲线恢复正常。

（9）滴加 $NaHCO_3$：向插管内的任氏液中加入 2.5% $NaHCO_3$ 溶液 1 ~ 2 滴，描记观察心搏曲线变化，做好标记。同前冲洗、更换任氏液，使心搏曲线恢复正常。

（10）滴加毒毛花苷 K：向插管内任氏液中加入 0.1% 毒毛花苷 K 溶液 0.2 mL，描记观察心搏曲线变化。再继续重复滴加 0.1% 毒毛花苷 K 溶液 0.2 mL/ 次，观察心搏曲线变化，直至出现心律失常为止。

5. 退出实验系统　实验完成后，点击工具条上的“■”按钮停止实验。此时可对实验结果进行命名、保存并打印，方法同本章第二节。若不需要命名、保存和打印，停止实验后再点击右上角的“×”

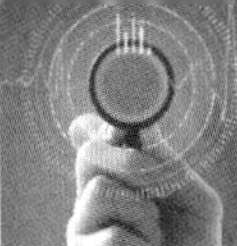

按钮，退出 BL-420N 系统。

【注意事项】

1. 操作时切勿结扎或损伤静脉窦。
2. 每次更换任氏液时，插管内液面高度必须保持相同。任氏液不能加得太多，以 1.5 cm 为宜，以免心脏负荷过重。
3. 每加一种试剂要用滴管混匀，以免所加溶液浮在上层，不易进入心脏。若药物作用不明显，可适当增加。
4. 每次加入试剂引起心搏曲线发生明显变化后，应立即将插管内的灌流液吸去，并用新鲜任氏液冲洗 2 ~ 3 次，使心搏曲线恢复正常后方可进行下一项实验。
5. 每种试剂或药物的吸管应专用，或用过以后用任氏液反复冲洗，以免前一次的试剂或药物残留而影响实验结果。
6. 每一项实验应做好标记。
7. 随时用任氏液润湿蛙心。
8. 换能器应稍向下倾斜，以免液体流入换能器而损坏换能器。

【思考题】

1. 实验过程中蛙心插管内的灌流液面为什么每次都应保持相同的高度？
2. 决定和影响心肌内环境稳态的主要理化因素是什么？为什么？
3. 分析每项结果的机制。
4. 蛙心灌流实验对你有何启发？

第十节　蛙心电曲线的描记与观察

【实验目的】

1. 论证容积导体的存在并了解其导电规律。
2. 掌握蛙心电曲线记录的方法，比较蛙心电曲线与人心电曲线的差异。

【实验原理】

心肌细胞在动作电位的去极化与复极化过程中，可形成电偶产生电流，通过体液扩布到全身并传递至体表，这种导电的方式称为容积导电。在体表或容积导体中的远隔部位，可通过引导电极置于体表的不同部位记录到心脏生物电变化的曲线，即为心电图。

【实验器材与药品】

BL-420N 系统或其他生物信号采集分析系统，蛙类手术器械，培养皿，鳄鱼夹；任氏液。

【实验对象】

蛙。

【实验步骤和方法】

1. 暴露心脏　取蛙 1 只，用探针破坏其脑和脊髓，用蛙钉将蛙仰卧位固定于蛙板上。自胸骨剑突下剪开胸部皮肤，剪去胸骨，打开心包膜，暴露心脏。

2. 实验连接　按心电图标准Ⅱ导联的连接方式，将连有导线的鳄鱼夹分别夹在蛙的右前肢和两后肢的蛙钉上，负极接右前肢，正极接左后肢，地线接右后肢（图 5-18），其输入导线插入 BL-420N 系统全导联心电输入接口。

3. 启动系统设置参数　启动 BL-420N 系统，在主界面菜单中选择“实验项目”→“循环实验”→“全导联心电图”实验模块。系统将自动设置实验参数并记录蛙心电曲线。根据信号窗口中显示的波形，调整增益和扫描速度，以描记最佳的蛙心电曲线。

4. 实验观察

（1）正常蛙心电曲线：观察正常蛙心电曲线的波形，注意其频率、波幅和方向（图 5-19）。

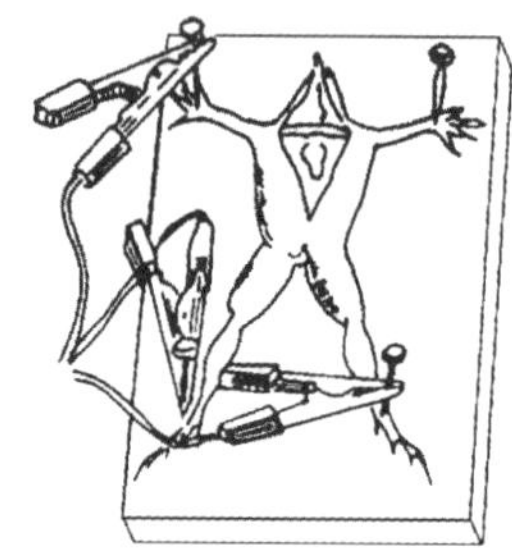

图 5-18　蛙心电引导方法示意图

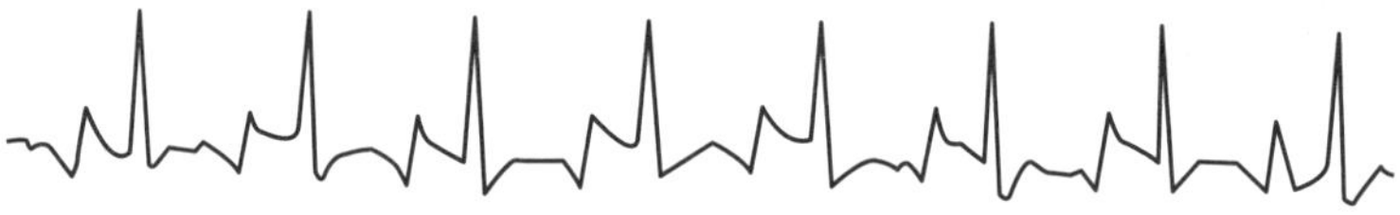

图 5-19　在体蛙心心电图

（2）用镊子夹住蛙心尖，连同静脉窦一起快速剪下心脏，将心脏浸泡于盛有任氏液的培养皿内，观察心电曲线的变化。

（3）将培养皿中的心脏重新放回胸腔内原来的位置，观察心电曲线的变化。

（4）将心脏倒放（即心尖朝上）在胸腔内，观察心电曲线的变化。

（5）将导联线的鳄鱼夹夹在培养皿边缘并与培养皿内的任氏液相接触，再将心脏置于培养皿内（图 5-20），观察能否记录到心电曲线。

（6）用玻璃分针小心转动任氏液中的蛙心，当心尖朝向不同的导联线时，观察心电曲线的变化。

5. 退出实验系统　实验完成后，点击工具条上的“■”按钮停止实验。此时可对实验结果进行命名、保存并打印，方法同本章第二节。若不需要命名、保存和打印，停止实验后再点击右上角的“×”按钮，退出 BL-420N 系统。

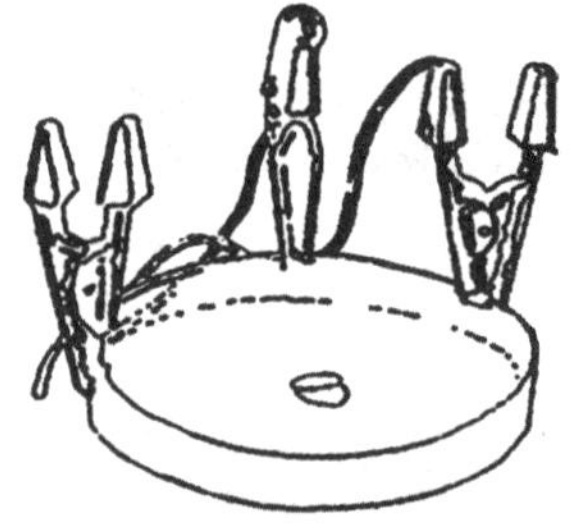

图 5-20　蛙心电体外容积导体引导方法

【注意事项】

1. 剪取心脏时切勿伤及静脉窦。

2. 寒冷季节实验时，实验前可将蛙先放在温水中，提高体温，加快心率。

3. 仪器必须接地良好，以免带来交流干扰。

【思考题】

1. 解释观察到的实验现象。

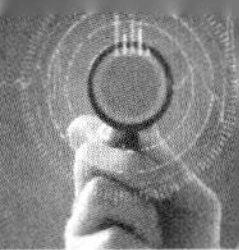

2. 蛙心电曲线是不是蛙心肌细胞的动作电位？二者之间有何关系？

第十一节　哺乳动物动脉血压的调节

【实验目的】

1. 学习哺乳动物麻醉、固定和手术的方法。
2. 学习哺乳动物动脉插管和动脉血压直接测量的方法。
3. 观察某些神经和体液因素对哺乳动物动脉血压的影响，掌握动脉血压调节的机制。

【实验原理】

心血管系统的功能受神经和体液因素的调节。支配心脏的神经是心交感神经和心迷走神经，心交感神经对心脏的活动起兴奋作用，引起心肌收缩力增强，心率加快，房室传导速度加快；而心迷走神经的作用与之相反。支配血管的神经主要是交感缩血管神经，通过改变其紧张性活动来调节血管平滑肌的紧张性和外周阻力。神经系统是通过各种反射活动来调节心血管系统的功能，改变心排血量和外周阻力，从而调节动脉血压。其中最重要的心血管反射是颈动脉窦和主动脉弓压力感受器反射，其传入神经为窦神经和主动脉神经。在人、犬等哺乳动物，主动脉神经在颈部汇合到迷走神经之中，不能分离，但家兔的主动脉神经在颈部不与迷走神经汇合，而是自成一束与迷走神经平行上行进入延髓。家兔的主动脉神经也称为减压神经，在颈部易于分离，因此经常用于心血管功能调节的有关实验。

心血管系统的活动还受体内各种体液因素的调节。体液因素通过与心血管系统相应的受体结合，来调节心脏和血管的活动，进而实现对动脉血压的调节。

【实验对象】

家兔。

【实验器材与药品】

BL-420N 系统或其他生物信号采集分析系统，哺乳动物手术器械一套，玻璃分针，兔手术台，保护电极，压力换能器，动脉插管，气管插管，1 mL、5 mL、20 mL 注射器各 1 副，三通管，动脉夹 2 个，有色丝线，纱布；20% 氨基甲酸乙酯（乌拉坦），0.5% 肝素生理盐水，0.01% 肾上腺素溶液，0.01% 去甲肾上腺素溶液，生理盐水。

【实验步骤和方法】

1. 麻醉与固定　按 5 mL/kg 的参考剂量由耳缘静脉缓慢注入 20% 氨基甲酸乙酯，待家兔麻醉后，将其仰卧位固定于兔手术台上，颈部摆正拉直。

2. 颈部手术　剪去颈部被毛。在甲状软骨与胸骨上缘之间沿中线作 5 ~ 7 cm 长的纵向切口。逐层切开皮下组织，用止血钳钝性分离肌肉，暴露气管。分离气管，穿线备用。在甲状软骨下 2 ~ 3 cm 处做一倒“T”形切口，向胸部方向插入气管插管并用丝线打结固定。用手拇指和食指捏住切口处的皮肤和肌肉，其余三指从皮肤外面略向上顶，便可暴露出与气管平行的颈总动脉鞘，鞘内走行有颈总动脉、迷走神经、交感神经和减压神经。仔细辨认三根神经，其中迷走神经最粗最白，一般位于外侧；减压神经最细，一般位于内侧；交感神经为灰白色，粗细和位置介于迷走神经与减压神经之间（图

5–21)。用玻璃分针依次分离右侧减压神经、迷走神经和颈总动脉，并穿入用生理盐水浸润的不同颜色的丝线以便区分。再用同样的方法将左侧颈总动脉分离出来，穿双线备用。

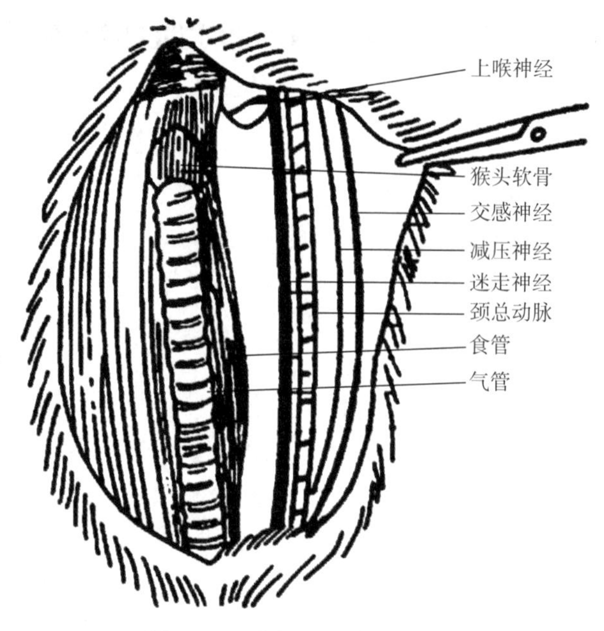

图 5–21　家兔颈部的解剖结构

3. 动脉插管　在左侧颈总动脉的近心端夹一动脉夹，用线结扎其远心端，结扎处与动脉夹之间的距离应达到 3 cm 以上。将连接了动脉插管的压力换能器内充满肝素生理盐水，排尽压力换能器及动脉插管内的空气，并用注射器维持一定的压力使插管头端始终充满肝素生理盐水。然后在颈总动脉靠近结扎处的近心端用眼科剪剪一"V"形小切口（约剪开管径的一半），向心脏方向插入动脉插管，用线扎紧并绕至插管的胶布上打结固定，以防滑脱。插好后应保持插管与动脉方向一致，以防止插管刺破血管。放开动脉夹，即可见血液冲进插管内并搏动。

4. 实验连接　旋转与压力换能器连接的三通管，使动脉插管与压力换能器相通。将压力换能器的接口插入 BL–420N 系统 1 通道，以记录动脉血压。将刺激电极连接到系统的刺激输出端口，用于输出刺激。

5. 启动系统设置参数　启动 BL–420N 系统，在主界面菜单中选择"实验项目"→"循环实验"→"兔动脉血压调节"实验模块，系统将自动设置各项实验参数并开始记录动脉血压曲线。根据信号窗口中显示的波形，调整增益和扫描速度，以描记最佳的动脉血压曲线。

6. 实验观察

（1）正常血压曲线：在正常血压曲线上，通常可以观察到二级波，有时还可看到三级波。一级波是由心室的收缩和舒张活动所引起的血压波动，频率与心率一致；二级波是由于呼吸运动引起的血压波动，叠加于一级波之上，与呼吸运动频率一致；三级波较少出现，可能是由心血管中枢紧张性的周期性变化所引起的，叠加于一、二级波之上（图 5–22）。

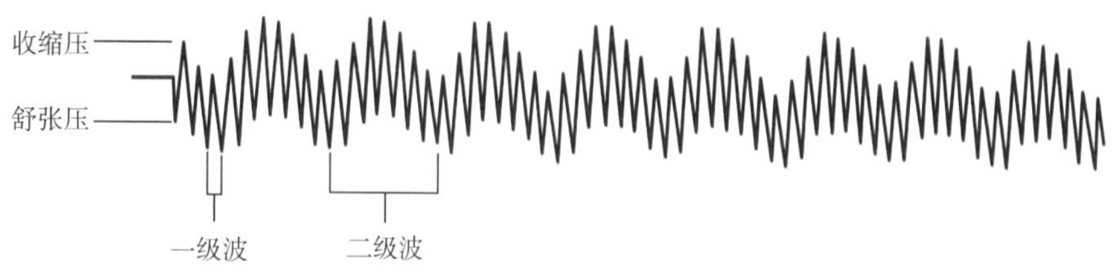

图 5–22　家兔正常动脉血压的波形

（2）夹闭颈总动脉：用动脉夹夹闭右侧颈总动脉 5 ～ 10 s，观察血压和心率的变化。

（3）牵拉颈总动脉：将左侧颈总动脉远心端的结扎线有节奏地向心脏方向轻轻快速牵拉，2 ～ 5 次 /s，持续 5 ～ 10 s，观察血压和心率的变化。

（4）刺激减压神经：先用保护电极刺激完整的右侧减压神经，观察血压和心率的变化。在减压神经中段做双重结扎，在两结扎线之间剪断神经，再分别刺激其中枢端和外周端，观察血压和心率的变化。

（5）刺激迷走神经：剪断右侧迷走神经，刺激其外周端，观察血压和心率的变化。

（6）注射肾上腺素：耳缘静脉缓慢注入 0.01% 肾上腺素 0.2 ～ 0.3 mL，观察血压和心率的变化。

（7）注射去甲肾上腺素：耳缘静脉缓慢注入 0.01% 去甲肾上腺素 0.2 ～ 0.3 mL，观察血压和心率的变化。

7. 退出实验系统　实验完成后，点击工具条上的“■”按钮停止实验。此时可对实验结果进行命名、保存并打印，方法同本章第二节。若不需要命名、保存和打印，停止实验后再点击右上角的“×”按钮，退出 BL-420N 系统。

【注意事项】

1. 麻醉动物时注意观察动物的一般情况，防止麻醉过量死亡。
2. 分离血管和神经时，动作要轻柔。
3. 实验中每观察一个项目后，必须等血压基本恢复到正常水平后，再进行下一项观察。
4. 实验中需注射的药物较多，注意保护动物的耳缘静脉。
5. 实验结束后，必须先结扎颈总动脉近心端，再拔出动脉插管。
6. 同学之间应合理分工，相互协作，密切配合、使实验顺利进行。

【思考题】

1. 刺激完整的减压神经，血压如果不出现变化，可能的原因是什么？
2. 肾上腺素和去甲肾上腺素对心血管系统的作用有何异同？

第十二节　减压神经放电与动脉血压的同步记录

【实验目的】

1. 学习同步记录减压神经放电和动脉血压的方法。
2. 观察家兔减压神经放电波形的特点及其与动脉血压之间的关系，加深对减压反射的理解和认识。

【实验原理】

颈动脉窦和主动脉弓压力感受器反射（减压反射）是维持动脉血压相对稳定的重要调节机制。家兔主动脉弓压力感受器的传入神经在颈部自成一束，称为减压神经，随着动脉血压的波动，减压神经传入冲动的频率也会发生相应的变化。本实验在颈部分离兔的减压神经，先用保护电极记录其在基础状态下的放电，再通过药物等引起血压改变时观察减压神经放电频率的变化，进而理解减压神经在动脉血压调节中的作用。

【实验对象】

家兔。

【实验器材与药品】

BL-420N 系统或其他生物信号采集分析系统，哺乳动物手术器械，兔手术台，保护电极，压力换能器，动脉插管，动脉夹 2 个，滴管，铁支架，皮兜架，有色丝线，纱布；20% 氨基甲酸乙酯，0.5% 肝素生理盐水，0.01% 肾上腺素溶液，0.01% 去甲肾上腺素溶液，0.01% 乙酰胆碱溶液，0.1% 酚妥拉明溶液，1 mL、5 mL、20 mL 注射器各 1 只，生理盐水，液体石蜡。

【实验步骤和方法】

1. 麻醉与固定　方法同本章第十一节。

2. 颈部手术　游离气管和左侧颈总动脉，行气管插管和颈总动脉插管术，方法同本章第十一节。

3. 游离减压神经　游离右侧减压神经，方法同本章第十一节。将同侧颈部皮肤连同气管旁的肌肉用丝线缝扎提起，做成人工皮兜。向兜内注入 40 ℃的液体石蜡，以防神经干燥并起绝缘作用。

4. 实验连接　将引导电极的地线电极夹在皮肤切口的边缘使动物接地。用引导电极（保护电极）将减压神经轻轻勾起悬空，不能触及周围组织，引导电极的另一端与 BL-420N 系统 1 通道连接，用于记录减压神经放电。将监听音箱的连线接入到 BL-420N 系统硬件前面板的监听输出插口，用于监听减压神经放电的声音。将颈总动脉插管通过压力换能器与 BL-420N 系统 2 通道连接，用于记录动脉血压。

5. 启动系统设置参数　启动 BL-420N 系统，在主界面菜单中选择“实验项目”→“循环实验”→“兔减压神经放电”实验模块，系统将自动设置各项刺激参数并开始同步记录减压神经放电和动脉血压。根据信号窗口中显示的波形，调整增益和扫描速度，以描记最佳的减压神经放电和动脉血压波形。

6. 实验观察

（1）正常减压神经放电：观察正常血压情况下减压神经放电信号的波形、节律和振幅，观察放电与心搏、血压间的关系。减压神经放电伴随着心脏节律性收缩和舒张呈集簇性发放，当心室收缩动脉血压升高时放电频率增高，而心室舒张动脉血压降低时放电频率降低（图 5-23）。打开音箱还可听到类似火车行进时发出的“轰轰”声音。

（2）注射肾上腺素：从耳缘静脉注射 0.01% 肾上腺素溶液 0.3 mL，观察减压神经放电频率、幅度及动脉血压的变化。

（3）注射乙酰胆碱：待血压恢复正常后，从耳缘静脉注射 0.01% 乙酰胆碱溶液 0.3 mL，观察减压神经放电频率、幅度及动脉血压的变化。

（4）注射去甲肾上腺素：待血压恢复正常后，从耳缘静脉注射 0.01% 去甲肾上腺素溶液 0.3 mL，观察减压神经放电频率、幅度及动脉血压的变化。

（5）注射酚妥拉明：待血压恢复正常后，从耳缘静脉注射 0.1% 酚妥拉明溶液 0.3 ~ 0.4 mL，观察减压神经放电频率、幅度及动脉血压的变化。

（6）剪断减压神经：待血压恢复正常后，双重结扎减压神经，在结扎线之间剪断减压神经，分别电刺激其

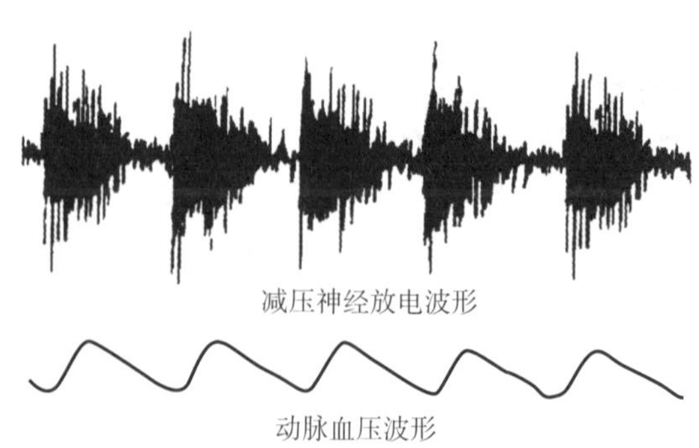

图 5-23　兔减压神经放电与动脉血压的同步记录

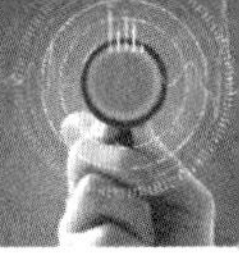

中枢端和外周端，观察减压神经放电和动脉血压的变化情况。

6. 退出实验系统　实验结束后，点击工具条上的“■”按钮停止实验。此时可对实验结果进行命名、保存并打印，方法同本章第二节。若不需要命名、保存和打印，停止实验后再点击右上角的“×”按钮，退出 BL-420N 系统。

【注意事项】

1. 麻醉不宜过浅，以免动物躁动产生肌电干扰。
2. 分离血管和神经时，动作要轻柔，不可过度牵拉减压神经，以免损伤。
3. 减压神经表面要覆盖液体石蜡，防止神经干燥。接地电极夹在动物颈部皮肤上，以免交流电干扰。记录电极要悬空，避免与周围组织接触，以免短路。
4. 实验中每观察一个项目后，必须等血压基本恢复到正常水平后，再进行下一项观察。
5. 实验中需注射的药物较多，注意保护动物的耳缘静脉。
6. 实验结束后，必须先结扎颈总动脉近心端，再拔出动脉插管。

【思考题】

1. 减压神经放电的基本波形有何特点？与心动周期和动脉血压有何关系？
2. 对观察到的每项实验结果进行理论分析。

第十三节　呼吸运动的调节

【实验目的】

1. 学习记录呼吸运动曲线的方法。
2. 观察某些化学因素对家兔呼吸运动的影响，掌握其机制。
3. 掌握肺牵张反射在家兔呼吸运动调节中的作用。

【实验原理】

节律性呼吸运动是由呼吸中枢的节律性活动产生的。呼吸中枢的紧张性活动受体内外许多因素的影响，这些神经或化学因素（如血液或脑脊液中的 P_{O_2}，P_{CO_2} 和 H^+ 等）可直接作用于呼吸中枢或通过相应的反射途径来调节呼吸运动，使呼吸运动的频率、深度和通气量发生改变，以适应内外环境条件的变化。呼吸运动最主要的反射性调节是化学感受性反射，其次是呼吸肌本体感受性反射。肺牵张反射具有明显的种属特异性，在家兔呼吸运动的调节中具有重要的作用，而对正常人体的呼吸运动基本上没有什么调节作用。

【实验对象】

家兔。

【实验器材与药品】

BL-420N 系统或其他生物信号采集分析系统，呼吸换能器，哺乳动物手术器械，兔手术台，气管插管，5 mL、20 mL 注射器各 1 副，50 cm 长的橡皮管 1 根，小烧杯 1 只，保护电极，纱布，丝线；

CO_2 气囊，N_2 气囊，3% 乳酸，20% 氨基甲酸乙酯。

【实验步骤和方法】

1. 麻醉与固定　同第十一节。

2. 颈部手术　游离气管和两侧迷走神经并行气管插管术，方法同第十一节。术毕用温热生理盐水纱布覆盖伤口。

3. 实验连接　将气管插管通过呼吸换能器与 BL-420N 系统 1 通道相连接，将刺激电极连接到 BL-420 N 系统的刺激输出端口（图 5-24）。

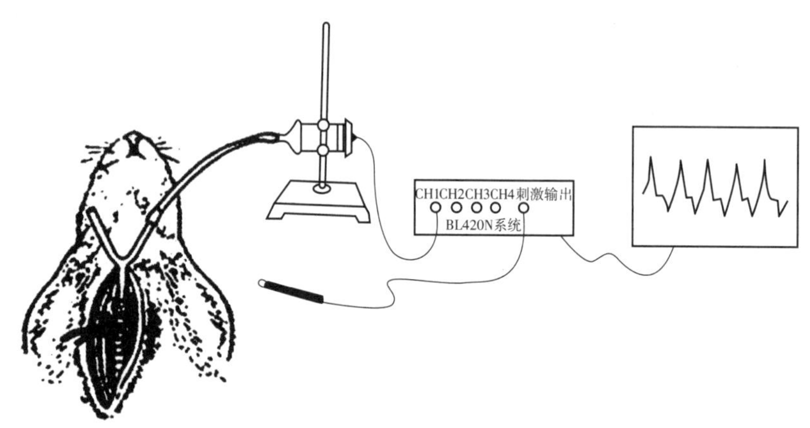

图 5-24　呼吸运动的调节实验装置示意图

4. 启动系统设置参数　启动 BL-420N 系统，在主界面菜单中选择"实验项目"→"呼吸实验"→"呼吸运动调节"实验模块，系统将自动设置各项刺激参数并开始记录呼吸运动曲线。根据主信号窗口中显示的波形，调整增益和扫描速度，以描记最佳的呼吸运动曲线。

5. 实验观察

（1）正常呼吸运动曲线：观察正常呼吸运动曲线，注意其频率、节律和幅度，辨认吸气相和呼气相。

（2）增加吸入气 CO_2 浓度：将 CO_2 气囊管口与气管插管通气口放入同一小烧杯内，烧杯口朝上，打开气囊，慢慢放出气囊中的 CO_2，使吸入气中含有较多 CO_2。观察呼吸运动曲线的变化，同时做出标记。移开气囊，观察呼吸运动的恢复过程。

（3）降低吸入气中 O_2 的浓度：将 N_2 气囊管口靠近气管插管的通气口，打开气囊，以减少吸入气中 O_2 的浓度。观察呼吸运动曲线的变化，同时做出标记。

（4）增大无效腔：在气管插管的管口接一长约 50 cm 的橡皮管，以增大无效腔，观察呼吸运动曲线的变化，同时做出标记。

（5）注射乳酸：经耳缘静脉注射 3% 乳酸 2 mL，观察呼吸运动曲线的变化，同时做出标记。

（6）剪断迷走神经：结扎并剪断一侧迷走神经，观察呼吸运动曲线的变化。再结扎并剪断另一侧迷走神经，观察呼吸运动曲线的变化，同时做出标记。

（7）电刺激迷走神经中枢端：以连续中等强度的电流刺激一侧迷走神经的中枢端，观察呼吸运动曲线的变化，同时做出标记。

6. 退出实验系统　实验结束后，点击工具条上的"■"按钮停止实验。此时可对实验结果进行命名、保存并打印，方法同本章第二节。若不需要命名、保存和打印，停止实验后再点击右上角的"×"

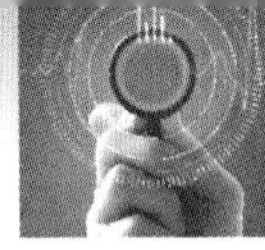

按钮，退出 BL-420N 系统。

【注意事项】

1. 麻醉动物时注意观察动物的一般情况，防止麻醉过量死亡。
2. 切开气管时，若有出血应清理干净，以免堵塞气管。
3. 增加吸入气 CO_2 浓度时，气囊开口不能直接对着气管插管开口，以免 CO_2 浓度增加过高引起呼吸运动大幅度变化。
4. 注射 3% 乳酸时，避免液体外漏引起动物挣扎影响实验结果。
5. 每项实验都应在上一项实验结果恢复到正常后再进行。每项实验项目前后均应有正常呼吸运动曲线作为对照。

【思考题】

1. 对每项实验结果进行理论解释。
2. 增加吸入气 CO_2 浓度与降低吸入气中 O_2 的浓度作用机制有何不同?
3. 过度通气后，呼吸运动将会发生什么变化？为什么?
4. 试设计一实验来观察缺氧对呼吸中枢的直接抑制作用。
5. 试设计一实验来观察气胸时呼吸运动和呼吸曲线的变化。
6. 若没有呼吸换能器，能否设计一个实验来记录呼吸运动的变化。

第十四节 膈神经放电

【实验目的】

1. 学习记录膈神经放电的方法。
2. 观察不同因素对家兔膈神经放电的影响。
3. 加深对呼吸中枢节律性兴奋传出通路的认识。

【实验原理】

呼吸中枢的节律性兴奋通过膈神经和肋间神经传递到膈肌和肋间肌，引起节律性的呼吸运动，其中膈神经控制膈肌的收缩活动。因此，膈神经的电活动能反映呼吸中枢的活动情况。体内外各种刺激因素对呼吸运动的影响，也都能通过膈神经放电活动的变化反映出来。

【实验对象】

家兔。

【实验器材与药品】

BL-420N 系统或其他生物信号采集分析系统，哺乳动物手术器械，兔手术台，保护电极，呼吸换能器，1 mL、20 mL、30 mL 注射器各 1 副，滴管，有色丝线，纱布；20% 氨基甲酸乙酯，生理盐水，液体石蜡，CO_2 气囊，5% 尼可刹米。

【实验步骤和方法】

1. 麻醉与固定　方法同本章第十一节。

2. 颈部手术　与第十一节方法相同，剪去兔颈部腹面的被毛，沿颈部正中线作 3 ~ 5 cm 长切口。分离气管并穿线，在气管表面作倒“T”形切口，行气管插管术并固定。分离两侧迷走神经，穿线备用。

3. 游离膈神经　膈神经由第 4、5、6 对颈神经的腹支汇合而成。在颈部食管背面，用玻璃分针向深层分离结缔组织，即可见数支较粗的臂丛神经由脊柱发出向后外方向走行。在喉头下方约 1 cm 处的脊柱旁，可见较细、洁白的与脊柱平行的膈神经，紧靠臂丛神经内侧向下走行，在臂丛神经腹面横过形成交叉。在尽可能靠近锁骨处用玻璃分针小心仔细分离膈神经 1.5 ~ 2.0 cm，将附着的结缔组织剥离干净，穿线备用。用止血钳夹住切口皮肤及组织，向外上牵拉固定，形成一皮兜。向皮兜内注入 40 ℃的液体石蜡保温，防止神经干燥。用玻璃分针勾起膈神经放到引导电极上，引导电极悬空，避免与周围组织接触。

4. 实验连接　将引导电极的地线电极夹在颈部皮肤切口的边缘使动物接地。用引导电极（保护电极）将膈神经轻轻勾起悬空，不能触及周围组织，引导电极的另一端与 BL-420N 系统 1 通道连接，用于记录膈神经放电。将气管插管通过呼吸换能器与 2 通道连接，用于记录兔呼吸运动曲线。将监听音箱的连线接入到 BL-420N 系统硬件前面板的监听输出插口，用于监听膈神经放电的声音。

5. 启动系统设置参数　启动 BL-420N 系统，在主界面菜单中选择“实验项目”→“呼吸实验”→“膈神经放电”实验模块，系统将自动设置各项实验参数并开始同步记录膈神经放电和呼吸运动曲线。根据信号窗口中显示的波形，适当调节实验参数以获得最佳的记录效果。

6. 实验观察

（1）正常膈神经放电和呼吸运动曲线：观察正常时膈神经放电和呼吸运动的波形，注意膈神经放电的频率与呼吸运动的关系，比较吸气和呼气时隔神经放电波幅和频率的变化（图 5-25）。若打开音箱，则可听到膈神经放电的声音（类似火车开动的声音）。

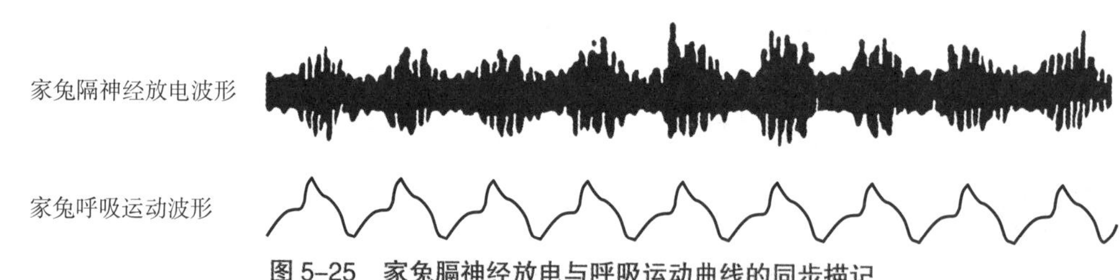

图 5-25　家兔膈神经放电与呼吸运动曲线的同步描记

（2）增加吸入气 CO_2 浓度：将 CO_2 气囊管口与气管插管通气口放入同一小烧杯内，烧杯口朝上。打开气囊，使吸入气中含有较多的 CO_2。观察膈神经放电和呼吸运动曲线的变化，并做出标记。

（3）注射尼可刹米：经耳缘静脉注射 5% 尼可刹米 1 mL，观察膈神经放电和呼吸运动曲线的变化，并做出标记。

（4）窒息对膈神经放电的影响：短暂夹闭气管插管通气口的橡皮管，观察膈神经放电和呼吸运动曲线的变化，并做出标记。

（5）切断迷走神经：剪断一侧迷走神经，观察膈神经放电和呼吸运动曲线有无变化。再剪断另一侧迷走神经，观察膈神经放电和呼吸运动曲线是否有变化。

7. 退出实验系统　实验结束后，点击工具条上的“■”按钮停止实验。此时可对实验结果进行命名、保存并打印，方法同本章第二节。若不需要命名、保存和打印，停止实验后再点击右上角的“×”按钮，退出 BL-420N 系统。

【注意事项】

1. 麻醉不宜过浅，以免动物躁动，产生肌电干扰。
2. 分离膈神经动作要轻柔、干净，避免过多牵拉。
3. 每做完一项实验，必须待膈神经放电和呼吸运动的波形恢复正常后再进行下一步实验。
4. 实验过程中，应注意给神经保温、湿润，引导电极悬空，勿触及周围组织。
5. 动物颈部皮肤接地，保证接地良好。

【思考题】

1. 仔细观察各项因素对膈神经放电和呼吸运动的影响，分析实验结果，并分析其作用机理。
2. 膈神经放电与呼吸运动之间有何关系？
3. 膈神经放电与减压神经放电有何不同？
4. 如何通过实验来证明膈神经是传入神经还是传出神经？

第十五节　胃肠运动的观察

【实验目的】

1. 观察在体胃肠运动的各种形式以及神经和体液因素对胃肠运动的影响。
2. 掌握神经、体液因素对胃肠运动功能调节的机制。

【实验原理】

消化道平滑肌具有一定自动节律性，可以产生多种形式的运动，这些运动的功能是对食物进行机械性消化，并有利于化学性消化和营养物质的吸收。胃肠道的运动受到神经和体液因素的调节，当交感神经兴奋时，胃肠运动减弱，而迷走神经兴奋时，胃肠运动增强。

【实验对象】

家兔。

【实验器材与药品】

BL-420N 系统或其他生物信号采集分析系统，哺乳动物手术器械，滴管，兔手术台，保护电极，1 mL、20 mL 注射器各 1 副，纱布；20% 氨基甲酸乙酯，0.01% 乙酰胆碱溶液，0.01% 肾上腺素溶液，阿托品注射液。

【实验步骤和方法】

1. 麻醉与固定　方法同本章第十一节。
2. 颈部手术　行常规气管插管术，分离一侧迷走神经，穿线备用，方法同第十一节。
3. 腹部手术　将腹部剪毛，沿腹部正中腹白线打开腹腔，暴露胃肠道。
4. 实验观察

（1）观察正常情况下胃和小肠的各种运动形式，注意其紧张度，可用手触摸感受。

（2）在胃及小肠表面直接滴加 0.01% 乙酰胆碱 5 ～ 10 滴，观察胃肠运动的变化。

（3）在小肠的外表面直接滴加 0.01% 肾上腺素 5 ～ 10 滴，观察胃肠运动的变化。

（4）结扎并剪断迷走神经，通过 BL-420N 系统输出 30 Hz、3 V 的连续电流刺激迷走神经外周端，观察胃肠运动的变化。

（5）在电刺激迷走神经的基础上，由兔耳缘静脉注射阿托品 0.5 mg，观察胃肠运动的变化。

【注意事项】

1. 麻醉不宜过深，要求浅麻醉。
2. 应随时用温热生理盐水纱布保护胃肠，防止降温和干燥。

【思考题】

1. 胃肠道有哪些运动形式？分别有何生理意义？
2. 自主神经对胃肠运动有何重要的调节作用？

第十六节　胰液和胆汁分泌的调节

【实验目的】

1. 学习胰管和胆管插管的方法。
2. 观察各种因素对胰液、胆汁分泌的影响，以加深对胰液、胆汁分泌调节机制的理解。

【实验原理】

胰液和胆汁的分泌受神经和体液因素的调节。迷走神经兴奋促进胰液和胆汁的分泌。与神经调节相比，体液调节的作用更为重要。在消化间期，由于胆总管括约肌的收缩阻止胆汁排入十二指肠，胆汁流入胆囊贮存。在消化期，通过神经和体液调节，一方面促进胰液和胆汁的分泌，另一方面促进胆总管括约肌舒张和胆囊收缩，使胆汁排放入十二指肠。同时，在稀盐酸、蛋白质的分解产物和脂肪等的刺激作用下，十二指肠黏膜可分泌促胰液素和缩胆囊素。促胰液素主要促进水和碳酸氢盐的分泌，而缩胆囊素主要促进胰酶的分泌和胆汁的排出。此外，胆盐通过肠 – 肝循环也可促进肝脏分泌胆汁。

【实验对象】

家兔或犬。

【实验器材与药品】

BL-420N 系统或其他生物信号采集分析系统，哺乳动物手术器械 1 套，兔手术台，记滴器，保护电极，细塑料管两根，玻璃皿，乳胶管，2 mL、20 mL 注射器各 1 副；20% 氨基甲酸乙酯，0.5% 盐酸，粗制促胰液素，生理盐水。

【实验步骤和方法】

1. 麻醉与固定　方法同本章第十一节。
2. 颈部手术　常规行气管插管术，游离一侧迷走神经，穿线备用，方法同本章第十一节。

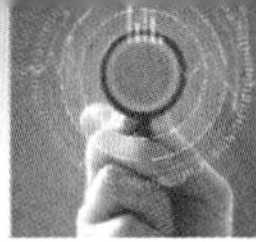

3. 腹部手术　剪去腹部被毛，由剑突向下沿正中线做一约 10 cm 的切口，暴露腹腔。将肝脏轻轻向上翻，找到胆囊和胆囊管，将胆囊管结扎，注意切不可在此处结扎胆总管。用注射器抽取胆囊胆汁数毫升备用。用玻璃分针顺着胆总管仔细游离胆总管，找到其位于十二指肠上端背面的出口，在紧靠十二指肠处将胆总管穿线结扎，在结扎处上端剪一斜行小口，向肝脏方向插入充满生理盐水的胆管插管（细塑料管），用线结扎固定（图 5–26）。

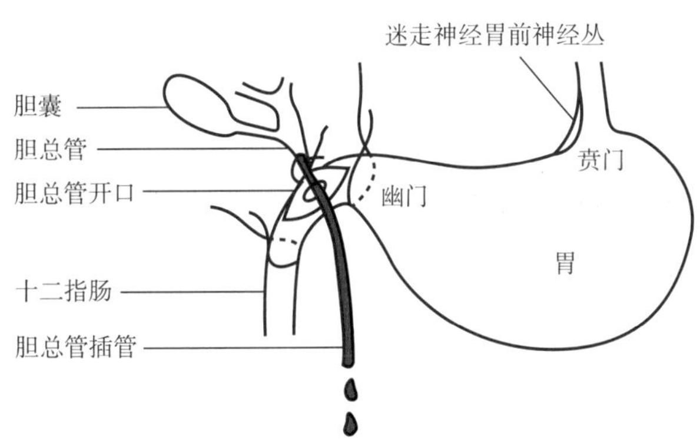

图 5–26　胆总管的解剖位置和插管示意图

从十二指肠末端找到胰尾，将胰腺向上翻转，显露胰腺背面的胰管，沿胰尾向上将附着于十二指肠的胰腺组织用盐水纱布轻轻剥离，注意不要伤及周围的血管和胰腺组织。在尾部向上 2 ~ 3 cm 处，可见一白色较细的小管从胰腺穿入十二指肠，此白色小管即为胰主导管。小心分离胰主导管并穿线，在胰主导管靠近十二指肠处剪一斜行小口，将充满生理盐水的胰管插管（细塑料管）插入胰主导管，结扎固定。在十二指肠上端和空肠上端分别穿一粗棉线备用。将手术部位用温热生理盐水纱布覆盖后即可进行实验观察。

4. 记录胰液和胆汁的分泌　将胆管插管和胰管插管引至腹腔外，分别接到充满生理盐水的乳胶管上，并通过两个记滴器分别与 BL–420N 系统的 1、2 通道相连，记录胰液和胆汁分泌的滴数。启动 BL–420N 系统，选择菜单栏输入信号→1、2 通道→慢速电信号，同步记录胰液和胆汁的滴数。

5. 实验观察

（1）观察胰液和胆汁的基础分泌量，连续记录 2 ~ 5 min。一般胆汁的分泌连续不断，胰液分泌量少或无。

（2）将上述抽取的胆囊胆汁取少量稀释 10 倍，耳缘静脉注射 1 mL，观察并记录胰液和胆汁分泌的变化。

（3）将上述抽取的胆囊胆汁向十二指肠腔内注射 2 mL，观察并记录胰液和胆汁分泌的变化。

（4）将事先穿放在十二指肠和空肠上段的两根粗棉线扎紧，而后向十二指肠腔注入 37 ℃的 0.5% 盐酸 25 ~ 30 mL，观察胰液和胆汁分泌的变化（观察时间 10 ~ 20 min）。

（5）耳缘静脉注射粗制促胰液素 5 mL，观察胰液和胆汁分泌的变化。

（6）剪断颈部迷走神经，用保护电极电刺激（采用连续单刺激，波宽 1.0 ms，刺激强度 3.0 V，频率 30 Hz）其外周端，观察胰液和胆汁分泌的变化。

【注意事项】

1. 肝极易出血，操作时须轻柔，避免锐利器械划碰。

2. 胆总管附近血管丰富，分离时需特别小心。胰总管和胆总管壁薄，柔软易断，插管时不要损伤。

3. 插管一定要插入管腔，与胆总管和胰主导管平行，不能扭转。

4. 如果胰液分泌太少，可用毛细玻璃管接于乳胶管上，通过人工计滴方法观察，或者只记录胆汁的分泌。

5. 打开腹腔后，要注意动物的保温。

【思考题】

1. 试述胰液和胆汁分泌的调节机制。

2. 结合本实验结果，说明胆盐肝肠循环的生理意义。

【附录】粗制促胰液素的制备方法

将急性实验刚处死的狗的十二指肠从首端开始向下截出 60 ～ 70 cm，将肠腔冲洗干净，纵向剪开平铺在木板上，用刀柄刮下全部黏膜放入研钵中，加入 0.5% 盐酸 10 ～ 15 mL 充分研磨。将得到的匀浆倒入烧杯中，再注入 0.5% 盐酸 100 ～ 150 mL，煮沸 10 ～ 15 min，再用 10% ～ 20% 的 NaOH 溶液趁热中和，用玻璃棒搅均匀，待用 pH 试纸检测至近中性时，用滤纸趁热过滤所得到的滤液就是粗制促胰液素，低温保存备用。

第十七节　影响尿生成的因素

【实验目的】

1. 学习收集动物尿液的方法。

2. 观察某些因素对尿生成的影响，分析其作用机制。

【实验原理】

尿生成的过程包括肾小球的滤过、肾小管和集合管的重吸收与分泌。凡能影响上述三个过程的因素都会影响尿的生成，导致尿量和尿的成分发生变化。

【实验对象】

家兔。

【实验器材与药品】

BL-420N 系统或其他生物信号采集分析系统，压力换能器，三通管，记滴器，保护电极，兔手术台，铁支架，哺乳动物手术器械，1 mL、2 mL、5 mL、10 mL、20 mL 注射器各 1 副，动脉夹，动脉插管，输尿管插管，膀胱插管，小号临床用导尿管，培养皿，纱布，丝线；20%氨基甲酸乙酯，1%肝素生理盐水，0.01%去甲肾上腺素，呋塞米（速尿），20%葡萄糖，垂体后叶激素，0.6%酚红，10%氢氧化钠，尿糖试纸，班氏试剂，液体石蜡，生理盐水。

【实验步骤和方法】

1. 麻醉与固定　方法同本章第十一节。

2. 颈部手术

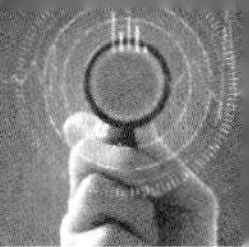

（1）颈部剪毛，沿颈部正中做 4 ~ 6 cm 长皮肤切口，用止血钳钝性分离皮下组织和肌肉，暴露气管。在气管两侧找到颈动脉鞘，辨认其内的颈总动脉和迷走神经。

（2）分离左侧颈总动脉，并行颈总动脉插管术（方法详见本章第十一节）。

（3）分离右侧迷走神经，穿线备用。

（4）手术完毕后，用温热生理盐水纱布覆盖创口。

3. 尿液收集　可采用输尿管插管法、膀胱插管法或尿道插管法。

（1）输尿管插管法：腹部剪毛，自耻骨联合上缘沿正中线向上做一约 5 cm 长的皮肤切口，再沿腹白线剪开腹壁和腹膜，暴露腹腔，辨认膀胱。将膀胱向外翻转移出体外腹壁上，在膀胱底部找出两侧输尿管。小心游离一侧输尿管，将其近膀胱端用线结扎，再在结扎处上方的管壁剪一小切口，将充满生理盐水的输尿管插管向肾脏方向插入输尿管，用线扎紧固定，即可见有尿液自插管滴出。再用同样方法将另一侧输尿管插管。两侧插管可用一 Y 形管汇合起来引至兔手术台边缘，使尿液直接滴在记滴器的金属电极上（图 5–27）。手术完毕后，用温热生理盐水纱布覆盖腹部创口，以保持腹腔内温度。若一侧插管不成功，也可只记录一侧插管的尿量。

（2）膀胱插管法：与上述方法相同，腹部剪毛，自耻骨联合上缘沿正中线向上做一约 5 cm 长的皮肤切口，再沿腹白线剪开腹壁和腹膜，暴露膀胱。将膀胱向外翻转移出体外腹壁上，辨认两侧输尿管，将膀胱颈部穿线并结扎，以阻断膀胱与尿道的通路，注意切不可将输尿管一同结扎。选择膀胱顶部血管较少处剪一小口（需将膀胱壁全层剪开），插入膀胱插管，用线结扎固定（图 5–28）。使插管尿液流出口处低于膀胱水平，并将插管引至兔手术台边缘，使插管流出的尿液直接滴在记滴器的金属电极上。手术完毕后，用温热生理盐水纱布覆盖腹部创口。

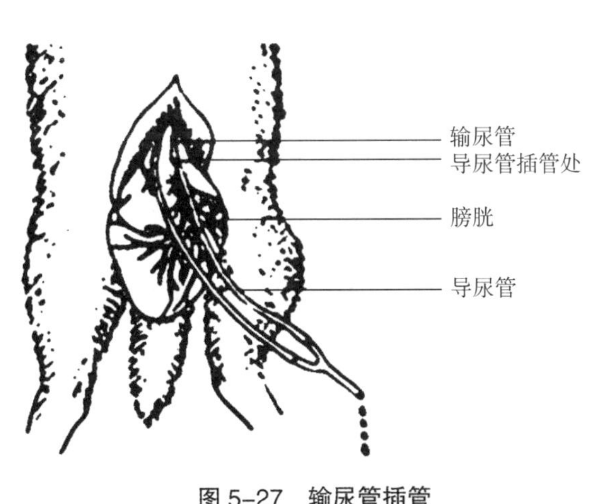

图 5–27　输尿管插管

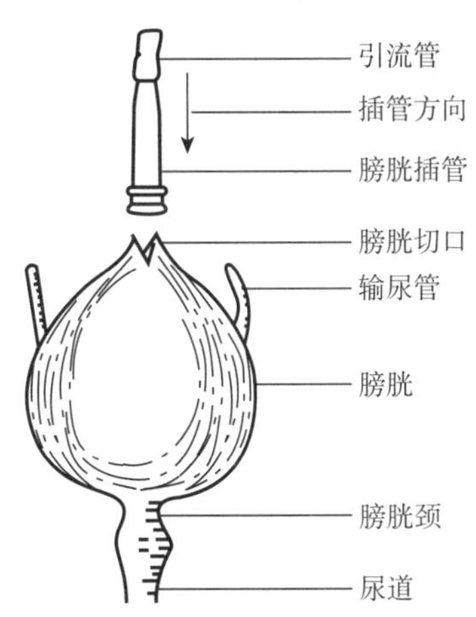

图 5–28　膀胱插管示意图

（3）尿道插管法：本法适用于雄性家兔。取小号临床用导尿管，用少量液体石蜡涂擦其表面后，直接由尿道外口插入，深度以尿液流出为宜。将导尿管引至兔手术台边缘，使流出的尿液直接滴在记滴器的金属电极上。

4. 实验连接　将颈总动脉插管通过压力换能器连至 BL–420N 系统 1 通道，记滴器与系统的记滴输入插口相连，保护电极与系统的刺激输出插口相连。启动 BL–420N 系统，在主界面菜单中选择“实验项目”→“泌尿实验”→“影响尿生成的因素”实验模块，系统将自动设置各项实验参数并开始实验，系统自动设置的实验参数为：放大倍数为 50 ~ 100，滤波为 3 ~ 30 Hz，直流输入。打开压力换能器三通上的开关，移去动脉夹，开始记录动脉血压和尿量（尿量也可直接数每分钟的滴数）。根据信号窗口中显示的波形，适当调节实验参数以获得最佳的观察效果。

5. 实验观察

（1）记录正常血压和尿量（滴 /min）。

（2）耳缘静脉快速注射 37 ℃生理盐水 20 mL，观察血压和尿量的变化。

（3）用尿糖试纸蘸取尿液进行尿糖定性试验，然后由耳缘静脉注射 20% 葡萄糖 5 mL，观察血压和尿量的变化。待尿量明显增多时，再做尿糖定性试验。

（4）耳缘静脉注射 0.01% 去甲肾上腺素 1 mL，观察血压和尿量的变化。

（5）耳缘静脉注射呋塞米（5 mg/kg 体重），观察血压和尿量的变化。

（6）耳缘静脉注射垂体后叶激素 2 U，观察血压和尿量的变化。

（7）耳缘静脉注射 0.6% 酚红 0.5 mL，然后用盛有 10% 氢氧化钠的培养皿接取尿液。如果尿中有酚红排出，遇氢氧化钠则呈现红色。计算从注射酚红时起到尿中排出酚红所需的时间。

（8）剪断右侧颈迷走神经，用保护电极电刺激（采用连续单刺激，波宽 1.0 ms，刺激强度 3.0 V，频率 30 Hz）迷走神经外周端 20 ~ 30 s，观察血压和尿量的变化。

（9）从左侧颈总动脉插管放血 20 mL，观察血压和尿量的变化。再将收集的经肝素生理盐水抗凝处理的血液由耳缘静脉回输，观察血压和尿量的变化。

6. 退出实验系统　实验结束后，点击工具条上的“■”按钮停止实验。此时可对实验结果进行命名、保存并打印，方法同本章第二节。若不需要命名、保存和打印，停止实验后再点击右上角的“×”按钮，退出 BL-420N 系统。

【注意事项】

1. 实验前给家兔多喂蔬菜或用导管向胃内灌入清水 40 ~ 50 mL，以增加基础尿量。

2. 手术动作应轻柔，以免造成损伤性尿闭。腹部切口不宜过大，剪开腹壁时应避免损伤内脏。勿使胃肠外露，以免血压下降。

3. 输尿管插管时，应避免将插管插入管壁肌层与黏膜之间；插管方向应与输尿管方向一致，勿使输尿管扭曲，以防止尿液流出不畅。

4. 膀胱插管时，应避免将双侧输尿管结扎。

5. 实验中需多次进行静脉注射，应保护好家兔的耳缘静脉，注射时要从远离耳根部位开始。亦可在实验开始前，从耳缘静脉进行静脉滴注，以后每次注射药物可从静脉滴注管注入。

6. 观察结果一般为 3 ~ 5 min，有的项目（如呋塞米）可在 5 min 以后开始观察。

7. 待每一药物作用基本消失后，再做下一项实验。

【附注】尿糖定性试验方法

将尿糖试纸的纸片部浸入尿液中 2 s，取出 30 ~ 60 s 后与试纸包装上的标准色板进行对照，判定结果。也可取少量尿液加入试管，再加入班氏试剂 1 ~ 2 滴，于酒精灯上加热煮沸，若变成砖红色或黄色，则尿糖定性为阳性。

【思考题】

1. 影响肾小球滤过的因素有哪些？是如何影响的？

2. 静脉注射 20% 葡萄糖 5 mL 后，尿量有何变化？为什么？

3. 呋塞米的利尿机制是什么？

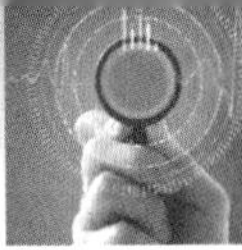

第十八节　反射时的测定与反射弧的分析

【实验目的】

1. 学习测定反射时的方法。

2. 分析屈肌反射弧的组成，并探讨反射弧的完整性与反射活动的关系。

【实验原理】

反射是指在中枢神经系统的参与下，机体对内、外环境刺激所作出的规律性的应答反应。从感受器接受刺激到机体发生反应的时间称为反射时，即完成一个反射所需要的时间。反射的结构基础是反射弧，由感受器、传入神经、神经中枢、传出神经和效应器五个部分组成。如果反射弧任何一个部分受到破坏，反射则不能完成。

较复杂的反射活动需经中枢神经系统多级水平的整合才能完成，而较简单的一些反射活动在脊髓水平即可完成。脊髓与高位中枢离断的动物称为脊髓动物或脊动物，如脊蛙。脊动物在一侧肢体受到伤害性刺激时，该侧肢体关节的屈肌反射性收缩而伸肌舒张，引起肢体屈曲，称为屈肌反射。

【实验对象】

蟾蜍或蛙。

【实验器材与药品】

BL-420N 系统或其他生物信号采集分析系统，蛙类手术器械，铁支架，铁夹，刺激电极，纱布，棉球，培养皿，秒表，烧杯；0.5%硫酸溶液。

【实验步骤和方法】

1. 反射时的测定

（1）取一只蟾蜍或青蛙，沿两侧鼓膜后缘连线处剪去颅脑部，保留下颌部分，用棉球压迫创口止血，以制备脊蟾蜍或脊蛙；此外，也可用金属探针由枕骨大孔刺入颅腔捣毁脑组织，以棉球塞入创口止血制备脊蟾蜍或脊蛙。然后用铁夹夹住蟾蜍下颌，悬吊于铁支架上（图 5-29）。

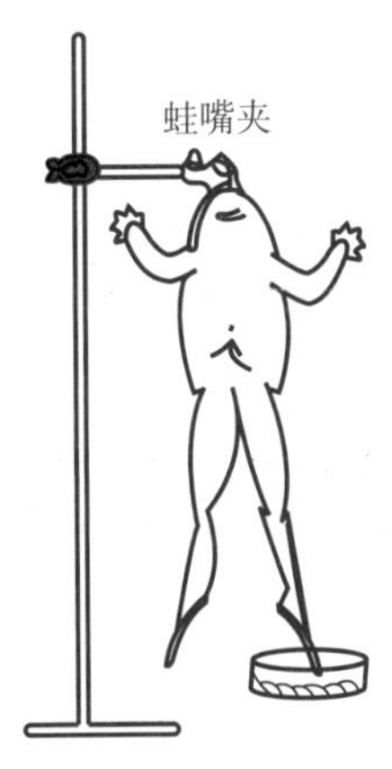

图 5-29　反射时的测定与反射弧的分析装置

（2）用培养皿盛 0.5%硫酸溶液，将蟾蜍左后肢的最长趾尖浸入硫酸溶液中，同时用秒表计时，当后肢发生屈曲时，则停止计时，此时间即为反射时。随后立即将后肢浸入盛有清水的烧杯中，清洗皮肤上的硫酸溶液并用纱布擦干。按上述方法重复三次，求出平均值作为左后肢最长趾的反射时。

2. 反射弧的分析

（1）在左后肢趾关节上方环形剪开皮肤，然后将皮肤剥净。用 0.5%硫酸刺激去皮的长趾，观察反应。

（2）将蟾蜍右后肢的最长趾尖浸入 0.5%硫酸溶液中，观察有无屈肌反射发生。随即用清水洗去皮肤上的硫酸，并用纱布擦干。

（3）在右侧大腿背面剪开皮肤，在股二头肌和半膜肌之间分离出坐骨神经，穿双线并结扎。在两条结扎线之间剪断坐骨神经，重复步骤（2），观察结果有何不同。

（4）启动 BL-420N 系统，在主界面右下角点击刺激器按钮，选择连续单刺激，阈上刺激强度，波宽 1.0 ms，频率 30 Hz，用保护电极分别电刺激右坐骨神经的中枢端和外周端，观察有何反应。

（5）用金属探针捣毁脊髓，然后重复步骤（4），观察有无反应。

（6）直接刺激右侧腓肠肌，观察有何反应。

【注意事项】

1. 剪去颅脑部位应适当，太高则保留部分脑组织而出现自主活动，太低则损伤脊髓而影响反射的引出。

2. 浸入硫酸的部位应限于趾尖，勿浸入太多，浸入时间不宜过长，几秒钟即可，以免损伤感受器。

3. 每次用硫酸刺激后，应迅速用清水冲洗并用纱布擦干，以防将培养皿中的硫酸稀释。

4. 左后肢足趾皮肤一定要剥除干净，否则刺激仍能引起反射。

【思考题】

1. 通过本实验，可以证明屈肌反射的反射弧具体由哪几个部分组成？

2. 电刺激右坐骨神经的中枢端和外周端，反应有何不同？为什么？

第十九节　大脑皮层运动区功能的定位

【实验目的】

1. 学习哺乳动物开颅手术的方法。

2. 观察电刺激大脑皮层不同部位引起相关肌肉的收缩，了解皮层运动区对躯体运动的调节和定位关系。

【实验原理】

大脑皮层是调节躯体运动的最高级中枢。在人和高等动物，皮层运动区主要位于中央前回（4 区）和运动前区（6 区），通过相应的传出通路控制肌肉的活动。大脑皮层运动区具有精细的功能定位，电刺激运动区的不同部位，能引起特定的肌肉或肌群收缩。

【实验对象】

家兔。

【实验器材与药品】

BL-420N 系统或其他生物信号采集分析系统，哺乳动物手术器械，兔手术台，咬骨钳，骨钻，骨蜡或吸收性明胶海绵，缝合针，刺激电极，纱布；20% 氨基甲酸乙酯，生理盐水。

【实验步骤和方法】

1. 麻醉与固定　取兔称重，按 2.5 ~ 3.5 mL/kg 剂量经耳缘静脉注射 20% 氨基甲酸乙酯进行半量麻醉。然后将兔俯卧位固定于兔手术台上。

2. 开颅暴露大脑皮层　剪去头顶部毛发，沿颅顶正中线由眉弓至枕部切开头顶皮肤，用手术刀柄刮去颅顶骨膜。用骨钻在冠状缝后、矢状缝外的颅骨上钻一小孔（图 5-30），再用咬骨钳扩大创口，

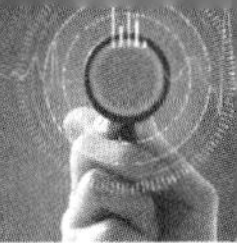

若有出血可用骨蜡或吸收性明胶海绵止血，直到两侧大脑半球基本暴露为止。用小镊子夹起硬脑膜，仔细剪去，暴露大脑皮层，滴加少量温生理盐水，以防皮层干燥。手术完成后，松开动物的头和四肢，以便观察躯体运动反应。

3. 实验观察　启动 BL-420N 系统，在主界面右下角点击刺激器按钮，打开刺激参数设置对话框，将刺激参数设置为连续单刺激、刺激强度 5 ~ 10 V、波宽 1.0 ms、频率 30 Hz。用刺激电极接触一侧大脑皮层表面，点击刺激器按钮输出刺激，由前向后，从矢状缝由内向外，依次逐点刺激大脑皮层运动区的不同部位，观察躯体运动反应。画好兔大脑半球背面观的轮廓示意图，将引起躯体不同部位的运动反应有关的皮层刺激点，以不同符号标记在兔皮层背面观的轮廓示意图上（图 5-31）。再在另一侧大脑皮层重复上述实验。每次刺激时间为 5 ~ 10 s，间歇约 1 min 后再给予刺激。

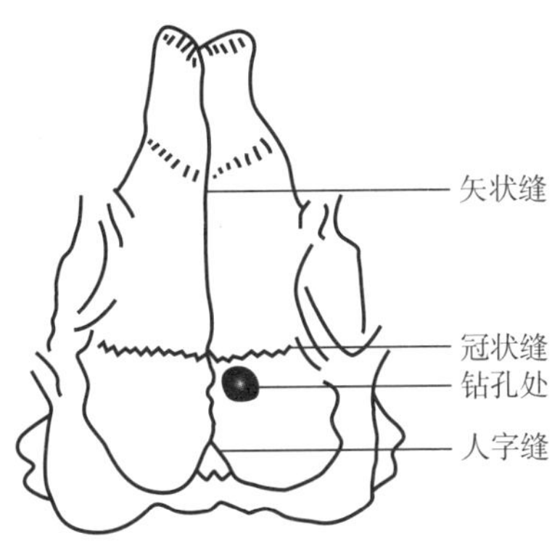

图 5-30　兔颅骨标志及钻孔处

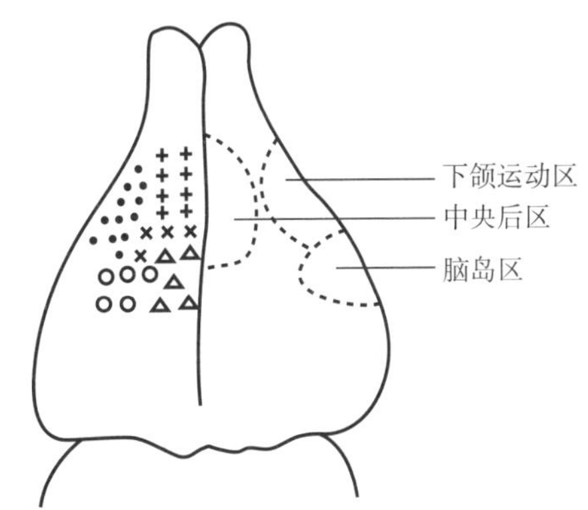

图 5-31　兔大脑皮层功能区定位示意图

【注意事项】

1. 麻醉不宜过深，否则可能影响肌肉的收缩反应。
2. 术中应随时止血，刺激不能过强以免损伤大脑皮层。
3. 刺激电极的间距要小，但勿短路。
4. 每次刺激大脑皮层时应持续 5 ~ 10 s，才能确定有无反应。

【思考题】

1. 家兔大脑皮层运动区的功能定位有何特征？
2. 大脑皮层运动区的传出通路是什么？

第二十节　去大脑僵直

【实验目的】

观察去大脑僵直现象，证明中枢神经系统有关部位对肌紧张的调节作用。

【实验原理】

中枢神经系统对骨骼肌紧张性的调节既有易化作用，也有抑制作用。易化肌紧张的中枢部位有前庭核、小脑前叶两侧部、脑干网状结构易化区；抑制肌紧张的中枢部位有大脑皮层运动区、纹状体、小脑前叶蚓部、延髓网状结构抑制区。正常情况下，中枢对肌紧张的易化作用和抑制作用在一定的水平上保持相对平衡，使骨骼肌保持一定的紧张性，以维持躯体的正常姿势。如果在动物中脑上、下丘之间切断脑干，则较多的抑制系统特别是皮层、纹状体的传出通路被切断，使抑制肌紧张的作用大为减弱，而易化系统的传出通路基本不受影响，使中枢对肌紧张的易化作用相对大为增强，占绝对优势，动物将出现四肢伸直、头尾昂起、脊柱挺硬等伸肌肉紧张亢进的现象，称为去大脑僵直。

【实验对象】

家兔。

【实验器材与药品】

哺乳动物手术器械，咬骨钳，骨钻，骨蜡或吸收性明胶海绵，缝合针，纱布；生理盐水，20%氨基甲酸乙酯。

【实验步骤和方法】

1. 麻醉与固定　取兔称重，按 5 mL/kg 的参考剂量经耳缘静脉注射 20%氨基甲酸乙酯进行麻醉，然后将兔俯卧位固定于兔手术台上。

2. 开颅暴露颅脑背面　剪去头部毛发，沿颅顶正中线由眉弓至枕部切开头顶部皮肤，用手术刀柄刮去颅顶骨膜。用骨钻在冠状缝后、矢状缝外的骨板上钻一小孔（图 5-30），再用咬骨钳迅速扩大创口，充分暴露两侧大脑半球后缘。

3. 切断脑干　将兔头托起，用手术刀柄从大脑半球后缘轻轻托起枕叶，即可见中脑背面的四叠体（一对上丘，较大；一对下丘，较小）。在中脑上、下丘之间用手术刀向前倾斜约 45°，果断切向颅底，同时向两边拨动，将脑干完全切断（图 5-32）。

4. 观察实验现象　松开家兔四肢，几分钟后观察家兔有无去大脑僵直现象（图 5-33）。

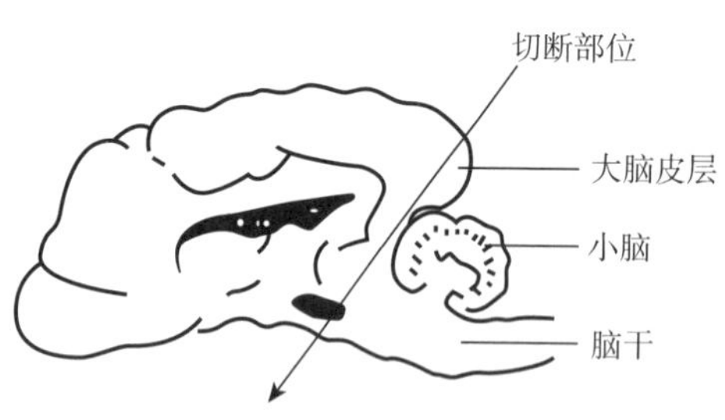

图 5-32　家兔脑干切断部位

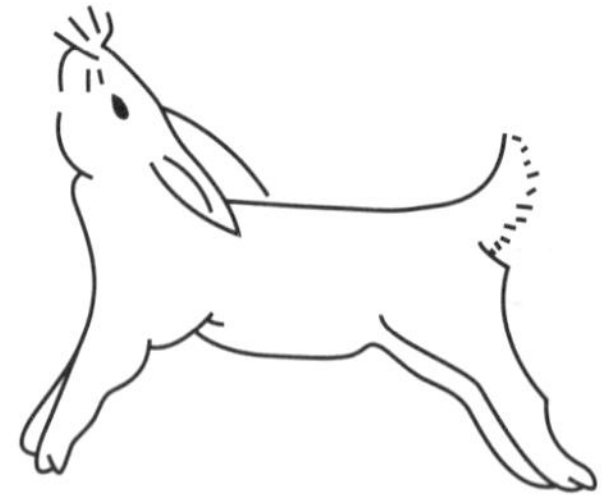

图 5-33　家兔去大脑僵直

【注意事项】

1. 手术过程中应随时止血，勿损伤大脑皮层。

2. 横断脑干部位要准确，过低可损伤延髓呼吸中枢，导致呼吸停止；过高则可能不出现去大脑僵直现象。

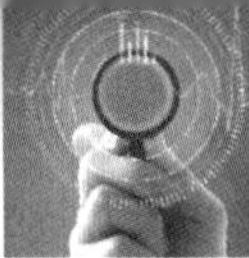

3. 切断脑干后要等 10 min 左右再作观察。适度牵拉躯体和四肢，可加速出现或加强僵直现象。若不出现僵直现象，可改变切断角度或将切断水平略向后移，再次切断。

4. 切断脑干要果断，若动物挣扎，切勿松手，继续切至颅底。

【思考题】

1. 去大脑僵直发生的机制是什么?
2. 何谓 α 僵直和 γ 僵直? 去大脑僵直属于哪种僵直?
3. 发生去大脑僵直后，若再在颈髓以下切断脊髓，肌张力又会有什么变化?

第二十一节　小鼠一侧小脑损伤的观察

【实验目的】

观察破坏小鼠一侧小脑对肌紧张和身体平衡等躯体运动的影响，加深对小脑功能的认识。

【实验原理】

小脑由皮层（灰质）和髓质（白质）组成，根据小脑的传入、传出纤维联系，可将小脑分为三个主要功能部分，即前庭小脑、脊髓小脑和皮层小脑。前庭小脑主要由绒球小结叶构成，主要功能是控制躯体平衡和眼球运动。脊髓小脑由蚓部和半球中间部组成，主要功能是调节肌紧张和协调随意运动。皮层小脑指半球外侧部，主要功能是参与随意运动的设计和程序的编制。小脑损伤的动物会出现躯体运动功能障碍，主要表现为躯体平衡失调、肌张力增强或减退以及共济失调。

【实验对象】

小鼠。

【实验器材与药品】

哺乳动物手术器械，鼠板，棉球，200 mL 烧杯，大头针，乙醚。

【实验步骤和方法】

1. 观察正常小鼠的姿势、肌张力及运动情况。

2. 麻醉　将小鼠罩于烧杯内，然后放入一块浸有乙醚的棉球，使其吸入麻醉。待动物停止运动、呼吸变深慢后，将其取出，俯卧位放于鼠板上。

3. 头部手术

（1）用镊子夹起头部皮肤，沿头部正中线剪开皮肤直达耳后部。用左手拇指和食指捏住头部两侧，用刀柄向两侧剥离颈部肌肉及骨膜，暴露颅骨，透过透明的颅骨即可见到小脑。

（2）辨认小鼠颅骨的冠状缝、矢状缝与人字缝，矢状缝向后延续与人字缝交叉，形成不规则的四个象限。参照图中所示位置，用大头针垂直刺入一侧小脑，深 2 ~ 3 mm（图 5-34）。然

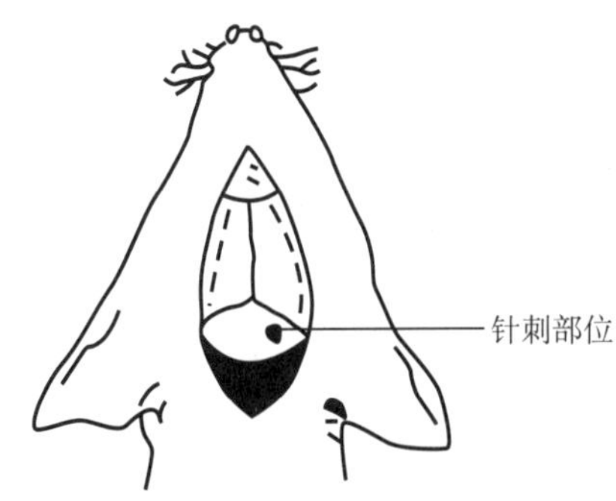

图 5-34　破坏小鼠小脑的部位

后在小脑范围内前后左右搅动，以破坏该侧小脑。取出大头针，用棉球止血。

4. 实验观察　将小鼠放在实验台上，待清醒后观察其姿势、肌张力和运动情况的变化，看是否出现步态不稳、向一侧旋转或翻滚等表现。当损伤较轻时，向健侧旋转，当损伤较重时，向伤侧翻滚。

【注意事项】

1. 麻醉时不可过深，也不要完全密闭烧杯，以免动物窒息死亡。
2. 破坏小脑时不可刺入太深，以免损伤中脑、延髓或对侧小脑。
3. 抓握小鼠时应小心防止被咬。

【思考题】

1. 为什么破坏小鼠一侧小脑后会出现躯体运动障碍？
2. 小脑是如何参与维持身体平衡、调节肌紧张、协调随意运动以及随意运动的设计和程序编制的？

第二十二节　动物一侧迷路破坏的效应

【实验目的】

观察动物一侧迷路破坏的效应，加深对前庭器官维持机体正常姿势与平衡功能的认识。

【实验原理】

内耳迷路中的前庭器官由三个半规管、椭圆囊和球囊组成，是感受身体姿势、运动状态以及头部空间位置的感受器。前庭器官可反射性地调节颈、躯干和四肢等部位的肌紧张，从而维持身体的姿势与平衡。当一侧前庭器官受到破坏时，机体的肌紧张协调发生障碍，动物将失去维持正常姿势与平衡的能力。而当前庭器官受到过强、过长的刺激或前庭器官过度敏感时，可引起前庭自主神经反应，其中最特殊的是躯体运动时引起的眼球运动，称为眼震颤。眼震颤是眼球不自主的节律性运动，临床上常根据眼震颤试验来判断前庭功能是否正常。

【实验对象】

豚鼠。

【实验器材与药品】

滴管，纱布，棉球；氯仿。

【实验步骤和方法】

1. 观察正常豚鼠　注意正常豚鼠的姿势、行走状态和有无眼震颤。

2. 破坏豚鼠一侧迷路　将豚鼠侧卧，头部固定不动，提起一侧耳郭，用滴管向外耳道深处滴入氯仿 2 ~ 3 滴。然后保持豚鼠侧卧位，不让其头部扭动，以利于氯仿渗入。

3. 实验观察　麻醉后 10 ~ 15 min，豚鼠一侧迷路即可被破坏，此时可见豚鼠的头部偏向迷路被破坏的那一侧，随即出现眼震颤。若握住豚鼠后肢将其提起，则豚鼠的头和躯干皆弯向迷路被破坏的那

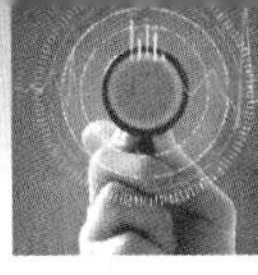

一侧；若任其自由活动，则可见豚鼠向迷路被破坏一侧作旋转运动或翻滚。试将豚鼠的头部摆正，感受其颈部肌张力的变化。

【注意事项】

1. 氯仿是一种高脂溶性麻醉剂，向豚鼠外耳道滴氯仿的量不宜过多，以免造成动物死亡。
2. 滴入氯仿后，应使动物持续侧卧 10 ~ 15 min，以使药物渗入迷路。
3. 应记住氯仿是滴入左耳还是右耳，以便分析。不能双耳都滴药。

【思考题】

1. 破坏豚鼠的一侧迷路后，其运动功能发生了哪些变化？为什么？
2. 破坏一侧迷路后，为什么动物头和躯干都歪向迷路被破坏的一侧？

第六章　病理生理学基础性实验

第一节　高钾血症

【实验目的】

1. 复制高钾血症的实验动物模型。
2. 观察高钾血症对心脏的毒性作用及心电图的改变。
3. 了解高钾血症抢救的措施及机理。

【实验原理】

钾是机体极为重要的电解质之一，在体内的含量仅次于钠，其中 98% 存在于细胞内液，存在于细胞外液的仅占 2%。正常血钾浓度为 3.5 ~ 5.5 mmol/L，血钾浓度高于 5.5 mmol/L 称为高钾血症。高钾血症对机体的危害表现在心脏、神经肌肉和酸碱平衡等方面，其中最主要的是对心脏的毒性作用。心电图的改变对高钾血症的临床诊断最具价值，高钾血症早期心电图表现为 P 波和 QRS 波波幅减小、P–R 间期增宽、可出现宽而深的 S 波、T 波高尖等（图 6–1）。急性重度高钾血症可使心肌动作电位和有效不应期缩短，兴奋性、传导性、自律性、收缩性降低，出现多种心律失常以致心脏停搏。高钾血症的治疗措施包括：治疗原发疾病，去除病因；禁食高钾食物；注射葡萄糖和胰岛素，促进 K^+ 向细胞内液转移；用钠盐和钙剂对抗高钾对心脏的毒性作用；促进血钾的排泄等。

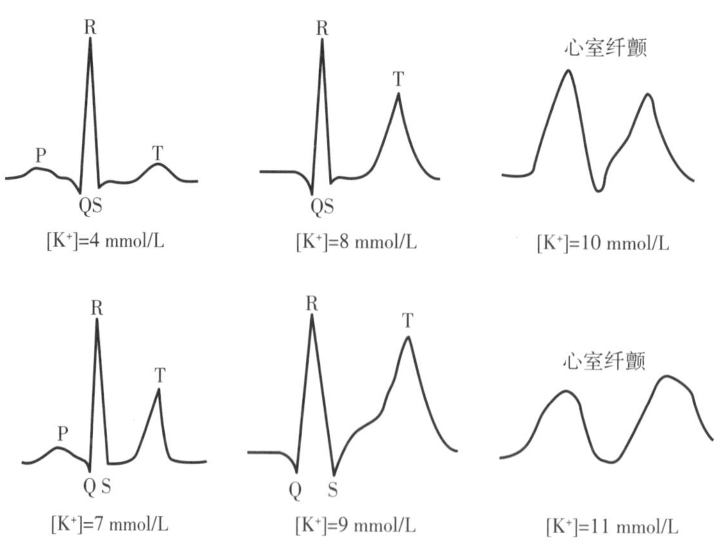

图 6–1　不同浓度高钾血症时的心电图

本实验通过静脉或腹腔注射氯化钾，使血钾浓度短时间内快速升高造成急性高钾血症，观察高钾

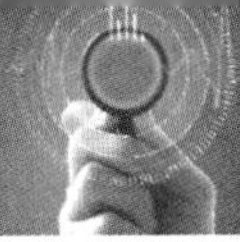

血症时心电图的变化，了解高钾血症对心脏的毒性作用以及对高钾血症的抢救治疗措施。

【实验对象】

家兔。

【实验器材与药品】

BL-420N 系统或其他生物信号采集分析系统，血气分析仪，兔手术台，哺乳动物手术器械，婴儿秤，小儿头皮针，试管，注射器（5 mL、10 mL、20 mL），静脉输液装置；20% 乌拉坦，5% 氯化钾、10% 氯化钾，10% 氯化钙或 10% 葡萄糖酸钙，5% 碳酸氢钠，葡萄糖 – 胰岛素溶液（50% 葡萄糖 4 mL+1 U 胰岛素），肝素生理盐水溶液。

【实验步骤和方法】

1. 手术操作　取兔称重，耳缘静脉注射 20% 乌拉坦（5 mL/kg）进行麻醉，仰卧固定于兔台。剪去兔颈部被毛，沿颈部正中线做一 5 ~ 6 cm 皮肤纵向切口，游离一侧颈总动脉，结扎远心端，近心端用动脉夹夹闭，行颈总动脉插管用于采血，用线结扎固定插管。

2. 测定正常血钾浓度　待家兔呼吸稳定后，松开动脉夹用试管采血 1 mL，用血气分析仪测定家兔的正常血钾浓度。采血后用注射器向插管内注入少量肝素生理盐水，防止插管内残血凝固，夹闭动脉夹（每次采血后重复该操作）。

3. 记录正常心电图　将心电引导线接入 BL-420N 系统的全导联心电输入插口，将 4 根针形引导电极或小儿头皮针分别刺入兔的四肢踝部皮下，注意勿插入肌肉以防肌电干扰，再用引导线的鳄鱼夹按红 – 右前肢、黄 – 左前肢、黑（此为接地线）– 右后肢、绿 – 左后肢的对应方式，分别夹住针形引导电极或小儿头皮针，鳄鱼夹需与引导电极接触良好并固定。启动 BL-420N 系统，在主界面菜单中选择“实验项目”→“循环系统实验”→“全导联心电图”实验模块，用标准Ⅱ肢体导联，调整增益、时间等参数，描记一段兔的正常心电图，辨认 P 波、QRS 波、T 波、P–R 间期、ST 段。

4. 复制高钾血症动物模型　可任选下面两种方法中的一种。

（1）静脉注射法：经耳缘静脉持续缓慢滴注 5% 氯化钾，滴速 7 ~ 8 滴 /min，观察动物呼吸情况和心电图，直至出现典型高钾血症心电图的变化为止。松开动脉插管的动脉夹，用试管采血 1 mL 测定血钾浓度。

（2）腹腔注射法：腹腔注射 5% 氯化钾 1 mL/kg，观察心电图的变化。以后每隔 5min 腹腔注射 5% 氯化钾 0.5 mL/kg，观察动物的呼吸情况和心电图的变化，直至出现典型高钾血症心电图的变化为止。松开动脉插管的动脉夹，用试管采血 1 mL 测定血钾浓度。

5. 高钾血症的抢救　观察到高血钾的心电图异常改变后，再经耳缘静脉快速推注 10% 氯化钾 3 mL/kg，出现心室扑动或颤动后立即停止注射。松开动脉插管的动脉夹，采血 1 mL 测定血钾浓度。分三组分别用以下三种方法立即抢救：

（1）注射 5% 碳酸氢钠：经耳缘静脉快速推注 5% 碳酸氢钠 5 mL/kg，观察动物呼吸和心电图的变化。待心电图基本恢复正常后，松开动脉插管的动脉夹，采血 1 mL 测定血钾浓度。

（2）注射 10% 氯化钙或 10% 葡萄糖酸钙：经耳缘静脉快速推注 10% 氯化钙或 10% 葡萄糖酸钙 10 mL，观察动物呼吸和心电图的变化。待心电图基本恢复正常后，松开动脉插管的动脉夹，采血 1 mL 测定血钾浓度。

（3）注射葡萄糖 – 胰岛素溶液：耳缘静脉按 7 mL/kg 剂量快速推注葡萄糖 – 胰岛素溶液，观察动物呼吸和心电图的变化。待心电图基本恢复正常后，松开动脉插管的动脉夹，采血 1 mL 测定血钾浓度。

6. 观察心室纤颤　完成上述实验步骤后，经耳缘静脉推注致死剂量的 10% 氯化钾，边注射边观察呼吸和心电图的变化。当出现室颤时，快速剪断胸骨左缘第 2、3 肋骨，打开胸腔暴露心脏，观察并用手感受心室纤颤及心脏停搏情况。

将实验结果记录在表 6-1。

表 6-1　家兔高钾血症实验指标的测定记录表

项　目	呼　吸	血钾浓度	心电图
正常对照			
高钾血症模型			
注射 5% 碳酸氢钠			
注射 10% 氯化钙			
注射葡萄糖 – 胰岛素			
推注 10% 氯化钾			

【注意事项】

1. 麻醉要深浅适度，过深易抑制呼吸，过浅动物易挣扎影响心电图记录。

2. 心电图的引导电极必须保持清洁、干燥，使用时插入四肢踝部皮下而不能插入肌肉，否则可导致肌电干扰。鳄鱼夹与引导电极必须保持良好接触。

3. 注射氯化钾溶液时，速度不宜过快或过慢，要随时观察各项指标的变化。当各项指标急剧变化时，应减慢速度，防止动物突然发生心室纤颤而死亡。动物对注入氯化钾溶液的耐受性有个体差异，有的动物需注入较多的氯化钾才出现异常心电图的改变，此时可适当调整注入氯化钾的浓度和间隔时间。

4. 抢救方案和药物要预先准备好，抢救时药物要尽快（一般在 10 s 内）注射到动物体内，以免贻误抢救时机。

【思考题】

1. 高钾血症时心电图有何改变？其机制是什么？
2. 高钾血症对机体有哪些危害？
3. 实验中几种抢救方法的机制是什么？
4. 给动物注射大量氯化钾发生心室颤动时，心脏停搏是在收缩期还是舒张期？为什么？
5. 高钾血症的临床治疗原则是什么？临床静脉给钾的原则是什么？

第二节　家兔酸碱平衡紊乱

【实验目的】

1. 复制实验性酸碱平衡紊乱的动物模型。
2. 观察动物酸碱平衡紊乱时呼吸运动和血气指标的变化。

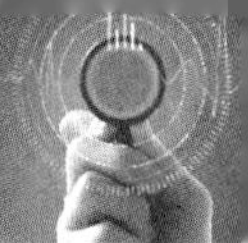

【实验原理】

当机体的调节机制发生障碍或酸碱负荷过度时，可导致酸碱平衡紊乱。代谢性酸中毒是指血浆 HCO_3^- 原发性减少。当静脉注射盐酸时，血浆 H^+ 增加，消耗 HCO_3^-，使家兔血浆 HCO_3^- 浓度降低，因而可复制家兔代谢性酸中毒模型；代谢性碱中毒是指血浆 HCO_3^- 原发性升高。给家兔静脉注射过量的 $NaHCO_3$ 时，血浆 HCO_3^- 增高，可复制代谢性碱中毒模型；呼吸性酸中毒是指血浆 H_2CO_3 浓度原发性升高。阻塞性通气功能障碍时，体内 CO_2 潴留，血浆 H_2CO_3 原发性增加，因而可通过不完全性夹闭家兔气管插管来复制家兔的呼吸性酸中毒模型；呼吸性碱中毒是指血浆 H_2CO_3 浓度原发性降低。过度通气使 CO_2 排出增加，体内 H_2CO_3 浓度降低，可复制呼吸性碱中毒模型。当机体发生不同类型的酸碱平衡紊乱时，各项血气指标会发生不同的变化，同时机体会发生相应的代偿反应。

【实验对象】

家兔，体重 1.5 ~ 2.0 kg，雌雄不限。

【实验器材与药品】

兔手术台，婴儿秤，BL-420N 系统或其他生物信号采集分析系统、血气分析仪，动物呼吸机，哺乳动物手术器械一套，气管插管，呼吸换能器，连有三通阀的动脉插管，注射器；20％乌拉坦，0.5 mmol/L HCl，4% $NaHCO_3$，1% 肝素生理盐水，生理盐水。

【实验步骤和方法】

1. 麻醉与固定　取兔称重，按 5 mL/kg 的参考剂量经耳缘静脉缓慢注射 20% 乌拉坦进行全麻。待家兔麻醉后将其仰卧位固定于兔手术台上。经耳缘静脉注射 1% 肝素生理盐水溶液，使动物全身肝素化。

2. 手术操作　参照第五章第十一节的方法，常规分离气管和一侧颈总动脉（一般为左侧），行气管插管，将气管插管通过呼吸换能器与 BL-420N 系统 CH1 连接（也可选择其他通道）。启动 BL-420N 系统，记录一段正常的呼吸运动曲线，观察正常呼吸运动的频率和幅度。

3. 血气分析　用 1 mL 注射器抽取少量肝素生理盐水，将管壁湿润后推出，使注射器和针头内部肝素化，然后将针头刺入小软木塞以隔绝空气。松开颈总动脉的动脉夹，打开三通阀，弃去最先流出的两三滴血液后，迅速去掉注射器针头并将注射器立即插入三通阀取血 0.3 ~ 0.5 mL，注意切勿进入气泡。关闭三通阀，拔出注射器并立即套上原针头，用中指轻弹注射器管壁使血液与肝素充分混合。取血后向三通阀内注入少量肝素，将血液推回到血管内，再用动脉夹将颈总动脉夹闭。将血液注入血气分析仪电极板芯片的注血口至标准刻度，盖上小盖，插入血气分析仪，进行血气分析。测定血液的 pH、PaO_2、$PaCO_2$、K^+、SB、AB、BB、BE 等指标并填入表 6-2，作为正常对照。

4. 复制病理模型

（1）代谢性酸中毒：按 2 mL/kg 剂量从耳缘静脉缓慢注射 0.5 mol/L HCl，观察家兔呼吸运动曲线的变化。按步骤 3 的方法，在 5 min 内迅速采集血液标本并测定血气指标，将血气指标填入表 6-2，与正常进行对照。

（2）代谢性碱中毒：经 15 ~ 20 min，待家兔呼吸运动曲线恢复正常后，按 5 mL/kg 剂量从耳缘静脉缓慢注射 4% $NaHCO_3$，观察其呼吸运动的变化。按步骤 3 的方法，在 5 min 内迅速采集血液标本并测定血气指标，将血气指标填入表 6-2，与正常进行对照。

（3）呼吸性酸中毒：待家兔呼吸运动曲线恢复正常后，将气管插管的乳胶通气管用止血钳作不完全夹闭 2 min，观察其呼吸运动曲线的变化。按步骤 3 的方法，在 5 min 内迅速采集血液标本并测定血气指标，将血气指标填入表 6–2，与正常进行对照。

（4）呼吸性碱中毒：待家兔呼吸曲线恢复正常后，将气管插管通过乳胶管与动物呼吸机连接。将呼吸频率设置为 30 次 /min 进行过度通气，按步骤 3 的方法采集血液标本并迅速测定血气指标，将血气指标填入表 6–2，与正常进行对照。

表 6–2　单纯性酸碱平衡紊乱时的呼吸频率和血气指标

指　标	呼吸频率	pH	PaO_2	$PaCO_2$	SB	AB	BB	BE	K^+
正常实验对照									
代谢性酸中毒									
代谢性碱中毒									
呼吸性酸中毒									
呼吸性碱中毒									

【注意事项】

1. 实验过程中需多次经耳缘静脉注射，应保护耳缘静脉畅通。
2. 注射乌拉坦、HCl、$NaHCO_3$ 时要缓慢，以防兔突然死亡。
3. 采血时，注射器与三通阀之间一定要结合紧密，防止空气进入。

【思考题】

1. 复制的四种酸碱平衡紊乱其血气指标有哪些变化？为什么？
2. 代谢性酸中毒动物 $PaCO_2$ 有何变化？为什么？
3. 当发生四种单纯性酸碱平衡紊乱时，体内分别发生了哪些代偿反应？

第三节　实验性肺水肿

【实验目的】

1. 通过给家兔静脉输入大量生理盐水和肾上腺素，复制实验性肺水肿的动物模型，探讨其发生机制。
2. 观察肺水肿家兔的临床表现和肺的病理变化，分析其机制。

【实验原理】

正常肺泡间隙没有组织液。血浆渗入肺间质甚至肺泡腔，使肺间质和（或）肺泡腔内有过量的液体聚积时，就称为肺水肿。肺水肿时肺肿胀有弹性，质实变，重量可增加 2 ~ 3 倍。肺水肿的临床表现主要为呼吸困难、端坐呼吸、发绀、阵发性咳嗽伴粉红色泡沫痰、双肺湿啰音等。肺毛细血管血压增大、肺毛细血管通透性增大或血浆胶体渗透压降低时，都可引起肺水肿，左心衰竭是肺水肿最常见的原因。给家兔快速输入大量的生理盐水增加肺循环血量，注射肾上腺素使心肌收缩力增强，肺毛细血管血压迅速升高，可导致家兔发生肺水肿。

【实验对象】

家兔。

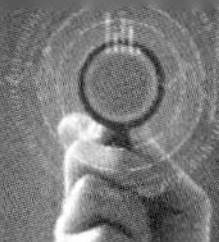

【实验器材与药品】

兔固定台，哺乳动物常用手术器械，气管插管，呼吸换能器，BL-420N 系统或其他生物信号采集分析系统，静脉导管及输液装置，听诊器，天平，婴儿秤，注射器（1 mL、2 mL、20 mL），滤纸，烧杯，粗、细手术线，纱布；20% 乌拉坦溶液，生理盐水，0.1% 肾上腺素，山莨菪碱（654-2）。

【实验步骤和方法】

1. 麻醉与固定　取兔称重，按 5 mL/kg 的参考剂量经耳缘静脉缓慢注射 20% 乌拉坦进行全麻。待家兔麻醉后将其仰卧位固定于兔手术台上。

2. 颈部手术　剪去颈部兔毛，切开皮肤，钝性分离气管和一侧颈外静脉，穿线备用。行常规气管插管术，将气管插管通过呼吸换能器与 BL-420N 系统 CH1 通道相连（也可以为其他三个通道），用以描记呼吸曲线。将静脉输液导管预先充满生理盐水，排净气泡。在颈外静脉近心端穿线备用，结扎其远心端，在靠近远心端结扎处剪一小口，插入连有输液装置的静脉插管，用线结扎固定。打开通向输液装置的三通阀，将输液滴数控制在 5 ~ 10 滴 /min，以防血液凝固。

3. 实验观察

（1）正常观察：启动 BL-420N 系统，描记正常呼吸运动曲线。观察有无肺水肿的临床表现：①呼吸急促、困难；②肺部听诊有湿啰音；③嘴唇发绀；④气管插管口有粉红色泡沫状液体溢出。

（2）输入生理盐水：由输液装置快速输入 37 ℃生理盐水，输液量按 100 mL/kg 计算，输液速度 180 ~ 200 滴 /min。观察有无肺水肿的临床表现。

（3）注射肾上腺素：待生理盐水即将输完时，经耳缘静脉缓慢注射 0.1% 肾上腺素（1 mL/kg）。观察有无肺水肿的临床表现，若无以上肺水肿的典型表现，可重复注射肾上腺素，直至出现以上变化为止。

（4）注射山莨菪碱：当家兔出现肺水肿的典型临床表现后，选取 2 组立即静脉注射山莨菪碱 20 mg/kg，观察疗效。其他实验家兔不注射山莨菪碱。

4. 计算肺系数　待家兔出现典型临床表现后，将全部实验家兔用止血钳夹闭气管插管下方的气管，处死动物。沿胸骨侧缘切开皮肤，剪断肋骨，打开胸腔，暴露心肺。用粗线在气管分叉处结扎，防止水肿液溢漏。小心分离心脏和血管（勿损伤肺），在结扎处上方剪断气管，将肺取出。用滤纸吸干肺表面液体后，准确称取肺重量，根据下面公式计算肺系数：

肺系数 = 肺重量（g）÷ 体重（kg）

正常家兔的肺系数为 4 ~ 5 g/kg，平均为 4.2 g/kg。

5. 观察形态变化　肉眼观察肺的大体形态变化，用手术刀切开肺组织，观察切面是否有水肿液溢出。还可进行切片观察，取小片肺组织制成切片或取以往制作好的肺水肿病理切片，观察肺水肿的病理变化。

将实验结果记录于表 6-3。

表 6-3　家兔实验性肺水肿的临床表现和病理变化

观察项目	呼吸频率和幅度	湿啰音	发　绀	粉红色泡沫	肺系数	肺形态和病理变化
正常肺						
输入生理盐水						
注射肾上腺素						
注射山莨菪碱						

【注意事项】

1. 忌用实验前已有肺部异常的家兔，以免影响实验观察。

2. 输液前要排尽输液管内的空气以免栓塞。插完静脉插管后，立即以 5 ~ 10 滴 /min 速度输液，防止静脉插管内凝血。

3. 如注射肾上腺素肺水肿指征不明显需重新给药时，间隔宜在 10 ~ 15 min，不宜过频。

4. 取肺时严防刺破肺组织导致水肿液流出，以免影响肺系数的准确性。

【思考题】

1. 本实验设计为什么要求大量快速输液？其引起肺水肿的机制有哪些？

2. 注射肾上腺素导致肺水肿的机制是什么？

3. 实验中为什么插管会有粉红色泡沫状液体溢出？此现象有何临床意义？

4. 输入肾上腺素为何会出现呼吸抑制甚至暂停？

5. 实验中家兔肺发生了哪些病理变化？这些变化与临床表现有何关系？

第四节　实验性缺氧

【实验目的】

1. 学习不同类型缺氧动物模型的复制方法。

2. 观察机体不同的机能状态对缺氧耐受性的影响。

【实验原理】

缺氧是指由于机体供氧不足或利用障碍，导致机体的功能、代谢甚至形态结构发生异常改变的病理过程。根据缺氧发生的机制和特点，缺氧可分为低张性缺氧、血液性缺氧、循环性缺氧和组织性缺氧。本实验通过将小鼠放入盛有钠石灰的密闭缺氧瓶内，模拟大气中氧分压降低，可造成低张性缺氧；通过让小鼠吸入 CO，使血红蛋白与 CO 结合生成一氧化碳血红蛋白而失去结合氧的能力，引起血液性缺氧；将小鼠腹腔注射强氧化剂亚硝酸钠，使小鼠血红蛋白分子中的 Fe^{2+} 氧化为 Fe^{3+}，形成高铁血红蛋白，从而失去结合氧的能力，导致血液性缺氧；通过腹腔注射氰化物使组织细胞利用氧障碍，造成组织中毒性缺氧。

【实验对象】

小鼠，18 ~ 22 g，雌雄不限。

【实验器材与药品】

一氧化碳（CO）发生装置、广口瓶、天平、注射器、吸管、大烧杯、酒精灯、剪刀、镊子、试管架、秒表、温度计；钠石灰、甲酸、浓硫酸、5% 亚硝酸钠、0.1% 氰化钾、0.5% 咖啡因、10% 乌拉坦、1% 美兰、生理盐水。

【实验步骤和方法】

1. 低张性缺氧　取体重相近性别相同的 3 只小鼠，分别装入三个广口瓶内。观察小鼠的正常活动

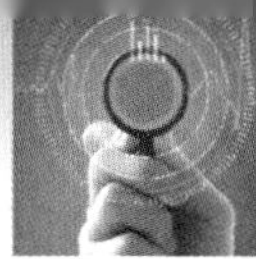

情况，包括呼吸频率（次 /10 s）、深度，皮肤和口唇的颜色等。然后将其中 2 个广口瓶用橡皮塞塞紧，另一个不加橡皮塞作为对照。此后每 3 min 观察并记录上述指标一次。当密闭在瓶内的 2 只小鼠呼吸次数减少至 10 次 /10 s 以下或痉挛、抽搐时，立即取出其中 1 只，置于通风处呼吸新鲜空气，观察其变化，待其呼吸恢复正常。另一只则不予救治，直至死亡，记录存活时间。剖开 3 只小鼠的腹腔，比较血液或肝脏的颜色。

2. 一氧化碳中毒性缺氧　取小鼠 1 只，观察其正常活动以及口唇、鼻、尾部皮肤的颜色和呼吸频率。再将其装入广口瓶内，将广口瓶与 CO 发生装置连接。用吸管吸取甲酸 3 mL 放入试管后，再沿试管壁缓慢加入浓硫酸 2 mL，立即塞紧瓶塞。用酒精灯适度加热，以加快反应速度，但不可过热，以免 CO 产生过快过多（图 6–2）。仔细观察和记录小鼠上述指标的变化。

反应式：$HCOOH \rightarrow H_2O+CO\uparrow$

3. 亚硝酸钠中毒性缺氧　取体重相近小鼠 2 只，观察正常表现后，再分别向 2 只小鼠腹腔内注射 5% 亚硝酸钠各 0.2 mL。2 min 后向一只腹腔内注射生理盐水 0.2 mL，另一只腹腔内注射 1% 美兰 0.2 mL。观察、记录 2 只小鼠呼吸、皮肤颜色和全身活动情况，比较两鼠存活时间。

4. 氰化钾中毒性缺氧　取小鼠 1 只，观察正常表现后，向腹腔内注射 0.1% 氰化钾 0.3 mL，观察并记录小鼠存活的时间。

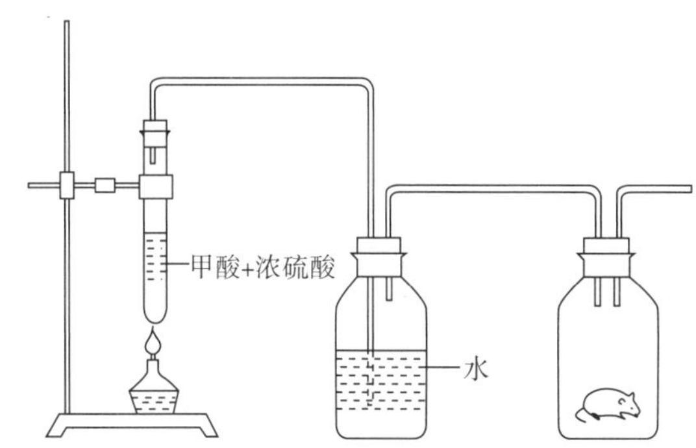

图 6–2　一氧化碳中毒性缺氧的发生装置

将上述结果填入表 6–4。

表 6–4　缺氧实验指标记录表

缺氧类型		呼吸频率深度	口唇皮肤颜色	血液或肝脏颜色	存活时间
	正常对照小鼠				
低张性缺氧	低张性缺氧				
	低张性缺氧 + 治疗				
CO 中毒	CO 中毒前				
	CO 中毒后				
亚硝酸钠中毒	亚硝酸钠中毒前				
	亚硝酸钠 + 生理盐水				
	亚硝酸钠 + 美兰				
氰化钾中毒	氰化钾中毒前				
	氰化钾中毒后				

5. 麻醉对机体缺氧耐受性的影响　取体重相近的 2 只小鼠，其中 1 只腹腔内注射 10% 乌拉坦 0.1 mL/10 g，分别放在两个广口瓶中，塞紧瓶塞，开始计时，记录 2 只小鼠存活时间。

6. 环境温度变化对缺氧耐受性的影响　取 1 000 mL 烧杯两个。将其中一个加一定量的水后放入冰箱内冷藏或冷冻，使杯内水温降至 0 ~ 4 ℃；将另一个烧杯内加入 40 ~ 42 ℃的热水。取体重相近的 3 只小鼠分别装入 3 个广口瓶中，塞紧瓶塞，再随机将其中 2 个广口瓶分别置入上述两个烧杯中，观察并记录 3 只小鼠的存活时间。

7. 年龄对机体缺氧耐受性的影响　取 1 只成年小鼠和 1 只新生红皮小鼠，先将红皮小鼠放入一个较小的透明瓶中，再将透明瓶与成年小鼠放入同一个广口瓶中，盖紧瓶塞。观察两只小鼠活动的情况，记录生存的时间。

将实验结果记录在表 6–5。

表 6–5　不同因素对缺氧耐受性的影响

影响因素	小鼠类型	存活时间 /min
麻醉	正常小鼠	
	麻醉小鼠	
环境温度	常温小鼠	
	环境低温小鼠	
	环境高温小鼠	
年龄	成年小鼠	
	新生小鼠	

【注意事项】

1. 同一实验中小鼠体重应相近。
2. 必须保证缺氧装置完全密闭，可用凡士林涂在瓶塞外以加强密封效果。
3. 小鼠腹腔注射应在左下腹进行，勿损伤肝脏。
4. 浓硫酸有强腐蚀性、氰化钾有剧毒，如不慎沾染皮肤、黏膜，应立即用自来水清洗。

【思考题】

1. 低张性、血液性及组织中毒性缺氧的血氧变化各有何特点？
2. 上述三种类型缺氧时的皮肤、黏膜颜色有何不同？为什么？
3. 试述各型缺氧的发生机制。

第五节　家兔失血性休克及抢救

【实验目的】

1. 复制失血性休克动物模型。
2. 观察失血性休克时的主要体征及血流动力学的变化。
3. 分析失血性休克的发病机理并探讨其救治措施。

【实验原理】

急性大失血是休克的常见原因。当机体失血少于血液总量的 10% 时，可通过自身的代偿机制使动脉血压和组织灌流量保持基本正常。但当机体快速失血超过血液总量的 20% 时，血容量急剧减少，机体的代偿机制不足以纠正静脉回流和心排血量的减少，将导致动脉血压大幅降低，组织灌流量严重不足，发生失血性休克。失血性休克临床上出现心脑功能障碍、心搏无力、脉搏细速、皮肤苍白湿凉或发绀、少尿无尿等表现。本实验采用颈总动脉放血造成家兔急性大失血，使其组织血液灌流量急剧

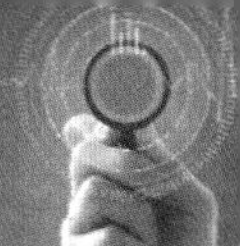

减少，导致微循环障碍，复制失血性休克，观察失血性休克家兔的一般情况、皮肤黏膜颜色以及呼吸、动脉血压、中心静脉压和尿量等指标的变化。再通过给予及时输血输液、补充血容量以及使用缩血管药等措施进行抢救，观察抢救后家兔各项指标的变化。

【实验对象】

家兔，体重 2.5 kg。

【实验器材与药品】

BL-420N 系统或其他生物信号采集分析系统，哺乳动物手术器械，兔台，气管插管，动脉插管，静脉插管，输尿管插管，静脉输液装置，呼吸换能器，压力换能器 2 个，三通阀 2 个，10 mL 量筒，100 mL 烧杯，5 mL、20 mL、50 mL 注射器各 1 只；20% 乌拉坦，生理盐水，1% 去甲肾上腺素，654-2 生理盐水，肝素生理盐水。

【实验步骤和方法】

1. 麻醉与固定　取家兔一只称重，按 5 mL/kg 的参考剂量由耳缘静脉缓慢注入 20% 乌拉坦，待家兔麻醉后，将其仰卧位固定于兔手术台上，颈部摆正拉直。

2. 手术操作　耳缘静脉注射肝素生理盐水（2 mL/kg），实行全身肝素化。参照第五章第十一节的方法，剪去兔颈部被毛，沿正中线做一 5 ~ 7 cm 长的纵向切口。常规分离气管、左侧颈总动脉和右侧颈外静脉，穿线备用。将动脉插管和静脉插管预先分别通过三通阀与压力换能器连接，并充满肝素生理盐水，再行气管、左颈总动脉和右颈外静脉插管，其中右颈外静脉插管插至上腔静脉入右心房处（锁骨下 1 ~ 2 cm），将三个插管通过呼吸换能器和压力换能器分别与 BL-420N 系统 CH1、CH2、CH3 通道连接，以同步记录呼吸运动曲线、动脉血压曲线和中心静脉压。将静脉插管经三通阀另一侧连接输液瓶，缓慢滴注生理盐水（5 ~ 8 滴 /min），以保持插管和静脉畅通。参照第五章第十七节的方法，行输尿管或膀胱插管，用计滴器记录每分钟的尿量。

3. 记录正常指标　手术完毕，启动 BL-420N 系统。观察动物的一般情况和皮肤、黏膜颜色，待动物血压平稳后，同步记录正常状态下的呼吸运动曲线、心率、动脉血压、中心静脉压以及动物尿量，将各项指标填入表 6-6。

4. 复制失血性休克模型　打开颈总动脉插管的三通阀，快速放血盛于预先加入了适量肝素生理盐水的烧杯中，监测动脉血压的变化，待血压降到 40 mmHg 时停止放血。观察 20 ~ 30 min，此时若血压回升，可继续少量放血，使血压维持于 40 mmHg，即造成失血性休克模型。记录失血量，连续观察失血过程中上述指标的变化并填入表 6-6。

5. 休克抢救　分三组分别按下面三种方法进行抢救：

（1）单纯输血组：动脉血压降至 40 mmHg 后维持 30 min，而后将放出的血液用 50 mL 注射器自颈静脉插管的三通阀全部快速输回，观察输血过程中各项指标的变化并填入表 6-6。

（2）注射去甲肾上腺素组：血压降至 40 mmHg 维持 30 min 后，自颈静脉缓慢滴注 1% 去甲肾上腺素 25 mL，在 20 ~ 30 min 内滴完，再将放出的血液自颈静脉快速输回，观察各项指标的变化并填入表 6-6。

（3）注射 654-2 组：动脉血压降至 40 mmHg 维持 30 min 后，自颈静脉缓慢滴注 654-2 生理盐水 25 mL，于 20 ~ 30 min 内滴完，再将放出的血液自颈静脉快速输回，观察各项指标的变化并填入表 6-6。

表 6-6　失血性休克家兔指标的变化

项　目	皮肤、黏膜颜色	呼吸频率和幅度	心　率	动脉血压	中心静脉压	尿　量
正常指标						
失血性休克						
单纯输血组						
加注去甲肾上腺素组						
加注 654-2 组						

【注意事项】

1. 分离血管时切勿使用刀、剪等锐利器械，以免刺破血管。
2. 操作中应尽量减少手术性出血。
3. 插管内应预先加入少量肝素，以防凝血。
4. 动脉插管应结扎和固定牢靠，以防滑脱。
5. 放血时切不可一次放血过多而造成动物死亡。

【思考题】

1. 失血性休克过程中，微循环变化的特点有哪些？
2. 失血性休克抢救的原则是什么？

第六节　弥散性血管内凝血

【实验目的】

1. 学习家兔 DIC 模型的复制方法，掌握 DIC 的发病机制。
2. 观察急性 DIC 各期凝血功能的变化，并讨论其原因和病理意义。
3. 了解 DIC 的诊断标准，熟悉 DIC 相关实验室检查的指标及其意义。

【实验原理】

弥散性血管内凝血（DIC）是指在某些致病因子的作用下，凝血因子、血小板被大量激活，引起过度凝血，过度凝血一方面导致血液中形成大量的纤维蛋白微血栓和血小板团块，另一方面因为凝血因子和血小板大量被消耗，又引起继发性纤溶过程加强和继发性凝血功能障碍。DIC 不是一个独立的疾病，而是由各种疾病因素引起的以凝血功能障碍为主的严重病理综合征。引起 DIC 的原发疾病或诱因主要包括严重感染、恶性肿瘤、病理产科、外伤以及手术意外等。DIC 的临床表现主要为出血、休克、溶血性贫血以及多器官功能损害等。

兔脑粉生理盐水浸液含有大量的组织凝血因子和细微颗粒，当静脉注入兔体内后，组织因子能迅速启动外源性凝血系统，细微颗粒则可激活凝血因子 XⅡ 而启动内源性凝血系统，生成大量的凝血酶，将纤维蛋白原降解生成纤维蛋白，导致凝血系统过度激活并消耗大量的凝血因子和血小板，继而引起纤溶系统激活，产生大量的纤溶酶，纤溶酶又将纤维蛋白原和纤维蛋白分解为纤维蛋白的降解产物（FDP）。因此，注射兔脑粉生理盐水浸液后血浆中的纤维蛋白原含量显著降低，各种凝血因子

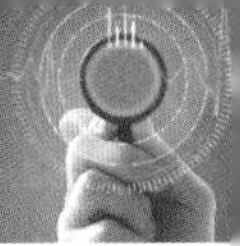

大量消耗，导致凝血功能障碍，凝血时间延长，自发性出血。血浆鱼精蛋白副凝实验是测定血浆中可溶性纤维蛋白单体与 FDP 形成可溶性复合物的指标。在含有这种可溶性复合物的血浆中加入鱼精蛋白，可使这种复合物解体，游离的纤维蛋白单体便可聚合形成肉眼可见的絮状、纤维状或凝胶状沉淀。

【实验对象】

家兔，体重 2.0 kg 以上。

【实验器材与药品】

兔手术台，电子秤，哺乳动物手术器械，离心机及配套离心管，721 型分光光度计，恒温水浴箱、微量加样器，动脉插管，滴管，载玻片，牙签，血小板计数板，1 mL、5 mL、20 mL 注射器，试管，15 mm × 100 mm 试管，试管架；20% 乌拉坦，3.8% 枸橼酸钠溶液，血小板稀释液，4% 兔脑粉生理盐水浸液，生理盐水，饱和 NaCl 溶液，P 试液，1% 硫酸鱼精蛋白溶液。

【实验步骤和方法】

1. 手术操作　取家兔称重，耳缘静脉注射 20% 乌拉坦（5 mL/kg）进行麻醉，仰卧固定于兔台。常规分离家兔一侧颈总动脉，结扎远心端，近心端用动脉夹夹闭，行颈总动脉插管用于采血，用线结扎固定插管。

2. 正常血液指标测定

（1）观察动物的呼吸和一般情况后，轻轻松开动脉夹，弃去最先流出的数滴血，再用一洁净载玻片接取兔血 2 ~ 3 滴，同时用秒表开始计时。用微量加样器立即吸取 10 μL 血液加入预先盛有 2 mL 血小板稀释液的试管内充分混匀，作血小板（BPC）计数，方法见步骤 5。载玻片上的余血作凝血时间（CT）测定。采血后用注射器向插管内推注少量生理盐水，以防插管内残血凝固，夹闭动脉夹。

（2）松开动脉夹，用预先加入了 3.8% 枸橼酸钠溶液 0.5 mL 的离心管接取血液至 5 mL。同上，采血后用注射器向动脉插管内推注少量生理盐水，夹闭动脉夹。轻轻晃动离心管使血液与枸橼酸钠混匀后放入离心机，以 3 000 r/min 的转速离心 15 min，小心吸取上层血浆另置于一洁净小试管，用于测定纤维蛋白原、凝血酶原时间（PT）和血浆鱼精蛋白副凝试验（3P 试验），方法见步骤 5。

3.DIC 家兔模型的复制　取 37 ℃水浴预热的 4% 兔脑粉浸液，按 2 mL/kg 剂量计算，将总量用生理盐水稀释至 30 mL，经耳缘静脉在 15 min 内完成匀速注射。观察动物的呼吸和一般情况，注射过程中若发现动物突然挣扎、呼吸急促，应立即停止推注并及时采血检测，方法同步骤 2。

4.DIC 实验指标的检测　按照步骤 2 的方法，在全量兔脑粉浸液注射完毕后 15 min 和 45 min 时分别采取血样，检测上述各项指标。

将实验结果填入表 6-7，进行比较分析。

表 6-7　DIC 实验指标的记录表

实验指标	呼吸	一般状况	BPC	CT	PT	3P 实验	纤维蛋白原
注射兔脑粉浸液前							
注射兔脑粉浸液后 15 min							
注射兔脑粉浸液后 45 min							

5. 各项指标的检测方法

（1）血小板计数：用微量加样器吸取 10 μL 兔全血，迅速加入预先准备的盛有 2 mL 血小板稀释液的试管中，充分混匀。用滴管吸取少量已混匀稀释的血液滴加到血小板计数板上，静置 15 min 后用高倍镜计数。镜下 BPC 为圆形或椭圆形的折光小点，外形完整，注意与杂质相区别。计数方法如下：准确数出计数板中央大方格（含 25 个中格、400 个小格）的 BPC 数，乘以 2 000 就是每 mm^3 的 BPC 数；或在中央大方格内，准确计数四个角和中央一共 5 个中格的 BPC 数，乘以 10 000 即为每 mm^3 的 BPC 计数。兔 BPC 的正常值为（3 ~ 6）$\times 10^5/mm^3$。

（2）凝血时间（玻片法）：用载玻片采血后，立即用秒表开始计时，2 min 后每隔 30 s 用牙签朝一个方向轻挑载玻片上的血滴，见有纤维状血丝出现，表明血液已凝固，立即停止秒表计时，秒表显示的时间即为兔血的 CT。兔 CT 的正常值为 2 ~ 8 min。

（3）凝血酶原时间：取待测血浆 0.1 mL 置于小试管内，放入 37 ℃水浴 3 min。再在试管内加入 P 试液 0.2 mL，同时用秒表开始计时并不断地轻轻晃动试管，直至液体停止流动或出现颗粒时为止，立即停止计时，秒表显示的时间即为 PT。重复测定 3 次，取平均值作为测定结果。兔 PT 的正常值为 6 ~ 8 s。

（4）血浆鱼精蛋白副凝试验（3P 试验）：取待测血浆 0.5 mL，置于小试管内，放入 37 ℃水浴 3 min。在试管内加入 1% 硫酸鱼精蛋白溶液 50 μL，混匀，37 ℃水浴中放置 15 min。取出试管轻轻地晃动，在黑色背景下观察，有白色絮状纤维或凝块为阳性；均匀混浊而无白色纤维为阴性。

（5）纤维蛋白原定量（饱和盐水法）

1）取待测血浆 0.5 mL，置于 15 mm × 100 mm 的试管中，加入饱和 NaCl 溶液 4.5 mL，立即充分混匀，置 37℃水浴中孵育 3 min，取出后再次摇匀。

2）对照管试液的配制处理：取生理盐水 0.5 mL 置于 15 mm × 100 mm 的试管中，加入饱和 NaCl 溶液 4.5 mL，进行同样操作。

3）用 721 型分光光度计选用 520 nm 波长，以对照管试液调定光密度测定仪的零点，测定被测样品试液的光密度，按下面公式计算样品中纤维蛋白原的含量：

$$\text{纤维蛋白原含量（mg/dL）} = \frac{\text{测定管光密度值}}{0.5} \times 1\,000$$

【注意事项】

1. 实验动物必须为 2 kg 以上、健康状况良好，否则易在实验结束前即死亡。

2. 因为注射兔脑匀浆过程中，动物极易猝死，注射兔脑粉浸液前，要做好第二次采血的准备工作，包括抗凝管、玻片、秒表。

3. 控制静脉推注兔脑粉浸液的速度是实验成败的关键。密切观察动物反应，必要时调整注射速度，以防动物死亡。

4. 采血时，切勿拿掉动脉夹，只能在原位轻轻松开，以便及时夹闭动脉；每次采血前要放掉少量血液再进行采血；每次采血后要用注射器向插管内推注少量生理盐水，以防插管内残血凝固，但不能采用抗凝剂。

5. 凝血时间测定和血小板计数应在采血后立即进行，否则会影响实验结果。

6. 恒温水浴温度要保持在 37 ℃。

7. 作 3P 实验时，应先加血浆，再加鱼精蛋白液，否则易发生假阳性。

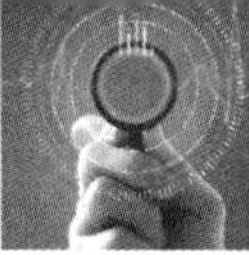

【思考题】

1. 经静脉注射兔脑粉浸液复制家兔 DIC 模型的机制是什么？

2. 根据实验中的血液学实验结果，讨论急性 DIC 发生的原因、机制及各项结果之间的关系。

【附注】实验用试剂的配制方法

1. 兔脑粉　取新鲜兔脑，去除软脑膜及血管网，用生理盐水清洗后置于研钵研碎，清除不能研碎的杂质。加入 3 倍量丙酮，再次研磨 20 s，静置 5 min，仔细倒去上清液，再加适量丙酮，反复操作 5 次，使脑组织脱水成灰白色粉末状。用滤纸过滤，摊开脑粉待其自然干燥成粉末状，也可置于 37 ℃温箱干燥 1 h。分装密封，置冰箱 4 ℃保存备用。

2. 4% 兔脑粉生理盐水浸液　取兔脑粉 400 mg，加入生理盐水至 10 mL 充分搅匀，放 37 ℃水浴箱温浴 60 min，每 15 min 搅拌一次。取出用离心机以 1 000 r/min 离心 5 min，取上清液用滤纸过滤，所得滤液即为 4% 兔脑粉生理盐水浸液。

3. P 试液　取 4% 兔脑粉浸液 1 份，加入等量 25 mmol/L $CaCl_2$ 溶液，即为 P 试液。使用前摇匀。

4. 血小板稀释液　取乙二胺四乙酸钠（EDTA）130 mg、草酸钠 10 g、10% 甲醛 1 mL，加蒸馏水 500 mL 搅拌溶解后，再加蒸馏水至 1 000 mL 即为血小板稀释液。

5. 1% 硫酸鱼精蛋白溶液　取硫酸鱼精蛋白 1 g 用生理盐水配制成 100 mL，再以 2% 碳酸钠将 pH 调至 6.5，用滤纸过滤后，置普通冰箱保存、备用（市场也有 1% 鱼精蛋白注射液售卖）。

第七节　急性呼吸功能不全

【实验目的】

1. 学习复制几种急性呼吸功能不全模型的方法，探讨其发生的机制。

2. 观察急性呼吸功能不全时动物呼吸、血压、胸膜腔内压以及主要血气指标等的变化，分析其机制。

【实验原理】

呼吸功能不全是指由于外呼吸功能障碍导致动脉血氧分压（PaO_2）降低，伴有或不伴有动脉血二氧化碳分压（$PaCO_2$）增高的病理过程。呼吸功能不全主要是由于肺通气功能障碍、气体弥散障碍以及肺泡通气 / 血流比例失调引起的。呼吸衰竭是指呼吸功能不全的严重阶段，其诊断标准是 PaO_2 低于 60 mmHg，或伴有 $PaCO_2$ 高于 50 mmHg。根据 $PaCO_2$ 有无升高，呼吸衰竭可分为低氧血症型（Ⅰ型）和低氧血症伴高碳酸血症型（Ⅱ型）。

本实验通过夹闭气管插管的通气管、人工气胸，来复制通气功能障碍引起的呼吸衰竭，通过制造肺水肿来复制气体弥散障碍引起的呼吸衰竭，通过增大无效腔来复制肺泡通气 / 血流比例失调引起的呼吸衰竭。呼吸衰竭时的低氧血症和高碳酸血症可引起各个系统的代谢和功能障碍，其防治原则包括去除病因、提高 PaO_2、降低 $PaCO_2$、改善内外环境及重要器官的功能等。

【实验器材与药品】

兔台，哺乳动物手术器械一套，听诊器，血气分析仪，BL-420N 系统或其他生物信号采集分析系统，压力换能器，呼吸换能器，三通阀，动脉插管，气管插管，天平，6 号、9 号、16 号针头，水检压计，注射器（1 mL、2 mL、20 mL、50 mL），氧气袋，50 cm 长的乳胶管；20% 乌拉坦，10% 葡萄糖，生理盐水，0.5% 肝素生理盐水。

【实验对象】

家兔。

【观察指标】

1. 呼吸（频率、幅度）、血压、胸膜腔内压、口唇皮肤黏膜颜色及全身情况。
2. 血气指标：pH、PaO_2、$PaCO_2$、SB、BE。

【实验步骤和方法】

1. 手术操作　取兔一只，耳缘静脉注射 20% 乌拉坦 5 mL/kg，麻醉后将其仰卧位固定于兔台。耳缘静脉注射 0.5% 肝素生理盐水 2 mL/kg，进行全身肝素化。游离气管和一侧颈总动脉，行气管插管和颈总动脉插管，并通过换能器分别与 BL-420N 系统 CH1 和 CH2 相连。

2. 记录正常指标　待动物情况稳定 10 min 后，启动 BL-420 N 系统，同步描记一段正常的呼吸运动和动脉血压曲线。观察和记录动物正常呼吸频率和幅度、呼吸音、动脉血压、口唇和皮肤黏膜的颜色以及全身情况。用 1 mL 注射器抽取适量 0.5%肝素溶液湿润注射器内壁后，再将肝素排出并立即将针头刺入软木塞或橡皮块以隔绝空气。打开动脉插管的三通阀，放掉少量血液，再用该注射器迅速从三通阀处采集动脉血 1 mL 并立即将针头再次刺入软木塞隔绝空气。将注射器在掌中来回滚动或用中指弹击数次，使血液与肝素充分混合。迅速用血气分析仪测定血气指标，包括 pH、PaO_2、$PaCO_2$、SB、BE，方法见本章第二节。将动物的一般情况及血气指标填入表 6-8，作为正常对照。

3. 复制通气障碍

（1）完全窒息：用止血钳完全夹闭气管插管与大气相通一端的橡胶管，使动物完全窒息。30 s 后，观察记录动物呼吸、血压、口唇皮肤黏膜颜色和全身状态的变化，并按上述方法采血测定血气指标，将观察指标和血气指标填入表 6-8。然后拿掉止血钳，等待约 10 min，让动物恢复正常。

（2）不完全窒息：待家兔呼吸、血压、口唇皮肤黏膜颜色以及全身状态完全恢复正常后，再用止血钳夹闭气管插管与大气相通一端橡胶管的 1/2（或者在完全夹闭的橡皮管上插入 2 个 9 号针头），造成动物不完全窒息。经 8 ~ 10 min 后，观察记录上述各项指标，并按同样方法抽血测定血气指标，将观察指标和血气指标填入表 6-8。

4. 复制气胸

（1）测定正常胸膜腔内压：待上述实验项目完毕、动物恢复正常后，在动物右胸 4 ~ 5 肋间隙与腋前线交叉处，将通过三通阀与水检压计连接的 16 号针头沿肋骨上缘垂直缓慢刺入胸膜腔内，穿刺深度以水检压计中的水面随呼吸明显上下波动为止（进针深度为 1 ~ 1.5 cm，可有落空感）。用胶布固定穿刺针，读取水检压计的压力即为胸膜腔内压（为负压，单位 cmH_2O）。观察记录胸膜腔内压、呼吸、血压等指标。

（2）复制开放性气胸：旋转水检压计的三通阀，使三通阀与大气相通而与检压计不通，空气便经三通阀进入胸膜腔（或用 50 mL 注射器经三通阀向胸膜腔内注入 50 ~ 100 mL 空气），即可复制开放性气胸。稍后旋转三通阀，使三通阀与检压计相通而与大气不通。观察记录气胸后胸膜腔内压和呼吸、血压等指标的变化，待 5 ~ 10 min 后取动脉血作血气分析，将各项指标填入表 6-8。

（3）恢复胸膜腔负压：旋转三通阀，用 50 mL 注射器经三通阀缓慢抽出胸膜腔内的全部气体，恢

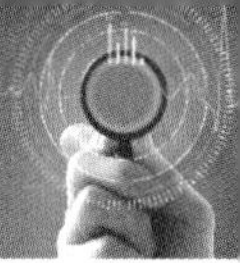

复胸膜腔负压后拔出针头。观察 10 ~ 20 min，待动物恢复正常。

5. 增大无效腔　将 50 cm 长的乳胶管与气管插管的侧管相连接，以增大解剖无效腔。观察记录上述各项指标的变化，5 ~ 10 min 后取动脉血作血气分析，将各项指标填入表 6–8。

6. 复制肺水肿　抬高兔台头端约 30°，保持气管正中位。用 10 mL 注射器按 2 mL/kg 剂量抽取 10% 葡萄糖溶液，将针头刺入气管分叉处，5 min 内缓慢匀速地滴入气管，复制肺水肿。观察记录呼吸和血压的变化，以及气管内有无粉红色泡沫状液体流出，用听诊器听诊肺部有无湿啰音。当证明有肺水肿出现时，取动脉血做血气分析，将各项指标填入表 6–8。

表 6–8　家兔急性呼吸功能不全实验指标记录表

实验指标	正常对照	完全窒息	不完全窒息	开放性气胸	增大无效腔	肺水肿
呼吸频率						
呼吸幅度						
两肺呼吸音						
动脉血压						
皮肤黏膜颜色						
pH						
PaO_2						
$PaCO_2$						
SB						
BE						

用止血钳夹闭气管，处死动物。沿胸骨侧缘切开皮肤，剪断肋骨，打开胸腔，暴露心肺。用粗线在气管分叉处结扎以防止水肿液流出。小心分离心脏和血管（勿损伤肺），在结扎处上方剪断气管，将肺取出。用滤纸吸去肺表面的液体后，取肺称重，计算肺系数。先肉眼观察肺大体病理改变，再切开肺观察切面的变化，注意有无泡沫状液体流出。将肺的病理变化和肺系数（正常值为 4 ~ 5 g/kg）填入表 6–9，并与正常比较。

家兔肺系数计算公式：

$$肺系数 = 肺重量（g）\div 体重（kg）$$

表 6–9　急性肺水肿动物肺的病理解剖观察记录

	正常肺	肺水肿
气管内流出物	无粉红色泡沫样液体溢出	
肺体积、颜色	体积萎陷、粉红色	
肺切面	无泡沫样液体流出	
肺系数	4 ~ 5	

7. 急性呼吸功能不全的氧疗　选取 3 组，在步骤 4 气胸未解除前和步骤 5、6 动物呼吸和血压发生明显变化后，将气管插管的侧管连接氧气袋，使动物吸入纯氧 5 min。采血作血气分析，比较因不同原因所致呼吸功能不全的氧疗效果。

【注意事项】

1. 作血气分析采血时切忌与空气接触，如针管内有小气泡要立即排除。采血量依不同型号血气分析仪的要求而定，采血后要立即送检。

2. 复制气胸时，需按要求的位置刺入，深度以见到水检压计的水平面随呼吸波动为标准（1 ~ 1.5 cm），如未见水检压计液面波动，应重新调节针头的深浅度。气胸后抽取胸膜腔内的空气时，一定要抽尽。

【思考题】

1. 窒息、气胸、增大无效腔以及肺水肿引起的呼吸衰竭分别属于哪一型？为什么？
2. 四种不同实验的血气指标检测结果有何不同？为什么？
3. 气胸、增大无效腔和肺水肿的氧疗效果如何？为什么？

【附注】肺水肿的其他复制方法

1. 由颈外静脉快速输入生理盐水 100 mL/kg（180 ~ 200 滴 /min），接近输完时，立即向输液瓶内加入 0.1% 肾上腺素 1 mL/kg，直至输完全部液体。
2. 耳缘静脉缓慢注射 37 ℃液体石蜡 1 mL/kg 或油酸 0.06 ~ 0.08 mL/kg。

第八节　大鼠梗阻性黄疸

【实验目的】

1. 掌握黄疸的分类及其血、尿、粪便胆色素代谢的变化特点。
2. 观察黄疸动物皮肤、黏膜、尿液、粪便的颜色及一般行为的改变。
3. 学习黄疸动物血、尿常用生化指标的测定和操作方法。

【实验原理】

正常成人血清总胆红素浓度低于 17.1 μmol/L（1 mg/dL），超过此值称为高胆红素血症。黄疸是指血清总胆红素浓度超过 34.2 μmol/L（2 mg/dL），肉眼可见组织黄染。由于巩膜、皮肤有较多的弹性蛋白，与胆红素有较强的亲和力，故巩膜和皮肤较易黄染。当溶血胆红素生成过多、肝对胆红素的代谢障碍或胆汁排出受阻时，即可引起黄疸。

黄疸的分类方法很多。按发病原因可分为溶血性、肝细胞性及梗阻性黄疸；按发病部位分为肝前性、肝性及肝后性黄疸；按血清中胆红素增多的种类，又可分为以非结合性胆红素增多为主的黄疸和以结合性胆红素增多为主的黄疸。通过结扎胆总管使胆红素排出受阻的方法可复制梗阻性黄疸（肝后性黄疸）。

【实验对象】

大鼠。

【实验器材与药品】

手术剪，镊子，皮钳，止血钳，持针器，缝合针，纱布，棉球，大鼠固定台，橡皮筋，比色管，试管，5 mL 注射器，8 号针头，细长滴管，麻醉缸，搪瓷碗，器械盘，天平，黄疸指数标准管，离心机；新洁尔灭，乙醚，3% 碘酊，75% 乙醇，95% 乙醇，苦味酸溶液，20% 氨基甲酸乙酯（乌拉坦），重氮试剂，浓盐酸，0.5% 亚硝酸钠，对二甲氨基苯甲醛。

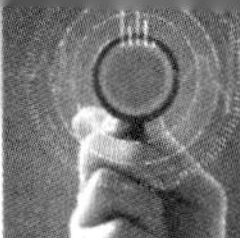

【实验步骤和方法】

1. 动物模型制作

（1）取大鼠称重，辨认性别并观察其皮肤、黏膜、尿液、粪便的颜色及行为表现。

（2）将大鼠放入麻醉缸内，用乙醚吸入麻醉后将其固定于手术台上，上腹部备皮。

（3）用碘酊、乙醇消毒手术野皮肤，在剑突下剪一 1.5 ~ 2 cm 的右旁正中切口，逐层打开腹腔。

（4）沿胃大弯找到十二指肠并轻轻提起肠管，找到一通向十二指肠的纤细透亮淡黄色的细管，即为大鼠的胆总管。小心游离胆总管并用细线结扎。检查手术野无出血后用细线连续一次缝合腹膜、肌层，关闭腹腔，再间断缝合皮肤。用碘酊、75% 乙醇消毒皮肤。

（5）术后用苦味酸标记大鼠，进行编号，放入笼内喂养。随时观察并记录动物的一般情况以及皮肤、黏膜、尿液、粪便颜色的变化。

2. 实验动物观察及生化检测

（1）术后 3 ~ 4 d，将手术鼠取出，观察其皮肤、黏膜、粪便颜色，并与正常鼠对照。

（2）用 20% 氨基甲酸乙酯（0.5 mL/kg）腹腔注射麻醉动物，并固定于手术台。打开腹腔，暴露腹主动脉，用干燥注射器抽血 5 ~ 10 mL，离心 5 min（4 000 r/min），分离血清。用于黄疸指数测定及胆红素定性试验。

（3）由膀胱取尿或用滴管收集大鼠排在玻璃板上的尿液，作尿胆红素定性试验及尿胆原定性试验。

（4）处死大鼠，解剖并观察肝、胆管及其他器官颜色的变化。

（5）以同样的方法将正常鼠麻醉、固定、采血、取尿，作上述各项测定。

3. 分析实验结果　将正常大鼠与梗阻性黄疸大鼠的各项指标填入表 6–10，并进行对照分析。

表 6–10　梗阻性黄疸大鼠与正常大鼠生化指标的比较

分　组	一般情况观察	黄疸指数	血胆红素	尿胆红素	尿胆原
对照组					
实验组					

【注意事项】

1. 实验大鼠必须成熟、健康，否则易死亡。

2. 采血时一定要选用干燥注射器及试管，以防因溶血而影响检测结果。

【思考题】

1. 结扎大鼠胆总管，为什么会发生黄疸？

2. 梗阻性黄疸血液、尿液及粪便胆色素变化的特点及其机制是什么？

【附注】

1. 血清黄疸指数测定　将装有少量待测血清的小玻璃管与已制备好的黄疸指数标准管相比较，通过目测确定黄疸指数的单位数。

2. 胆红素定性试验　取待测血清 1 mL 置于试管内，徐徐加入重氮试剂 0.5 mL，使重氮试剂浮在血清之上，轻轻晃动，但勿混匀，使之保持两层液面。如果交界面处 1 min 内出现紫红色环，则为直接反应阳性；若 1 min 微红，10 min 内颜色逐渐加深，则为双相反应；若 10 min 内不呈红色，则摇匀血清和试剂，再加入 95% 乙醇 1 mL，再摇匀方呈红色者，则为间接反应阳性，否则为阴性。

3. 尿胆红素定性试验　取大鼠尿液 1 mL 左右置于小试管中，加浓盐酸 1 滴，混匀后加 0.5% 亚硝酸钠溶液 1 滴，摇匀立即观察颜色。深绿色为胆红素强阳性，绿色为阳性，淡绿色为弱阳性，尿液黄色消退为可疑，尿色不变为阴性。

4. 尿胆原定性试验　取大鼠尿液 2 mL，用蒸馏水稀释成 1∶10，然后取 5 mL 稀释液依次稀释成 1∶20，1∶40，1∶80，1∶160，共 5 管。取稀释尿液各 5 mL，加入 0.5 mL 醛试剂（醛试剂配制：取对二甲氨基苯甲醛 2.0 g 溶于 20 mL 浓盐酸中，加蒸馏水至 100 mL），于室温下静置 10 min 后自管口向底部察看，观察时试管底部垫一白纸。尿液呈樱红色即为尿胆原阳性，以最高阳性稀释倍数报告结果。

第九节　氨中毒与肝性脑病

【实验目的】

1. 复制肝性脑病动物模型。

2. 探讨氨在肝性脑病发病机制中的作用，掌握谷氨酸钠对氨中毒的治疗作用。

【实验原理】

肝性脑病是继发于急性肝衰竭或慢性实质性肝病的严重神经精神综合征。严重肝病时，肝脏的物质代谢和解毒功能障碍，产生大量的毒性物质侵入中枢神经系统，使脑组织的代谢和功能发生障碍，从而导致肝性脑病。目前已知氨的代谢障碍引起的氨中毒是肝性脑病的重要发病基础。正常情况下，血氨的来源和去路保持动态平衡，而肝脏利用氨合成尿素则是维持此平衡的关键。当肝功能严重受损时，尿素的合成发生障碍使血氨升高，增高的血氨透过血脑屏障进入脑组织而引起脑功能障碍。氨对脑的毒性作用主要包括干扰脑组织的能量代谢、使脑内神经递质发生改变和对神经细胞膜的抑制等方面。肝性脑病临床主要表现为一系列的神经精神症状，早期表现为躁动、精神错乱、抽搐等兴奋症状，而晚期则表现为嗜睡、昏迷等抑制症状。

【实验对象】

家兔，体重 2.0 ~ 3.0 kg。

【实验器材和药品】

哺乳动物手术器械，血氨分析仪 PA-4140，兔手术台，注射器（5 mL、30 mL、50 mL），塑料导管，粗棉线，小圆缝合针，缝合线；1% 普鲁卡因，复方氯化钠溶液（氯化钠 50 g，碳酸氢钠 15 g，溶于 5% 葡萄糖溶液 1 000 mL 中），复方氯化铵溶液（氯化铵 50 g，碳酸氢钠 15 g，溶于 5% 葡萄糖溶液 1 000 mL 中），复方谷氨酸钠溶液（谷氨酸钠 250 g，溶于 5% 葡萄糖溶液 1 000 mL 中），生理盐水。

【实验步骤和方法】

取体重相近的家兔 3 只，随机编为甲、乙、丙号。

1. 甲兔　肝叶大部切除 + 滴注复方氯化氨溶液。

（1）称重后，仰卧固定于兔手术台上，剪去颈部及上腹部正中被毛，用 1% 普鲁卡因局部浸润麻

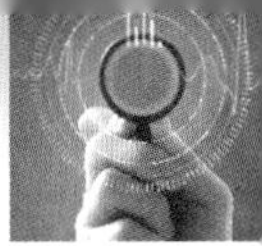

醉。常规分离家兔一侧颈总动脉，结扎远心端，近心端用动脉夹夹闭，行颈总动脉插管用于采血，用线结扎固定插管。松开动脉夹，放血 1 mL 于试管内，用血氨分析仪测定血氨。

（2）从胸骨剑突起，在上腹部做一 6 ～ 8 cm 的正中切口。打开腹腔后，即可见位于右上腹的红褐色肝，将肝向下按压，剪断肝与膈肌之间的镰状韧带。再将肝叶向上翻，用手剥离肝胃韧带。

（3）辨认肝脏各叶（图 6–3），用生理盐水浸湿的粗棉线围绕肝左外叶、左中叶、右中叶和方形叶的根部结扎，阻断其血流，可见上述肝叶迅速变成暗褐色，剪去上述四叶肝，仅保留右外叶和尾状叶，即完成肝大部切除手术。

（4）沿胃幽门向下找出十二指肠，用小圆缝合针作荷包缝合，用眼科剪在荷包中央剪一小口，将细塑料导管插入肠腔约 4 cm，收缩荷包结扎固定（图 6–4）。检查腹腔无出血后，用止血钳对合夹住腹壁切口，关闭腹腔。

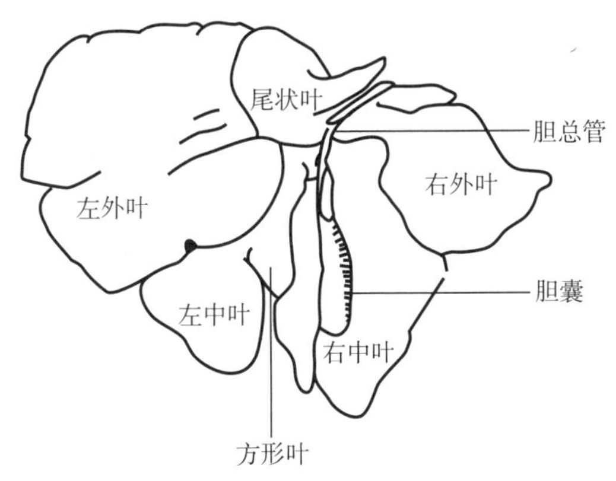

图 6–3 兔肝各叶的解剖位置（将肝向左上翻转）

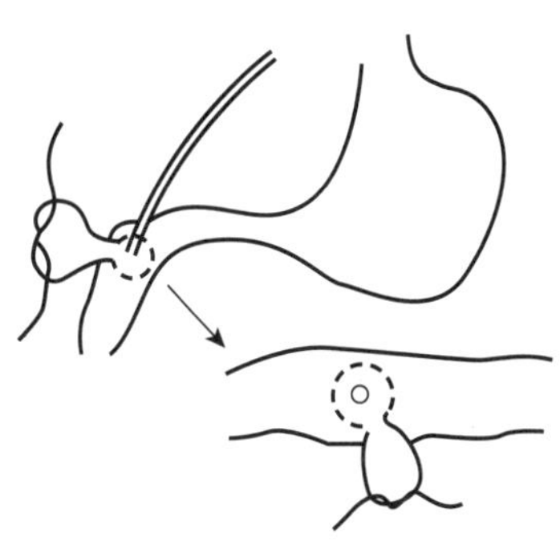

图 6–4 十二指肠荷包缝合示意图

（5）观察并记录家兔的一般情况、角膜反射、瞳孔大小以及对疼痛刺激的反应等情况。

（6）每隔 5 min 向十二指肠插管中注入复方氯化铵溶液 5 mL，仔细观察动物情况，有无反应性增强，呼吸加快，直至出现全身性抽搐为止。从颈总动脉放血 1 mL 于试管内作血氨测定。记录复方氯化铵溶液的总用量及所用时间，并计算出每公斤体重的用量。

（7）自耳缘静脉缓慢注射复方谷氨酸钠溶液 30 mL/kg，观察并记录治疗后症状有无缓解。

2. 乙兔 肝叶假手术 + 滴注复方氯化氨溶液。

称重后，同甲兔方法在局麻下行作颈总动脉插管和肝的分离手术，但不作肝叶切除，作为假手术对照。找出十二指肠后，作十二指肠肠腔插管。观察动物的一般情况，每隔 5 min 向十二指肠内注入复方氯化铵溶液 5 mL，直至出现全身性抽搐为止，从颈总动脉放血 1 mL 于试管内作血氨测定。记录复方氯化铵溶液的总用量及所用时间，并计算出每公斤体重的用量。再按甲兔实验步骤（7）进行抢救治疗。

3. 丙兔 肝叶大部切除 + 滴注复方氯化钠溶液。

称重后，同甲兔方法在局麻下做肝大部切除术及十二指肠插管，术后每隔 5 min，向十二指肠注入复方氯化钠溶液 5 mL，观察动物有无异常，并与甲、乙兔进行比较。

将结果填入表 6–11。

表 6-11　氨中毒与肝性脑病各观察指标的记录表

分　组	一般情况观察	出现抽搐时间 /min	出现抽搐时的血氨浓度 /（μmol/L）	复方氯化铵用量 /（mL/kg）
甲兔				
乙兔				
丙兔				

【注意事项】

1. 剪镰状韧带时，谨防刺破膈肌。游离肝时，动作宜轻柔，以免肝叶破裂出血。结扎线应扎于肝叶根部，避免拦腰勒破肝脏。

2. 复方氯化铵溶液切勿漏入腹腔中。

3. 动物未做全麻，有时会挣扎，要与氨中毒所引起的抽搐相鉴别。

4. 一旦出现抽搐，停用复方氯化铵溶液，并立即注射复方谷氨酸钠溶液抢救。

【思考题】

1. 肝性脑病时血氨升高的主要原因是什么？

2. 氨对脑细胞有哪些毒性作用？

3. 谷氨酸钠为什么对肝性脑病有治疗作用？

第七章　药理学基础性实验

第一节　给药途径对药物作用的影响

【实验目的】

1. 观察相同剂量不同给药途径对药物作用的影响。

2. 学习家兔和小鼠的正确捉拿方法，家兔耳缘静脉注射法和肌肉注射法，小鼠的灌胃和腹腔注射法。

3. 了解不同给药途径在临床上的意义。

【实验原理】

给药途径决定药物的吸收量和进入血液循环的速度，从而影响血药浓度，并最终影响药物作用的快慢和强度，甚至产生不同的药理作用。其中静脉吸收速度最快，产生的药理作用也最强。其他给药途径的吸收速度快慢依次是：呼吸道吸入＞腹腔注射＞肌肉注射＞皮下注射＞皮内注射＞口服＞贴皮。

一、家兔实验法

【实验对象】

家兔 2 只。

【实验器材与药品】

婴儿秤，5 mL 注射器 2 支，兔固定器 2 个；酒精棉球，5% 异戊巴比妥钠。

【实验步骤和方法】

1. 取家兔 2 只，称重编号。观察两兔的正常活动、翻正反射以及呼吸情况。

2. 两兔均给予 5% 异戊巴比妥钠 1 mL/kg，其中甲兔经耳缘静脉注射给药，乙兔经肌肉注射给药。

3. 记录给药时间，观察家兔反应、翻正反射消失时间以及呼吸抑制程度。比较两兔反应有何不同?

【实验结果】

将实验结果记录在表 7–1 中。

表 7–1　家兔静脉注射和肌肉注射 5% 异戊巴比妥钠的反应

兔　号	给药途径	给药前反应	给药后反应	翻正反射消失时间	呼吸抑制程度
甲	静脉注射				
乙	肌肉注射				

注释：翻正反射是指将动物推倒或呈背位仰卧时，动物会立即翻正过来。当中枢过度抑制时，翻正反射消失。

二、小鼠实验法

【实验对象】

小鼠 2 只。

【实验器材与药品】

小鼠灌胃器，1 mL 注射器 2 支，天平，眼科镊；酒精棉球，10% 硫酸镁。

【实验步骤和方法】

1. 取小鼠 2 只，称重编号。观察并记录小鼠的活动、呼吸和粪便情况。
2. 分别给予 10% 硫酸镁溶液 0.2 mL/10 g，其中甲鼠灌胃，乙鼠腹腔注射。
3. 给药后继续观察并记录小鼠活动、呼吸及粪便变化，并与给药前比较。

【实验结果】

将实验结果记录在表 7–2 中。

表 7–2 小鼠灌胃和腹腔注射硫酸镁前后情况的比较

鼠 号	给药途径和剂量 /mL	给药前			给药后		
		活动情况	呼 吸	粪 便	活动情况	呼 吸	粪 便
甲	灌胃						
乙	腹腔注射						

【注意事项】

1. 给药剂量要准确，小鼠灌胃和腹腔注射方法要正确。
2. 准确记录给药时间和出现明显药物作用的时间。

【思考题】

1. 为什么同一药物在不同的给药途径时，产生的效应差异明显？
2. 同一药物，剂量相同给药途径不同，为什么会出现不同的药物效应？

第二节 不同给药剂量对药物作用的影响

【实验目的】

观察不同药物剂量对药物作用的影响。

【实验原理】

在一定剂量范围之内，药效与药物剂量成正比，随着药物剂量的增加或减少，药效也相应地增加或减少。当达到最大药效时，药效不再增加，再继续加量，则表现为不良反应增加。水合氯醛为中枢抑制药，小剂量产生镇静催眠作用，较大剂量时则产生中枢严重抑制作用导致昏睡，甚至昏迷。

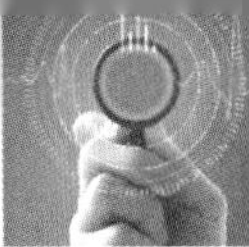

【实验对象】

小白鼠 3 只。

【实验器材与药品】

小鼠笼（或大烧杯）3 个，天平 1 台，1 mL 注射器 3 支，针头 3 个；2% 水合氯醛。

【实验步骤和方法】

1. 取小白鼠 3 只，称重编号，观察各鼠的正常活动情况。

2. 将 3 只小鼠分别经腹腔注射 2% 水合氯醛溶液 0.05 mL/10 g、0.15 mL/10 g、0.5 mL/10 g。

3. 给药后分别置于小鼠笼（或大烧杯）中，观察各鼠的活动有何变化。记录给药后小鼠的反应和发生的时间，并比较 3 只小鼠有何不同。

【实验结果】

将实验结果记录在表 7–3 中。

表 7–3　水合氯醛不同给药剂量时小鼠的反应情况

鼠　号	体重 /g	给药剂量 /mL	给药前情况	给药后反应及发生时间
1				
2				
3				

【注意事项】

1. 给药后要密切观察三只小鼠的反应，水合氯醛为镇静催眠药，小鼠的中枢抑制反应可表现为活动减少、闭目静卧、翻正反射消失和呼吸停止等。

2. 腹腔注射时应注意以下两点：①掌握好进针角度，一般为 45°　。②确认注入腹腔内。进针不宜太深，避免损伤重要脏器。

【思考题】

1. 掌握药物剂量与作用的关系对于药理学实验和临床用药有何指导意义？

2. 观察 3 只小鼠反应有何不同？原因是什么？

第三节　乙酰胆碱的量效关系

【实验目的】

观察不同剂量的乙酰胆碱对家兔离体回肠平滑肌收缩的影响，分析药物的量效关系及其意义。

【实验原理】

乙酰胆碱为胆碱能神经递质，通过激动 M 受体引起肠平滑肌的收缩作用。乙酰胆碱作用于离体肠管实验可用于观察药物对回肠平滑肌舒缩功能的影响，进而定量分析有关的药效学参数，并判断药物作用的部位及作用强度。

【实验对象】

家兔，体重 2 kg 左右。

【实验器材与药品】

BL-420N 系统，哺乳动物手术器械，麦氏浴槽，恒温装置，张力换能器，供氧装置，温度计，手术线，铁支架，烧瓶夹，橡皮管，弹簧夹，烧杯，量筒，注射器；乙酰胆碱（3×10^{-1} mol/L、3×10^{-2} mol/L、3×10^{-3} mol/L、3×10^{-4} mol/L、3×10^{-5} mol/L、3×10^{-6} mol/L、3×10^{-7} mol/L、3×10^{-8} mol/L），台氏液（钙减半）。

【实验步骤和方法】

1. 标本制备　取家兔 1 只，禁食 24 h。用锤击打头部或静脉注入空气栓塞致死，立即解剖腹腔取出回肠，迅速置于饱和氧的台氏液中，以台氏液将管腔内的食物残渣冲洗干净。

2. 实验装置的准备　实验装置主要由麦氏浴槽、恒温水浴、供氧及记录等部分组成。恒温水浴温度控制在 38 ℃左右；供氧部分由 L 形通气管和 O_2 或空气气囊组成，气流量以 1 ～ 2 个气泡 /s 为宜；记录部分由张力换能器和 BL-420N 系统组成（图 7-1）。

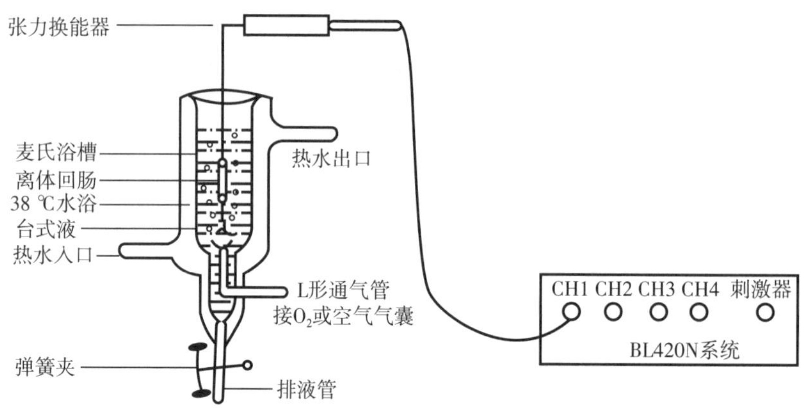

图 7-1　乙酰胆碱的量效关系实验装置示意图

3. 标本连接　轻取 2 cm 左右的离体回肠标本，在盛有台氏液的平皿中将肠管两端穿线、结扎。一端固定在通气钩上，浸入盛有 20 mL 台氏液的麦氏浴槽中，并接通气体；另一端通过张力换能器与 BL-420N 系统 CH1 通道连接，调节换能器的高度，拉紧丝线给标本一定量的前负荷。

4. 描记小肠正常收缩曲线　待离体肠段稳定 10 ～ 15 min 后，启动 BL-420N 系统，在系统主界面菜单条点击“输入信号”→“1 通道”→“张力”，描记一段正常收缩曲线。根据显示的波形，调整增益和扫描速度，以描记最佳的收缩曲线。然后给药。

5. 给药并标记

（1）单剂量法：从低浓度（低剂量）开始，依次向麦氏浴槽内加入各种浓度的乙酰胆碱 0.1 mL。加入最低浓度的乙酰胆碱后观察离体回肠的收缩反应，当反应达到最大后更换台氏液冲洗 3 次，待曲线恢复到给药前水平后，描记一段基线再加入下一个浓度的乙酰胆碱溶液。

（2）累加法：从低浓度（低剂量）到高浓度（高剂量）向麦氏浴槽内依次累积加入乙酰胆碱 0.1 mL。当加入第 1 个剂量的乙酰胆碱后，待反应达到最大时立即加入第 2 个剂量。以此类推，直到回肠对乙酰胆碱的反应不再增大为止。

【实验结果】

以乙酰胆碱引起的最大收缩幅度为 100%，计算加入不同剂量乙酰胆碱后的张力变化百分率，并以此为纵坐标，以乙酰胆碱的浓度的负对数为横坐标作图，画出乙酰胆碱的量效关系曲线。

【注意事项】

1. 悬挂肠管时，不要过度牵拉肠管，标本负荷一般为 3 g 左右。

2. 为了正确地累积反应，应在当某一剂量的反应达到最大效应时立即给予下一个剂量。若当前一个剂量达到最大反应后慢慢观察，再给下一个剂量时，反应就难以累积，故可稍微提前加下一个剂量。

3. 离体回肠标本及其与换能器的连线不要触及管壁和 L 形通气管壁。

【思考题】

1. 何谓药物的量效关系？绘制药物量效关系曲线有何意义？

2. 由量效曲线分析效价强度与药物剂量的关系，并指出其重要意义。

第四节　半数致死量的测定

【实验目的】

1. 了解药物半数致死量（LD_{50}）测定的意义及其原理。

2. 学习半数致死量测定的方法、步骤和计算过程。

3. 掌握药物治疗指数的意义和计算方法。

【实验原理】

任何药物只要给药剂量足够大时均可导致实验动物死亡，但由于同种实验动物个体间的差异，同一药物相同剂量可能只会导致部分实验动物死亡。LD_{50} 是指能够导致半数实验动物死亡的药物剂量。死亡是实验动物最容易判断和观察的指标，在以死亡为反应指标的质反应量效关系曲线中，药物对数剂量与动物死亡频数的关系呈正态分布（图 7-2A）；药物对数剂量与动物死亡百分率的量效关系呈“S”形曲线，曲线两端较平坦，而在致半数动物死亡的对数剂量（$\lg LD_{50}$）处曲线的斜率最大，即在此处药物剂量稍有增或减，则动物死亡或存活的数量明显增加（图 7-2B）。LD_{50} 是衡量药物急性毒性的定量指标，毒性越小的药物 LD_{50} 越大，毒性越大的药物 LD_{50} 越小。LD_{50} 可为临床安全用药及药物监测提供参考依据。LD_{50} 的测定方法较多，如目测概率单位法、Bliss 概率单位法、寇氏法（Karber 氏法）、序贯法等。本实验采用结果较准确、计算较简便的改良寇氏法。

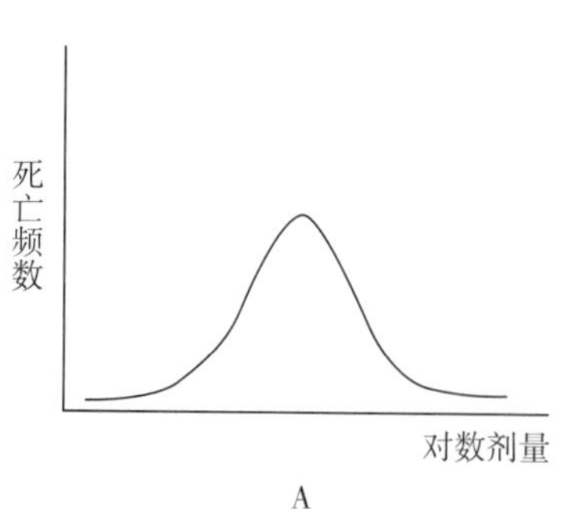

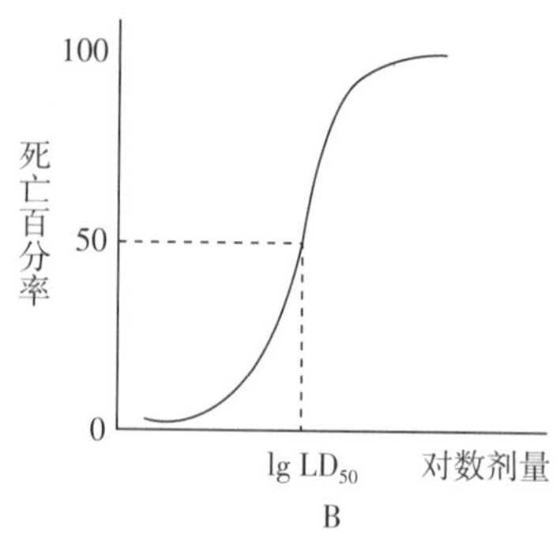

图 7-2 药物质反应量效关系曲线

【实验对象】

小鼠，体重 20 g 左右。

【实验器材与药品】

鼠笼、天平、1 mL 注射器；碘解磷定溶液（20 mg/mL、16 mg/mL、12.8 mg/mL、10.24 mg/mL、5.12 mg/mL）。

【实验步骤和方法】

1. 预实验

根据经验或文献资料，选择碘解磷定溶液的估计量以等比稀释，配制成一系列不同的剂量。取小鼠 12 只，随机分为 4 组，按组分别腹腔注射碘解磷定溶液 0.15 mL/10 g。观察出现的症状并记录死亡的动物数，求出引起 0% 和 100% 死亡率的剂量范围，即一只动物也不死亡的最大剂量（LD_0）和引起全部动物死亡的最小剂量（LD_{100}），也就是正式实验的最大剂量和最小剂量。

2. 正式实验

（1）分组编号：称取体重为 18 ~ 22 g 的小白鼠 50 只并随机分为 5 组，每组 10 只（雄雌各半），且尽可能使各组小鼠平均体重及性别分布一致。

（2）给药：各组按表 7-4 中几个等比级剂量（一般用 1∶0.7 ~ 1∶0.85）进行小鼠腹腔注射碘解磷定溶液 0.15 mL/10 g。

（3）观察记录：给药后观察并记录小鼠的中毒症状。根据 2 h 内所记录各组的剂量和小鼠的死亡率计算出 LD_{50}。

【实验结果】

将每组动物的死亡数和死亡率填入表 7-4，然后根据公式或应用计算机软件计算出 LD_{50}。

表 7-4 碘解磷定 LD_{50} 的测定结果

分 组	小鼠 / 只	浓度 /（mg/mL）	剂量 /（mg/kg）	对数剂量	死亡数 / 只	死亡率（p）
1	10	20	300	2.48		
2	10	16	240	2.38		
3	10	12.8	192	2.28		
4	10	10.24	154	2.18		
5	10	5.12	123	2.08		

1. 改良寇氏法计算公式

（1）当最小剂量组的死亡率为 0%，最大剂量组的死亡率为 100%时，按下列公式计算半数致死量 LD_{50}：

$$LD_{50}=\lg^{-1}\left[X_m-i\left(\sum p-0.5\right)\right]$$

式中，X_m 为最大剂量组的剂量对数值（即 2.48）；i 为相邻两组剂量对数的差值（即 0.1）；p 为各组动物的死亡率（以小数表示）；$\sum p$ 为各组动物死亡率的总和。

（2）当最小剂量组的死亡率大于 0%而又小于 30%，或最大剂量组的死亡率小于 100%而又大于 70%时，可按下列校正公式计算：

$$LD_{50}=\lg^{-1}\left[X_m-i\left(\sum p-\frac{3-p_m-p_n}{4}\right)\right]$$

式中，P_m 为最大剂量组的死亡率；P_n 为最小剂量组的死亡率；n 为每组动物数。

2. 应用计算机软件　打开电脑“LD_{50}”计算软件，将各组给药剂量和死亡率输入计算软件，然后点击“运行”，即可计算出 LD_{50}。

【注意事项】

1. 预试验需要摸索出合适的剂量范围，即测出药物引起 0% 和 100% 死亡率剂量的所在范围。如小鼠全死则降低剂量；如小鼠全活则增加剂量。同时，药物剂量的配制要准确，以免影响正式实验的进行。

2. 正式实验中，动物分组必须按区组随机法，且应雌雄各半。

3. 动物种类、体重范围、给药途径、剂量、观察时间、室温等因素对 LD_{50} 的测定结果都有影响，故应注意控制实验条件。

4. 本实验为定量药物效价测定，要求较高的准确性，在实验过程中要求做到准确无误。

5. 每组给药后应观察 2 h。

【思考题】

1. 何谓 LD_{50}？测定 LD_{50} 的实验依据是什么？

2. 测定 LD_{50} 时，为什么要记录各种中毒症状和时间，而不能只记录死亡数？

第五节　酚红药代动力学参数的测定

【实验目的】

1. 观察动物静脉注射酚红后不同时间体内血药浓度的变化，学习血药浓度测定的基本方法。

2. 掌握药物半衰期、表观分布容积、清除率的计算方法。

【实验原理】

酚红即酚磺酞（PSP，分子量 354），为一种常用的指示剂，在碱性环境中呈紫红色。静脉注射 PSP 后，因其在体内不被代谢，药物浓度与其吸光度成正比，故可采用比色法测定给药后不同时间的血浆 PSP 吸光度，通过外标法计算出血浆 PSP 的浓度，再由给药时间与相应血药浓度，计算药物半衰期（$t_{1/2}$）、表观分布容积（V_d）和清除率（R_{CL}）等药代动力学参数。

【实验对象】

家兔，2 kg 左右。

【实验器材与药品】

婴儿秤，手术刀片，抗凝试管，塑料试管，2 mL 吸管，吸耳球，1 mL 微量加样器，5 mL 注射器，台式离心机，721 型分光光度计，SFPE ver1.0 统计软件；1 μmol/L、2 μmol/L、4 μmol/L、8 μmol/L、16 μmol/L PSP 标准溶液，0.6% PSP 溶液，稀释液（0.9% NaCl 溶液 29 mL+1 mmol/L NaOH 溶液 1 mL），1 mol/L NaOH 溶液，75% 乙醇。

【实验步骤和方法】

1. 绘制酚红的标准曲线　取 1、2、4、8、16 μ mol/L PSP 标准溶液及蒸馏水各 1.55 mL，再加入 1 mol/L NaOH 溶液 0.05 mL，摇匀。用 721 型分光光度计于 560 nm 波长处比色测定上述各标准溶液的吸光度，以 PSP 标准浓度为横坐标，吸光度为纵坐标，绘制出 PSP 的标准曲线。也可用计算器或计算机将 PSP 的不同标准浓度与其相应的吸光度作直线回归，均可得标准曲线的直线回归方程：

$$y = a+bx$$

式中：x 为 PSP 的标准浓度，y 为吸光度（A）。

2. 测定不同时间的血药浓度　取家兔一只称重，从耳缘静脉采血 1 mL 置于含肝素的试管中振摇，作空白对照。然后从同侧耳缘静脉注射 0.6% PSP 溶液 6 mg/kg，并记录给药时间。于注射后 5 min、10 min、20 min 和 30 min 分别从另一侧耳缘静脉采血 1 mL，置于含肝素的试管中，振摇。用离心机以 1 500 r/ min 的转速离心 10 min，用 1 mL 微量加样器分别取上清液 0.1 mL，置于对应编号的 5 支塑料试管中，再依次加入稀释液 1.5 mL，摇匀后静置 5 min。以空白血制备样品为对照，用 721 型分光光度计于 560 nm 波长处进行比色测定，分别测定各样品的吸光度（A）。

【实验结果】

采用 SFPE ver1.0 的“定量药理”—“直线回归”模块进行计算，计算出不同时间的 PSP 血药浓度。具体方法如下：

1. 输入酚红标准曲线（浓度－吸光度关系曲线）。

2. 利用上述标准曲线，求得不同的吸光度所对应的浓度值，将此浓度值乘以 16 即可求得给药后不同时间所对应的血药浓度。

3. 根据一级消除动力学公式 $\lg C_t=\lg C_0 - kt/2.303$，将给药时间 t 与已求得的 PSP 的血药浓度对数值 $\lg C_t$ 再作线性回归，即可得该回归方程的斜率（$-k/2.303$）和截距（$\lg C_0$）。将 k 和 C_0 代入公式 $t_{1/2}=0.693/k$ 和 $V_d=D/C_0$（D 为给药剂量），即可求得 $t_{1/2}$ 和 V_d。再将 V_d 代入公式 $CL=V_d \cdot k$，求得清除率 R_{CL}。

【注意事项】

1. 采血时间应准确，否则将影响给药后不同时间所对应的血药浓度。

2. 离心前保持试管的平衡，以免损坏离心机。

【思考题】

1. 试述药物半衰期的定义及测定血药浓度和半衰期的临床意义。

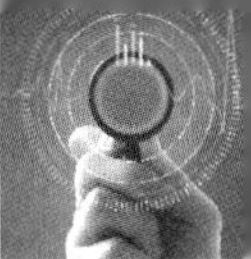

2. 影响血药浓度测定结果的因素有哪些?

第六节　传出神经系统药物对兔心率和血压的影响

【实验目的】

1. 观察传出神经系统药物对家兔心率和血压的影响，并联系其临床应用。

2. 分析传出神经系统药物影响心率和血压的机制及规律。

【实验原理】

传出神经系统药物通过作用于心脏和血管平滑肌相应的受体，而产生相应的心血管效应，引起心率和动脉血压发生相应的变化。

【实验对象】

家兔，体重 2 kg 左右。

【实验器材与药品】

婴儿秤，兔手术台，哺乳动物手术器械，气管插管，动脉夹，动脉插管，玻璃分针，头皮针，压力换能器，BL-420N 系统，注射器，丝线；0.01% 乙酰胆碱，0.5 mg/mL 阿托品，1 mg/mL 肾上腺素，2 mg/mL 去甲肾上腺素，1 mg/mL 异丙肾上腺素，0.5% 酚妥拉明，0.1% 普萘洛尔，3% 戊巴比妥钠，肝素生理盐水，生理盐水。

【实验步骤和方法】

1. 动物的麻醉与固定　取家兔 1 只，称重后以 3% 戊巴比妥钠 1 mL/kg 剂量经耳缘静脉注射麻醉，并随时观察家兔的反应情况。当家兔四肢松软、呼吸变深变慢、角膜反射消失，表明动物已被麻醉，即可背位固定于手术台上。

2. 肝素化　选择一侧耳缘静脉插入头皮针，注入肝素生理盐水 0.5 mL，再用动脉夹固定头皮针以备给药。

3. 气管插管和颈总动脉插管　常规分离气管和一侧颈总动脉，并行气管插管和颈总动脉插管，将颈总动脉插管通过压力换能器与 BL-420 N 系统 CH1 连接。

4. 记录动脉血压曲线　启动 BL-420N 系统，在主界面菜单中选择“实验项目”→“循环实验”→“兔动脉血压调节”实验模块，开始记录动脉血压曲线。根据信号窗口中显示的波形，调整增益和扫描速度，以描记最佳的动脉血压曲线。

【观察项目】

描记一段正常的动脉血压曲线后，按顺序由耳缘静脉依次注射下列药物，观察给药后药物反应的指标：心率改变（心率增快或减慢及其时间）、血压变化（升至最高点或降至最低点的高度及其时间）。

1. 作用于 M 受体药物　① 0.01% 乙酰胆碱溶液 0.1 mL/kg（缓慢静注）；② 0.5 mg/mL 硫酸阿托品溶液 0.1 mL/kg，3 ~ 5 min 后再给予 0.01% 乙酰胆碱溶液。

2. 作用于 α 受体药物　① 2 mg/mL 去甲肾上腺素溶液 0.1 mL/kg；②缓慢注入 0.5% 酚妥拉明溶液 0.2 mL/kg，3 ~ 5 min 后再给予 2 mg/mL 去甲肾上腺素溶液。

3. 作用于 β 受体药物　①1 mg/mL 异丙肾上腺素溶液 0.1 mL/kg；②0.1% 普萘洛尔溶液 0.5 mL/kg 缓慢注入，3 ~ 5 min 后再给予 1 mg/mL 异丙肾上腺素。

4. 作用于 α、β 受体药物　①1 mg/mL 肾上腺素溶液 0.1 mL/kg；②给予 0.5% 酚妥拉明溶液 0.2 mL/kg 缓慢注入，然后再给予 1 mg/mL 肾上腺素溶液 0.1 mL/kg。

【实验结果】

记录给药前后的心率和动脉血压，打印实验曲线图，标明给药名称，对实验结果进行分析讨论。

【注意事项】

1. 麻醉动物时麻醉用药应适量，过浅时动物不安静，过深时易致动物窒息。

2. 手术过程中应尽量避免出血。动脉插管要胆大心细，远心端一定要先结扎，待动脉插管固定好后再松开动脉夹，否则易致出血。

3. 每次给药后，要注入少量生理盐水冲洗管内残留药物，待血压曲线平稳后再给下一药物，确保实验结果的准确性。

【思考题】

1.M 受体激动药、M 受体阻断药对心血管系统有何作用。

2. 比较肾上腺素、去甲肾上腺素、异丙肾上腺素对心血管系统作用的异同。

3. 分析给予 α 受体阻断药后，对拟肾上腺素药物有何影响？为什么？

第七节　有机磷酸酯类农药的中毒与解救

【实验目的】

1. 观察有机磷酸酯类农药对家兔的毒性反应。

2. 观察阿托品和碘解磷定对有机磷酸酯类中毒的解救作用，并比较二者的解救效果有何区别。

3. 掌握有机磷酸酯类中毒以及阿托品和碘解磷定解毒的机理。

【实验原理】

机体在正常情况下，神经末梢释放的乙酰胆碱可迅速被胆碱酯酶水解。有机磷酸酯类为难逆性抗胆碱酯酶药，主要用作农、林业杀虫剂，对人和动物有较强的毒性。该药可通过各种途径被机体吸收，与体内胆碱酯酶牢固结合形成磷酰化胆碱酯酶而使胆碱酯酶失活，导致乙酰胆碱不能被水解而大量堆积，从而引起一系列的中毒症状。阿托品和碘解磷定可以有效缓解有机磷酸酯类所引起的中毒症状。阿托品为 M 受体阻断剂，通过阻断 M 受体而缓解 M 样中毒症状，对 N 样中毒症状肌肉震颤没有作用。碘解磷定为胆碱酯酶复活药，主要与磷酰化胆碱酯酶结合生成复合物，后者再裂解为磷酰化碘解磷定和胆碱酯酶，从而恢复胆碱酯酶的活性，水解堆积的乙酰胆碱。另外碘解磷定还可与游离的有机磷酸酯类结合，生成磷酰化碘解磷定，最终经尿排出体外。因此，碘解磷定可使各项中毒症状得到缓解，特别对于缓解肌肉震颤效果更好。

【实验对象】

家兔 2 只，体重 2 kg 左右。

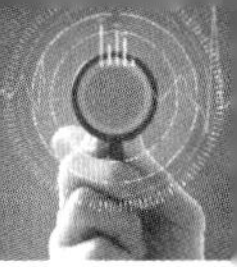

【实验器材与药品】

婴儿秤，兔固定箱，剪刀，测瞳尺，注射器，酒精棉球及干棉球若干；80% 敌百虫，0.5 mg/mL 硫酸阿托品，25 mg/mL 碘解磷定。

【实验步骤和方法】

1. 取家兔 2 只，编号为甲、乙，称重后分别观察并记录其正常活动情况、呼吸频率、瞳孔大小、唾液分泌、大小便、肌张力及有无肌震颤等生理指标。

2. 分别剪去两兔背部 3 ~ 5 cm^2 被毛以暴露其皮肤，涂搽敌百虫溶液使其中毒，密切观察并记录给药后家兔各项生理指标的变化。

3. 待中毒症状明显后，甲兔立即经耳缘静脉注射 0.5 mg/mL 阿托品注射液 1 mL/kg，乙兔立即经耳缘静脉注射 25 mg/mL 碘解磷定注射液 2 mL/kg，观察、记录两兔各项生理指标的变化，并进行比较。

4. 约 10 min 后，再次给药，甲兔经耳缘静脉注射 25 mg/mL 碘解磷定注射液 2 mL/kg，乙兔经耳缘静脉注射 0.5 mg/mL 阿托品注射液 1 mL/kg，给药后密切观察残存中毒症状的解除情况，并分析两种处理结果的区别。

【实验结果】

将实验结果填入表 7–5，进行比较分析。

表 7–5　有机磷酸酯类中毒及解救的指标观察

兔　号	观察指标	活动情况	呼吸频率 /（次 / min）	瞳孔大小 / mm	唾液分泌	大小便次数	肌震颤程度	肌张力大小
甲兔	中毒前							
	给敌百虫							
	给阿托品							
	给碘解磷定							
乙兔	中毒前							
	给敌百虫							
	给碘解磷定							
	给阿托品							

【注意事项】

1. 有机磷酸酯类农药为剧毒药，实验过程中切勿接触皮肤等部位，如不慎接触应立即用清水冲洗，忌用肥皂等碱性物质处理，否则可转化为毒性更强的敌敌畏。

2. 制备中毒模型时，应做好急救准备，如预先备好解毒药及给药部位。一旦出现中度中毒症状时即开始解救，且动作要快，以免动物因抢救不及时而死亡。

3. 观察兔肌张力的方法：将家兔置台面上，拉后肢，如立即回缩，说明肌张力正常；如拉后回缩迟缓或不回缩，说明肌张力降低或消失。

【思考题】

1. 讨论有机磷酸酯类的中毒机制、临床表现及其急性中毒的抢救措施。
2. 比较阿托品与碘解磷定的解救效果有何不同？解救的机制各是什么？

第八节　普鲁卡因对坐骨神经的传导阻滞作用

【实验目的】

观察普鲁卡因对坐骨神经干的麻醉作用。

【实验原理】

神经兴奋的发生和传导有赖于细胞膜上 Na^+内流，其客观指标是神经兴奋时产生的动作电位。普鲁卡因可阻滞神经纤维 Na^+内流，从而阻滞神经冲动的发生与传导，起到局部麻醉作用。

【实验对象】

蟾蜍。

【实验器材与药品】

探针，蛙板，蛙钉，手术剪，尖镊子，铁支架，玻璃分针，铁夹，药棉，玻璃纸，小烧杯，计时器或秒表；2% 盐酸普鲁卡因，0.5% 稀盐酸。

【实验步骤和方法】

1. 取蟾蜍一只，用探针破坏大脑后，用蛙钉固定四肢于蛙板上。剖开腹腔，除去内脏，暴露两侧坐骨神经丛，用棉球擦去腹腔内的液体。

2. 从蛙板上取下蟾蜍，用铁夹夹住下颌部，悬挂于铁支架上。当蛙腿不动时，将其两后足趾浸入盛有 0.5% 稀盐酸溶液的烧杯内，用计时器测定自浸入酸液到引起缩腿反应所需的时间即反射时（参见图 5–29）。当出现缩腿反应后，立即用水洗去足趾上的酸液并拭干。

3. 在左侧神经丛下面放置玻璃纸，并将浸有 2% 盐酸普鲁卡因溶液的小棉球贴附在玻璃纸上面的神经丛上。约 10 min 后再将两足趾分别浸入酸液内，用计时器测定产生缩腿反射所需的时间。

【实验结果】

将实验结果填入表 7–6，进行比较分析。

表 7–6　普鲁卡因对蟾蜍坐骨神经传导的影响

足　趾	用药前缩腿反射潜伏期 /s	用药后缩腿反射潜伏期 /s
左		
右		

【注意事项】

1. 实验过程中尽量避免用力牵拉坐骨神经丛。
2. 分离神经时应采用玻璃分针，以减少对神经的刺激。

【思考题】

1. 局部麻醉的方法有哪些?
2. 普鲁卡因阻滞坐骨神经传导的作用机理是什么?

第九节　巴比妥类药物和尼可刹米对呼吸中枢的作用

【实验目的】

通过药物刺激致小白鼠惊厥，观察苯巴比妥钠的抗惊厥作用。

【实验原理】

尼可刹米在治疗剂量时主要兴奋延髓呼吸中枢，而中毒剂量时可过度兴奋中枢引起惊厥，继而转化为难以逆转的中枢抑制，导致动物死亡。苯巴比妥钠为中枢抑制药，大剂量的苯巴比妥钠具有抗惊厥作用。

【实验对象】

小白鼠 2 只。

【实验器材与药品】

鼠笼，大烧杯，注射器，电子秤；5% 苯巴比妥钠，生理盐水，2.5% 尼可刹米。

【实验步骤和方法】

取小白鼠 2 只称重、编号。甲鼠腹腔注射 5% 苯巴比妥钠 0.1 mL/10 g，乙鼠腹腔注射等量生理盐水对比，放入大烧杯中观察活动情况。20 min 后，分别给两只小白鼠背部皮下注射 2.5% 尼可刹米 0.2 ~ 0.3 mL/10 g，反扣于大烧杯下。连续观察 20 min，观察、记录有无惊厥发生以及发生的时间、程度及结果有何不同。

【实验结果】

将实验结果填入表 7–7，进行比较分析。

表 7–7　苯巴比妥钠的抗惊厥作用观察

鼠　号	体　重	药　物	用　量	条　件	用药后情况
甲		苯巴比妥钠		尼可刹米	
乙		生理盐水		尼可刹米	

【注意事项】

1. 给药方法要正确，不同药物给药的途径不同。

2. 皮下注射尼可刹米后，用大烧杯扣住小白鼠，防止小白鼠兴奋时跳出大烧杯。

【思考题】

1. 过量尼可刹米引起惊厥的机制是什么？

2. 苯巴比妥钠属于哪类药物？有哪些药理作用？其作用机制是什么？

第十节　氯丙嗪的镇静（安定）作用

【实验目的】

1. 学习电刺激诱发小鼠激怒反应的方法。

2. 观察氯丙嗪的镇静（安定）作用。

【实验原理】

小鼠足部受到持续强刺激时可出现激怒行为，如逃避、尖叫、相互对峙、格斗、撕咬等。氯丙嗪可通过阻断脑干网状结构上行激动系统侧支中的 α 受体，抑制特异性感觉传入冲动沿侧支向网状结构的传导，使大脑皮层兴奋性降低，发挥镇静作用，使动物对外界刺激（如电刺激）的反应性降低，反应时间延长。

【实验对象】

健康雄性小鼠，体重 18 ~ 22 g。

【实验器材与药品】

生理药理多用仪及激怒刺激盒，1 mL 注射器及 6 号针头各 1 只，天平，鼠笼 2 个；0.08% 盐酸氯丙嗪，生理盐水。

【实验步骤和方法】

1. 实验设备准备　将生理药理多用仪的“刺激方式”旋钮旋至“连续 B”，将“B 时间”置于 0.5 s 或 1 s 挡（即刺激间隔时间为 0.5 s 或 1 s），“A 频率”置于 2 Hz 或 4 Hz 档（即每次刺激持续时间为 1/2 s 或 1/4 s），后面板上的开关拨至“激怒”，交流电压输出线一端插入后面板的“交流输出”插口，另一端与激怒刺激盒的红、黑接线连接。

2. 实验动物准备　取体重 20 g 左右的健康雄性小鼠若干只，将其成对放入激怒刺激盒中。接通电源开始刺激，将刺激电压由小逐渐增大（不宜过大），直至小鼠出现前肢离地站起、相互对峙、拳击或撕咬等激怒反应为止，此时的刺激电压即为引起小鼠激怒反应的阈电压（图 7–3）。选取 4 只激怒反应较强的小鼠作为实验对象。

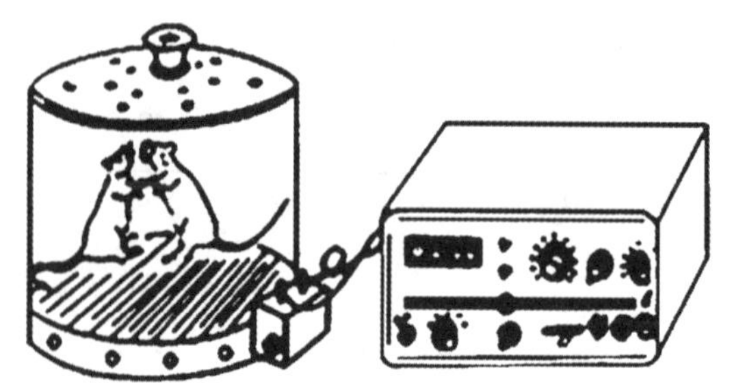

图 7–3　小鼠激怒实验的装置

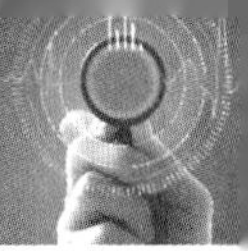

3. 给药观察　将 4 只实验小鼠禁食 16 h，再随机分为两组，一组腹腔注射 0.08% 盐酸氯丙嗪溶液 0.1 mL/10 g，另一组注射等量生理盐水。15 min 后，将两组小鼠分别放入激怒刺激盒中，用生理药理多用仪按上述方法以阈电压分别刺激两组小鼠，观察两组小鼠是否仍出现拳击撕咬行为及攻击次数。凡小鼠前肢离地，只以后肢站立，面对面互相扑咬或有拳击行为者为一次攻击。待四肢落地后，再有如上行为者为第二次。依次类推，观察 1 min。

【实验结果】

将实验结果填入表 7–8 并进行比较。

表 7–8　氯丙嗪对电刺激小鼠激怒反应的影响

分　组	药　物	刺激强度 /V	给药前攻击次数 /（次 / min）	给药后攻击次数 /（次 / min）
对照组	生理盐水			
实验组	氯丙嗪			

【注意事项】

1. 实验对象应选择大小、体重相近的雄性小鼠，雄性小鼠激怒反应较强。
2. 刺激电压应从低到高逐渐调节，找出适宜的阈电压。
3. 激怒刺激盒中的大小便应及时清理，用布擦干，以防短路。

【思考题】

1. 氯丙嗪具有强大的镇静安定作用，其机制是什么？
2. 氯丙嗪的镇静安定作用与巴比妥类药物的镇静催眠作用，在作用机制、特点和临床应用等方面有何不同？

第十一节　强心苷对离体心脏的作用

【实验目的】

1. 学习斯氏离体蛙心灌流的方法。
2. 观察强心苷对离体蛙心的收缩强度、频率、节律的影响以及强心苷和钙离子的协同作用。

【实验原理】

治疗剂量的强心苷能抑制 Na^+–K^+–ATP 酶的活性，使细胞内液 Na^+ 增多。细胞内液 Na^+ 增多，通过 Na^+–Ca^{2+} 交换机制使 Na^+ 外流和 Ca^{2+} 内流增加，或使 Na^+ 内流和 Ca^{2+} 外流减少，最终导致细胞内液 Ca^{2+} 增多，从而使心肌收缩力增强。另一方面，由于强心苷抑制 Na^+–K^+–ATP 酶的活性，也使细胞外液 K^+ 增多，细胞内、外 K^+ 的浓度差减小，导致心肌细胞最大复极电位减小、兴奋性和自律性增高，因此过量的强心苷又可引起心律失常。

【实验对象】

蛙或蟾蜍 2 只，70 g 以上。

【实验器材与药品】

蛙板，蛙类手术器械，斯氏蛙心插管，蛙心夹，丝线，铁支架，双凹夹，长柄木夹，滴管，张力换能器，BL-420N 系统或其他生物信号采集分析系统；任氏液，低钙任氏液（$CaCl_2$ 含量为一般任氏液的 1/4，其他成分不变），5% 洋地黄（或 0.1% 毒毛花苷 K），1% 氯化钙。

【实验步骤和方法】

1. 离体蛙心的制备并插管　方法同第五章第九节。

2. 实验连接　方法同第五章第九节。

3. 启动系统设置参数　启动 BL-420N 系统，在主界面菜单中选择“实验项目”→“循环实验”→“蛙心灌流”实验模块。系统将自动设置各项刺激参数并开始实验。根据信号窗口中显示的波形，调整增益和扫描速度，以描记最佳的心脏收缩曲线。

4. 实验观察

（1）正常心搏曲线：待心脏活动稳定后，观察正常心搏的频率、强度以及心脏收缩和舒张的幅度。

（2）加入低钙任氏液：观察了正常心搏曲线后，用吸管将插管内的任氏液全部吸去，再加入等量的低钙任氏液。观察心脏搏动曲线的变化，包括心率、收缩力以及有无心律失常等。

（3）加入洋地黄溶液：当心脏搏动曲线显著变化后，向插管内加入 5% 洋地黄溶液或 0.1% 毒毛花苷 K 溶液 0.2 mL。观察心脏搏动曲线的变化，包括心率、收缩力以及有无心律失常等。

（4）加入氯化钙溶液：当心脏搏动曲线显著变化后，再向插管内加入 1% 氯化钙溶液 2 ~ 3 滴。观察心脏搏动曲线的变化，包括心率、收缩力以及有无心律失常等。

【实验结果】

将实验结果填入表 7-9 进行比较，分析其机制。

表 7-9　强心苷对离体心脏的作用

药　物	心　率	收缩力	有无心律失常
正常心脏搏动			
加入低钙任氏液			
加入洋地黄溶液			
加入氯化钙溶液			

【注意事项】

1. 本实验以用青蛙心脏为好。蟾蜍因其皮下腺体中含有强心苷样物质，其心脏对强心苷较不敏感。

2. 在实验过程中应保持插管内液面高度一致，心搏曲线的基线位置、放大倍数、描记速度应保持一致。

【思考题】

1. 在本实验中可以观察到强心苷的哪些药理作用？

2. 强心苷中毒有哪些临床表现？应如何救治？

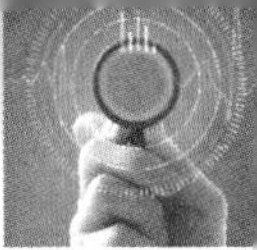

第十二节　利多卡因对氯化钡诱发心律失常的治疗作用

【实验目的】

1. 学习用氯化钡复制心律失常动物模型的方法。
2. 观察利多卡因的抗心律失常作用。

【实验原理】

氯化钡能促进心脏浦肯野纤维 Na^+ 的内流，抑制 K^+ 的外流，加快 4 期自动去极化的速度，提高自律性从而诱发室性心律失常，可表现为室性早搏、二联律、室性心动过速、心室纤颤等。故常用氯化钡来制作各种室性心律失常模型，用于抗心律失常药物的筛选。利多卡因是钠通道阻断剂，可选择性作用于蒲肯野纤维，抑制 Na^+ 的内流，促进 K^+ 的外流，降低心室的自律性。在临床利多卡因常作为防治急性心肌梗死、抗室性心律失常的首选药物。

【实验对象】

大鼠。

【实验器材与药品】

BL-420N 系统或其他生物信号采集分析系统，针形心电引导电极（或静脉头皮针），动物秤，动脉夹，固定木板，橡皮筋，1 mL 注射器，4 号针头；10% 水合氯醛，0.4% 氯化钡，0.5% 利多卡因，生理盐水。

【实验步骤和方法】

1. 动物的麻醉与固定　取健康大鼠 2 只，称重，分别腹腔注射 10% 水合氯醛 0.3 mL/100 g 麻醉，背位固定于木板上。

2. 股静脉给药准备　于大鼠一侧大腿内侧股动脉搏动处剪开皮肤约 2 cm，暴露股静脉，向心脏方向插入与注射器相连的头皮静脉注射针头，用动脉夹固定，以备给药。

3. 记录正常心电图　将心电引导线接入 BL-420N 系统的全导联心电输入插口，将 4 根针形引导电极（或静脉头皮针）分别刺入大鼠的四肢皮下，再用引导线的鳄鱼夹按红 - 右前肢、黄 - 左前肢、黑（此为接地线）- 右后肢、绿 - 左后肢的对应方式，分别夹住针形引导电极（或静脉头皮针），鳄鱼夹需与引导电极接触良好并固定。启动 BL-420N 系统，在主界面菜单中选择“实验项目”→“循环系统实验”→“ 全导联心电图”实验模块，用标准Ⅱ肢体导联，记录心电图，调整心电图波形的大小及显示位置至最佳状态，稳定 3 ~ 5 min 后开始实验。

4. 制作心律失常模型　经大鼠股静脉缓慢注射 0.4% 氯化钡溶液 0.1 mL/100 g（4 mg/kg），密切观察记录心电图的变化，直至出现室性心律失常。若注射氯化钡 20 min 仍未出现心律失常，可追加注射少量氯化钡，每次剂量不超过 1/4 给药剂量。

5. 治疗心律失常　当出现室性期前收缩、室性心动过速或室颤时，实验组大鼠立即股静脉注射 0.5% 利多卡因 0.1 mL/100 g（5 mg/kg）；对照组大鼠则股静脉注射等量的生理盐水。比较 2 只大鼠心电图的变化以及心律失常的持续时间，以能否立即终止心律失常或心律失常持续时间有无缩短作为指标，评价利多卡因对氯化钡诱发心律失常的治疗作用。

【实验结果】

将各时期心电图的结果填入表 7–10 中并进行比较分析。

表 7–10 利多卡因对氯化钡诱发心律失常大鼠心电图的影响

项目	给药前	注射 0.4% 氯化钡后	注射 0.5% 利多卡因或生理盐水后
实验鼠			
对照鼠			

【注意事项】

1. 利多卡因拮抗氯化钡诱发心律失常的作用奏效极快，因而在推注利多卡因期间即可开始记录心电图，以便观察心电图的变化过程。

2. 本实验中的麻醉药水合氯醛不能以戊巴比妥钠等替代，否则不易引起较恒定的心律失常。

3. 本实验也可以在家兔身上进行，给药剂量分别为：20% 乌拉坦溶液 5 mL/kg 麻醉，0.4% 氯化钡溶液 1 mL/kg，0.5% 利多卡因溶液 1 mL/kg，均从耳缘静脉注射。

4. 小鼠、大鼠、豚鼠等小动物即使发生心室纤颤，也常可自然恢复。而狗、猴等大动物则不然，发生心室纤颤后多以死亡告终。

【思考题】

1. 氯化钡引起心律失常的机制是什么？
2. 还可用哪些方法复制心律失常的动物模型？
3. 利多卡因治疗哪种类型的心律失常效果较好？为什么？其机制是什么？

第十三节 呋塞米的利尿作用

【实验目的】

1. 学习急性利尿的实验方法。
2. 观察呋塞米对兔的利尿作用。

【实验原理】

呋塞米即速尿，是临床常用的强效利尿药，可抑制髓袢升支粗段 Na^+–$2Cl^-$–K^+ 协同转运系统，使 Na^+、Cl^- 和 H_2O 的重吸收减少而达到利尿作用。

【实验对象】

家兔。

【实验器材与药品】

兔手术台，哺乳动物手术器械一套，注射器（2 mL、5 mL、50 mL）各 1 副，胃管，导尿管，量筒；20% 乌拉坦，生理盐水，1% 呋塞米，液体石蜡。

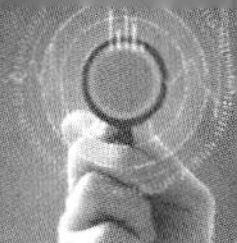

【实验步骤和方法】

1. 膀胱导尿法

（1）取体重相近的健康雄兔 2 只，称重标记。分别用水 50 mL/kg 灌胃，给予水负荷。

（2）两只家兔分别经耳缘静脉注射 20% 乌拉坦 5 mL/kg，麻醉后仰卧位固定于兔手术台上。用充满生理盐水的无菌导尿管（表面蘸少许液体石蜡），从尿道插入膀胱 8 ~ 10 cm，见有尿液滴出即可，轻压家兔下腹部使膀胱内积尿排尽。

（3）用量筒分别收集两只家兔用药前 30 min 内的尿量，然后给 1 号兔耳缘静脉注入 1% 呋塞米注射液 0.5 mL/kg，2 号兔耳缘静脉注射生理盐水 0.5 mL/kg。再分别记录给药后 0 ~ 10 min、10 ~ 20 min、20 ~ 25 min、25 ~ 30 min 内的尿量，将实验结果记录于表 7–11 中。

2. 输尿管导尿法

（1）取家兔两只，称重，分别经耳缘静脉注射 20% 乌拉坦溶液 5 mL/kg，麻醉后仰卧位固定于兔手术台上。由耳缘静脉慢推生理盐水 15 mL/kg，下腹部剪毛，在趾骨联合上缘向上沿正中线做一约 5 cm 长的纵向皮肤切口，再沿腹白线剪开腹壁及腹膜，找出膀胱，将其翻出腹外，用温热生理盐水纱布保温，在膀胱底部两侧找出输尿管并分离，在输尿管靠近膀胱处用细线结扎，用另一根线穿过输尿管下方，轻轻提起输尿管，在结扎处与穿线处之间剪一小口，然后向肾脏方向插入一导尿管，用线结扎固定，另一端用量筒收集尿液，手术完毕后膀胱复位，关闭腹腔，防止输尿管扭曲。

（2）给药方法及记录尿量与膀胱导尿法相同。

将实验结果记录于表 7–11 中。

表 7–11　呋塞米对家兔尿量的影响

兔　号	注射药物	给药前 30 min 尿量 / mL	给药后不同时间尿量 /mL			
			0 ~ 10 min	10 ~ 20 min	20 ~ 25 min	25 ~ 30 min
1	1% 呋塞米					
2	生理盐水					

【注意事项】

1. 膀胱导尿时，若见膀胱充盈而又无尿液排出时，可轻轻转动导尿管或将导尿管往内稍许推进一点。

2. 输尿管纤细，插管时需小心仔细，勿插破或扯断输尿管。

【思考题】

呋塞米的利尿机制、特点、临床用途及不良反应是什么？

第十四节　药物对凝血时间的影响

【实验目的】

1. 学习小鼠凝血时间测定的方法。

2. 观察药物对凝血时间的影响。

【实验原理】

止血敏（酚磺乙胺）能增加血小板的生成，增强其聚集及黏合力，促使凝血活性物质的释放，缩短凝血时间，同时还能降低毛细血管的通透性，减少血液渗出，从而达到止血作用。止血敏的止血作用迅速，持续时间较长。肝素具有强大的体内、体外抗凝作用。肝素主要通过与抗凝血酶Ⅲ结合，使其与凝血酶的亲和力增强，可使抗凝血酶Ⅲ的抗凝作用增强 2 000 倍。肝素还能抑制凝血酶原的激活过程，阻止血小板的黏附、聚集与释放反应，促使血管内皮细胞释放凝血抑制物和纤溶酶原激活物。

【实验对象】

小鼠。

【实验器材与药品】

注射器，载玻片，毛细玻管，针头，秒表，棉球。2.5% 止血敏（酚磺乙胺），50 U/ mL 肝素，生理盐水。

【实验步骤和方法】

1. 毛细管法　取 20g 左右的健康小鼠 3 只称重，用苦味酸编号标记。1 号鼠腹腔注射 2.5% 止血敏（酚磺乙胺）溶液 0.2 mL/10 g，2 号鼠腹腔注射 50 U/mL 肝素溶液 0.2 mL/10 g，3 号鼠腹腔注射生理盐水 0.2 mL/10 g。30 min 后，以毛细管作眼眶内眦穿刺，各采 5 cm 长的血柱。立即启动秒表，每隔 15 s 折断毛细管一小截，检查有无血凝丝出现，计算从毛细管采血到出现血凝丝的时间，即为凝血时间。

2. 玻片法　取 20 g 左右健康小鼠 3 只，称重，用苦味酸编号标记。1 号鼠腹腔注射 2.5% 止血敏溶液 0.2 mL/10 g，2 号鼠腹腔注射 50 U/ mL 肝素 0.2 mL/10 g，3 号鼠腹腔注射生理盐水 0.2 mL/10 g。30 min 后以毛细玻管分别做眼眶内眦穿刺，采血一滴滴于清洁载玻片，每隔 30 s 以干燥洁净针头挑动血滴 1 次，直至针头能挑起纤维蛋白丝为止，记录凝血时间。

汇集全班实验结果，计算三组小鼠的平均凝血时间，并做均数之间差异的显著性测验，从而得出关于止血敏和肝素对凝血时间影响的结论。

【实验结果】

将实验结果填入表 7-12。

表 7-12　药物对凝血时间的影响

分　组	小鼠数	药　物	凝血时间均值 ± 标准差	药物对凝血时间的影响
1		止血敏		
2		肝素		
3		生理盐水		

【注意事项】

1. 实验时室温最好在 15 ℃左右。
2. 实验器材应保持清洁、干燥。

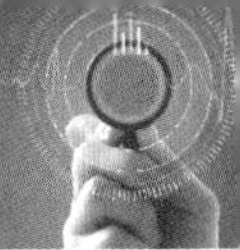

【思考题】

1. 止血敏的止血机制是什么？

2. 肝素为何在体内和体外均有抗凝血作用？

3. 双香豆素为何只在体内有抗凝作用而在体外无抗凝作用？枸橼酸钠为何只在体外有抗凝作用而在体内无抗凝作用？

4. 抗凝剂在临床有何应用价值？

第十五节　可待因的镇咳作用

【实验目的】

观察可待因的镇咳作用，了解其临床应用。

【实验原理】

氨水（NH_3）能刺激呼吸道黏膜上皮的感受器，制作咳嗽模型，以观察药物的镇咳作用。可待因可抑制延髓咳嗽中枢，阻断咳嗽反射，产生强大的镇咳作用。

【实验对象】

小鼠。

【实验器材与药品】

大烧杯、托盘天平、秒表、1 mL注射器、镊子，棉球；0.5%磷酸可待因溶液、27% ~ 29%浓氨水、生理盐水。

【实验步骤和方法】

取小鼠2只，称重标号后放入一倒置的大烧杯内，观察正常活动。取出小鼠，甲鼠皮下注射0.5%磷酸可待因溶液0.1 mL/10 g，乙鼠皮下注射生理盐水0.1 mL/10 g作对照。20 min后，再将两鼠放入倒置的大烧杯内，并在烧杯内放入浸有浓氨水的棉球刺激引咳。观察并记录两鼠的咳嗽潜伏期及每分钟咳嗽的次数。咳嗽1 min后取出小鼠，以免NH_3中毒死亡。

【实验结果】

将实验结果记录于表7–13中。

表7–13　注射可待因和生理盐水小鼠咳嗽潜伏期和咳嗽次数的比较

编　号	体重/g	药物及剂量/mL	咳嗽潜伏期/s	咳嗽次数/min^{-1}
甲				
乙				

【注意事项】

1. 咳嗽潜伏期是指从吸入NH_3开始至出现咳嗽的时间。

2. 咳嗽表现：小鼠腹肌收缩同时张嘴、抬头，有时咳声，须仔细观察。

【思考题】

1. 可待因的镇咳机制、临床应用及用药注意事项各是什么？
2. 镇咳药分为哪几类？各有何特点及临床应用？

第十六节　药物对在体肠道运动的影响

【实验目的】

学习观察胃肠道蠕动的实验方法，观察药物对在体胃肠道蠕动的影响。

【实验原理】

肠道平滑肌同时受胆碱能神经和去甲肾上腺素能神经的双重支配，其中以胆碱能神经的支配占优势，分布有高密度的M受体，同时也分布有一定密度的 α 受体和 β 受体，以及多巴胺受体和阿片受体（主要为 μ 受体）。不同药物通过激动或拮抗肠道平滑肌上不同的受体，从而对肠道产生不同的作用，表现为肠道运动增强或减弱。依文思兰是一种染料，其在胃肠道的推进距离可指示药物对胃肠道蠕动的作用及程度，因而可直观地反映药物对在体胃肠道蠕动的影响。

【实验对象】

小鼠，体重 18 ~ 22 g。

【实验器材与药品】

电子秤或天平，小鼠灌胃针头，1 mL注射器，组织剪，眼科剪，眼科镊，直尺，搪瓷盘，烧杯，棉签；0.001% 乙酰胆碱，0.001% 新斯的明，0.125% 吗丁啉，0.001% 肾上腺素，0.1% 吗啡，生理盐水，0.4% 依文思兰，苦味酸。

【实验步骤和方法】

1. 取小鼠 6 只，禁食 12 ~ 24 h，称重并用苦味酸编号。

2. 按剂量 0.2 mL/10 g 分别给 1 ~ 5 号小鼠灌胃 0.001% 乙酰胆碱、0.001% 新斯的明、0.125% 吗丁啉、0.001% 肾上腺素和 0.1% 吗啡，6 号鼠用生理盐水灌胃，记录给药时间。

3. 5 min 后将各小鼠均灌胃 0.4% 依文思兰 0.2 mL，记录给药时间。

4. 15 min 后将各小鼠断颈椎处死。迅速剖开腹腔，找到胃幽门和回盲部，剪断小肠肠管，分离肠系膜，小心置于湿润的搪瓷盘内，轻轻将肠管摆成直线。测量小肠的总长度和依文思兰在肠道内移动的距离（即幽门至肠内依文思兰最前沿处的长度），根据下面的公式计算依文思兰移动率：

$$依文思兰移动率 = \frac{依文思兰在肠道内移动的距离}{小肠的总长度} \times 100\%$$

【实验记录】

将实验结果记录于表 7-14 中。

表 7–14　依文思兰移动距离和依文思兰移动率

编　号	药　物	剂量 /（mg/kg）	肠总长度 /mm	依文思兰移动距离 /mm	依文思兰移动率 /%
1	乙酰胆碱				
2	新斯的明				
3	吗叮咛				
4	肾上腺素				
5	吗啡				
6	生理盐水				

【注意事项】

1. 给药剂量要准确，各鼠给药及处死时间要一致，测量肠管长度时避免过度牵拉。
2. 若依文思兰移动有中断现象，应以移动最远处为测量终点。
3. 取出小肠后如用甲醛固定，测量结果会更准确。
4. 为避免个体差异，可以总结全班各组的实验结果。

【思考题】

乙酰胆碱、新斯的明、吗丁啉、肾上腺素和吗啡各属于哪类药物？其对胃肠道各有何作用？其机理如何？临床上各有何用途？

第十七节　药物对离体肠道运动的影响

【实验目的】

1. 学习兔离体肠道标本制备的方法。
2. 观察药物对离体兔肠运动的影响。

【实验原理】

不同药物通过激动或拮抗肠道平滑肌上不同的受体，从而对肠道产生不同的作用，表现为肠道运动增强或减弱。本实验用 BL–420N 系统记录家兔离体肠道在用药前后运动状态包括张力、幅度和节律等方面的变化，来观察、比较不同药物对离体肠道运动的作用。

【实验对象】

家兔。

【实验器材与药品】

麦氏浴槽，BL–420N 系统，张力换能器，手术剪，眼科镊，注射器，培养皿，缝针，棉线；0.1% 吗啡，0.05% 新斯的明，0.001% 肾上腺素，0.125% 吗丁啉，0.1% 阿托品，0.001% 乙酰胆碱，台氏液。

【实验步骤和方法】

1. 离体兔肠段标本的制备　取空腹家兔 1 只，左手持髂上部，右手握木棒，猛击枕骨部致死。迅速开腹，自幽门下 6 cm 处剪取空肠，剪成约 2 cm 的小段，放入盛有台氏液的培养皿中备用。

2. 仪器的连接　取长约 2 cm 的兔空肠标本放在盛有台氏液的培养皿中，于肠段两端用缝针各穿一线，其一端系在通气管的小钩上，将通气管连同肠段放入盛有 38 ℃台氏液的麦氏浴槽内（台氏液量约 30 mL）。另一端系在调好的 BL-420N 系统的张力换能器上。用螺旋夹控制给氧的气泡，以每分钟 100 ~ 120 个气泡为宜（参照图 7-1）。待肠段平稳 5 min 后，启动 BL-420N 系统，在主界面菜单中选择“实验项目”→“药理实验”→“药物对离体肠的作用”，描记一段离体小肠平滑肌的正常收缩曲线，注意观察基线水平、收缩幅度和节律，然后给药。

3. 吗啡对离体肠运动的影响　在麦氏浴槽中加入 0.1% 吗啡 2 ~ 4 滴，观察肠肌张力、幅度及节律的变化。放掉浴槽中的台氏液，用 38 ℃新鲜台氏液重复更换 2 ~ 3 次，待肠段活动恢复至对照水平时，进行下一项实验。

4. 新斯的明对离体肠运动的影响　在麦氏浴槽中加入 0.05% 新斯的明 0.5 mL，观察肠肌张力、收缩幅度及节律的变化。待作用出现后，同上更换新鲜台氏液 2 ~ 3 次，待肠段活动恢复后进行下一项实验。

5. 肾上腺素对离体肠运动的影响　在麦氏浴槽中加入 0.001% 肾上腺素 2 ~ 4 滴，同上观察及更换新鲜台氏液。

6. 吗丁啉对离体肠运动的影响　在麦氏浴槽中加入 0.125% 吗丁啉 0.5 mL，同上观察及更换新鲜台氏液。

7. 阿托品和乙酰胆碱对离体肠运动的影响　在麦氏浴槽中加入 0.1% 阿托品 2 ~ 4 滴，经 3 min 后再加入 0.001% 乙酰胆碱 2 ~ 4 滴，观察肠段张力、收缩幅度及节律的变化。

【实验记录】

记录正常离体空肠平滑肌及加入各种药物后的张力和收缩情况的变化，并记录于表 7-15 中。

表 7-15　药物对离体兔肠肌张力、收缩幅度和收缩节律的影响

编　号	药　物	肠肌张力	肠肌收缩幅度	肠肌收缩节律
1	无			
2	吗啡			
3	新斯的明			
4	肾上腺素			
5	吗叮咛			
6	阿托品			
7	乙酰胆碱			

【注意事项】

1. 控制浴槽中的水温，以保持肠段的收缩功能与药物反应。
2. 加药前，先准备好每次更换用的 38 ℃的台氏液。
3. 每次加药出现反应后，必须立即更换浴槽内的台氏液，至少 2 次。每项实验加入台氏液的量应

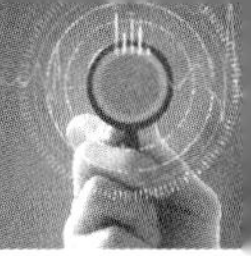

相同。须待肠段运动恢复正常后再进行下一项实验。

4. 上述各药用量是参考剂量，若效果不明显，可以增加药物剂量。

5. 供氧的气泡过大过急都会使悬线振动，导致标本较大幅度地摆动而影响记录结果。

【思考题】

1. 分析吗啡、新斯的明、肾上腺素、吗丁啉、阿托品和乙酰胆碱对小肠平滑肌收缩活动的影响及作用机理。

2. 阿托品属于哪类药物？在临床有哪些应用？

【附注】台氏液的配制方法

取 NaCl 8.0 g、KCl 0.2 g、$CaCl_2$ 0.2 g、$NaHCO_3$ 1.0 g、NaH_2PO_4 0.05 g、$MgCl_2$ 0.1 g、葡萄糖 1.0 g，加蒸馏水至 1 000 mL。注意：$CaCl_2$ 溶液须在其他基础溶液混合并加蒸馏水稀释之后，方可一边搅拌一边逐滴加入，否则将生成钙盐沉淀，葡萄糖应在临用时加入，加入葡萄糖的溶液不能久置。

第十八节　糖皮质激素对细胞膜的保护作用

【实验目的】

观察氢化可的松对红细胞膜的保护作用。

【实验原理】

糖皮质激素具有抗炎作用，其主要机制是稳定溶酶体膜，减少水解酶及各种炎症介质的释放，减轻或抑制炎症反应的病理过程。溶酶体膜与红细胞膜的生物学特性极为相似，通过氢化可的松保护红细胞膜免遭皂苷破坏所造成的溶血实验，可证实糖皮质激素类药物的抗炎作用机制。

【实验对象】

家兔。

【实验器材与药品】

试管 3 支、试管架、5 mL 量筒 1 个，0.5 mL、1 mL、2 mL 吸管各 1 支；0.5% 氢化可的松溶液、4% 桔梗煎剂溶液、生理盐水。

【实验步骤和方法】

取家兔 1 只，自心脏取血，方法见第三章第五节，制备成 2% 红细胞混悬液（见附注）。取试管 3 支，编号，各加入 2% 红细胞混悬液 3 mL。然后在第 1 支试管中加生理盐水 1.5 mL，第 2 支试管中加生理盐水 1 mL，第 3 支试管中加 0.5% 氢化可的松 1 mL，振摇均匀，放置 10 ~ 15 min 后，分别在第 2、第 3 支试管中加 4% 桔梗煎剂溶液 0.5 mL，摇匀。此后每隔 2 ~ 3 min 检查一次，观察各试管有无溶血现象。

【实验结果】

将实验结果记录于表 7-16 中。

表 7-16 氢化可的松对红细胞膜的保护作用

试管编号	2% 红细胞悬液 /mL	生理盐水 /mL	0.5% 氢化可的松 /mL	4% 桔梗煎剂 /mL	溶血现象
1	3	1.5	—	—	
2	3	1.0	—	0.5	
3	3	—	1.0	0.5	

【注意事项】

1. 红细胞混悬液在冰箱冷藏 3 ~ 4 d 后使用，效果更佳。
2. 加入 4% 桔梗煎剂溶液后，要随时观察实验结果。
3. 观察时可将 3 支试管并排对光比较。

【思考题】

1. 糖皮质激素对红细胞膜的保护作用机制是什么？
2. 糖皮质激素稳定细胞膜的作用有何临床意义？

【附注】

1. 2% 红细胞混悬液的制备　取家兔 1 只，从心脏取血，置于盛有玻璃珠的三角烧瓶中，振摇或用棉签搅拌，使之成为去纤维蛋白原的血液。再置刻度离心管中加 3 ~ 4 倍体积的生理盐水摇匀后离心约 1 min，倾去上清液。如此反复用生理盐水洗 3 ~ 4 次，直至离心后上清液呈无色透明为止，放置冰箱中贮存待用。用前倾去上清液，根据红细胞容量用生理盐水稀释成 2% 混悬液。

2. 4% 桔梗煎剂溶液制备　取桔梗 4g，加适量水浸泡 0.5h，再连续煎 3 次，第一次 20 min，第二次 15 min，第三次 10 min。煎后过滤，用蒸馏水将滤液配制成 4% 的溶液。

第十九节　磺胺类药物对肾脏毒性作用的观察

【实验目的】

通过镜检服用磺胺噻唑（ST）和磺胺嘧啶（SD）小鼠尿的 ST 和 SD 结晶，了解 ST 和 SD 对肾脏的毒性作用。

【实验原理】

磺胺药及其乙酰化物在水中溶解度较小，经肾排泄时易在酸性尿液中结晶析出，损伤肾脏。为防止磺胺类药物损伤肾脏，可同时服用等量碳酸氢钠碱化尿液，增加药物及其乙酰化物的溶解度，减少结晶的形成。

【实验对象】

小鼠，体重 18 ~ 22g。

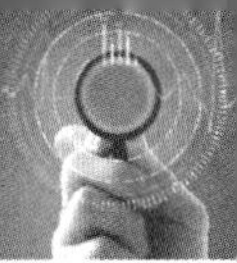

【实验器材与药品】

电子秤或天平，小鼠灌胃针头，1 mL 注射器，显微镜，玻片，毛细滴管；10% 磺胺噻唑悬液，40% 磺胺嘧啶悬液，10% 氢氧化钠溶液。

【实验步骤和方法】

取小鼠 2 只称重并编号，分别以灌胃方法灌水 0.5 mL。5 min 后 1 号鼠以 10% ST 悬液 0.2 mL/10 g、2 号鼠以 40% SD 悬液 0.2 mL/10 g 灌胃，1 h 后分别收集两小鼠尿液，置于载玻片上（收集方法：可将载玻片置于鼠笼下任其小便于玻片或用毛细滴管吸其排于桌面的尿液，置于载玻片上）。稍等片刻，用低倍镜检查尿中有无 ST 结晶或 SD 结晶。磺胺类药物结晶的形状有两种：①成束的麦秆状，其束位于中间，两侧对称，有时呈菊花状；②菱形结晶。然后通过镜检找到磺胺结晶较多的尿液，加 1 滴 10% 氢氧化钠溶液，观察磺胺结晶是否仍然存在或数目是否减少。

【实验结果】

将实验结果记录于表 7–17 中。

表 7–17　磺胺类药物对小鼠肾脏毒性作用的观察

编　号	体重 /g	药物及剂量	小鼠一般情况	尿　液		
				肉眼观	镜下观	加碱液后的变化
1		ST				
2		SD				

【思考题】

怎样避免磺胺类药物使用过程中在泌尿器官中形成结晶？

第二十节　几种抗菌药物抗菌作用的比较

【实验目的】

观察并比较吡哌酸、氟哌酸（诺氟沙星）、青霉素、庆大霉素和多黏菌素的抗菌作用。

【实验原理】

吡哌酸和氟哌酸（诺氟沙星）分别是第 1、2 代人工合成的喹诺酮类抗微生物药，青霉素、庆大霉素和多黏菌素是抗生素类抗微生物药。虽然它们同属于抗微生物药，都有抗菌作用，但对革兰氏阳性菌、革兰氏阴性菌等的作用各不相同。在平板抑菌实验中，药物对细菌抗菌活性愈强者，其抑菌圈愈大，即细菌对该药物的敏感性愈高；反之，抑菌圈愈小，则细菌对该药的敏感度愈低；药物对细菌无作用者，则在细菌平板上无抑菌圈出现。这样，通过测量药物对细菌琼脂平板的抑菌圈直径的大小，即可比较各种药物的体外抗菌作用。

【实验器材与药品】

1. 菌株　金黄色葡萄球菌，大肠杆菌，绿脓杆菌。

2. 器材　普通琼脂培养基平板平皿，灭菌棉签，无菌镊子，测量尺，玻璃铅笔。

3. 药品　吡哌酸纸片，氟哌酸（诺氟沙星）纸片，青霉素纸片，庆大霉素纸片，多黏菌素 E（B）纸片。

【实验步骤和方法】

1. 细菌琼脂平板的制备　取预先制备好的琼脂平板 3 个，以灭菌小棉签蘸取金黄色葡萄球菌液（1 mL 菌液约含 3 亿个细菌），注意不宜蘸取过多，以刚浸湿整个棉签为度，轻轻从 4 个不同方向平行、交叉画线，使菌液均匀涂布在整个琼脂平板表面，即制得 3 个金黄色葡萄球菌琼脂平板。再用同样方法，制得大肠杆菌和绿脓杆菌琼脂平板各 3 个。为了防止混淆，在皿盖上用玻璃铅笔做上标记。

2. 加抗菌药纸片并孵育　用无菌镊子分别取含有吡哌酸、氟哌酸、庆大霉素、多黏菌素 E（B）及青霉素的纸片各 1 张，先后放在 1 个细菌琼脂平板表面的不同区域（为了位置间隔准确，可预先在平皿底面用玻璃铅笔作上记号），盖好皿盖。然后，再将其余 8 个细菌琼脂平板按同样方法放好药物纸片，盖好皿盖。将细菌琼脂平板全部放于孵箱中，37 ℃孵育 24 h。

3. 观察并比较抑菌圈的大小　将孵育 24 h 后的细菌培养皿取出，观察有无抑菌圈。测量皿中各药物纸片周围抑菌圈的直径，做好记录，并计算各药抑菌圈直径的平均值。比较各药抑菌圈直径的平均值，即可比较不同药物在体外对金黄色葡萄球菌、大肠杆菌和绿脓杆菌的抗菌作用。

【实验结果】

将实验结果记录于表 7–18 中并进行比较。

表 7–18　几种抗菌药物抗菌作用的比较

抗菌药物	抑菌圈的平均直径 /mm		
	金黄色葡萄球菌	大肠杆菌	绿脓杆菌
吡哌酸			
氟哌酸			
青霉素			
庆大霉素			
多黏菌素			

【注意事项】

1. 在接种细菌和放置药用纸片时应注意无菌操作。

2. 测量抑菌圈时要仔细准确并及时做好记录。

3. 实验用各药物纸片为临床检验所常用，价廉易购。也可参考临床检验专著自制。

【思考题】

喹诺酮类抗微生物药和抗生素类药相比，各有何优缺点？

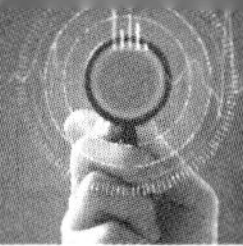

【附注】

1. 药物敏感性试验结果的判断标准　抑菌圈直径小于 10 mm 者为耐药，等于 10 mm 者为轻度敏感，在 11 ~ 15 mm 之间为中度敏感，大于 16 mm 为高度敏感。

2. 普通琼脂培养平板的制备　在牛肉膏汤液体培养基中加入琼脂，琼脂的浓度为 14 ~ 15 g/L（冬天）或 17 ~ 20 g/L（夏天），用 0.1 mol/L NaOH 将 pH 调至 7.6，装入三角烧瓶内包扎好，以 10.5 ~ 14 kPa 压力灭菌 20 min，趁热倒入预先灭菌的培养皿内，平放、冷却，即制得普通琼脂培养平板。

第二十一节　传出神经系统药物对家兔瞳孔的影响

【实验目的】

1. 观察毛果芸香碱、毒扁豆碱、阿托品和去氧肾上腺素对家兔瞳孔的影响，分析其对瞳孔作用的机制。

2. 练习家兔的捉拿、滴眼及测量瞳孔的方法。

【实验原理】

虹膜内有瞳孔括约肌和瞳孔散大肌两种平滑肌。瞳孔括约肌上分布有 M 受体，受胆碱能神经支配，兴奋时瞳孔括约肌收缩使瞳孔缩小；瞳孔散大肌上分布有 α 受体，受去甲肾上腺素能神经支配，兴奋时瞳孔散大肌收缩使瞳孔散大。毛果芸香碱是 M 受体激动药，阿托品是 M 受体拮抗药，毒扁豆碱为抗胆碱酯酶药，去氧肾上腺素为 α 受体激动药。本实验分别用上述不同药物给家兔滴眼，比较、分析对家兔瞳孔大小和对光反射的影响。

【实验对象】

家兔 2 只，体重 2.5 kg±0.5 kg。

【实验器材与药品】

兔固定器 2 个、手电筒 1 只、测瞳尺 1 把；1% 硝酸毛果芸香碱溶液、0.5% 水杨酸毒扁豆碱溶液、1% 硫酸阿托品溶液、1% 盐酸去氧肾上腺素溶液。

【实验步骤和方法】

取家兔 2 只，分别用兔固定器将其固定。在自然光照下，用测瞳尺测量两兔双眼瞳孔的大小（mm），并用手电筒检测对光反射。按表 7-19 分别向家兔双眼的结膜囊内滴药 3 滴。15 min 后，在相同条件下，再测两兔双眼瞳孔的大小和对光反射，比较用药前后有何不同。

当滴毛果芸香碱及毒扁豆碱的眼睛瞳孔已经缩小后，再分别滴入 1% 硫酸阿托品溶液 2 滴，10 min 后再检查该眼瞳孔的大小和对光反射又有何变化。

【实验结果】

将实验结果记录于表 7–19 中。

表 7–19 传出神经系统药物对家兔瞳孔的影响

兔 号	眼 睛	药 物	瞳孔大小 /mm		对光反射	
			给药前	给药后	给药前	给药后
甲	左	1% 硫酸阿托品				
	右	1% 硝酸毛果芸香碱				
		再滴 1% 硫酸阿托品				
乙	左	1% 盐酸去氧肾上腺素				
	右	0.5% 水杨酸毒扁豆碱				
		再滴 1% 硫酸阿托品				

【注意事项】

1. 测量瞳孔时不能刺激角膜，每次测瞳光照强度及角度应前后一致，否则将影响结果。
2. 观察对光反射时只能用侧向闪射灯光。
3. 滴眼时，将下眼睑拉成杯状，并压住鼻泪管，防止药液流入鼻泪管及鼻腔，滴眼后待 1 min 再将手放开，任药液自溢。

【思考题】

1. 比较 M 受体激动药、阻断药以及胆碱酯酶抑制药对瞳孔的作用有何不同？
2. 阿托品和去氧肾上腺素对眼的作用有何不同？为什么去氧肾上腺素一般不会引起眼内压升高和调节麻痹？

第二十二节　药物对离体子宫平滑肌的影响

【实验目的】

1. 学习大鼠离体子宫的剥离方法。
2. 观察缩宫素对离体子宫平滑肌的作用，掌握其作用的特点及其临床应用。

【实验原理】

缩宫素由下丘脑产生，是垂体后叶激素的主要成分之一，对子宫平滑肌有直接的兴奋作用。其收缩作用可因子宫平滑肌的生理状态不同以及使用的剂量不同而有差异，小剂量的缩宫素可加强子宫平滑肌的节律性收缩，大剂量的缩宫素则可引起子宫肌张力持续升高直至发生强直性收缩。子宫平滑肌对缩宫素的敏感性也与体内雌激素和孕激素的水平有密切的关系，雌激素可提高其敏感性，而孕激素则可降低其敏感性。

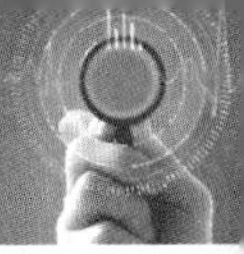

【实验对象】

雌性未孕小鼠（25 g 以上）。

【实验器材与药品】

麦氏浴槽，通气钩，氧气（或空气）球胆，手术剪，眼科剪，手术线，注射器，BL–420N 系统，肌张力换能器；乐氏液，缩宫素 0.1% U/ mL，缩宫素 10 %U/ mL，5×10^{-1} 益母草。

【实验步骤和方法】

1. 小鼠预处理　取 25g 以上雌性小鼠一只，预先腹腔注射 1×10^{-3} 己烯雌酚 0.1 mL，隔天 1 次，共 2 次。

2. 制备离体子宫标本　将实验小鼠颈椎脱臼处死，剪开腹腔。揭起肠管及系膜，找到淡粉色、稍发亮的索状子宫，左右各一。轻轻分离一侧子宫，结扎剪断子宫两端，取出置于盛有乐氏液的平皿内备用。

3. 标本与实验装置的连接　将麦氏浴槽内加入 25 mL 乐氏液，水浴温度控制在 38 ℃ ±0.5 ℃。将离体子宫标本一端用线悬挂于麦氏浴槽 L 形通气管的挂钩上，另一端用线系于张力换能器的应变梁上，调节换能器的高度，使标本保持一定的紧张度（0.5 g 左右）。将张力换能器与 BL–420N 系统的 1 通道连接。打开球胆橡皮管上的螺旋夹开关，将供气量调至约 60 b/min，稳定 10 min（参照图 7–1）。

4. 记录子宫收缩曲线　打开实验电脑，启动 BL–420N 系统。在“输入信号”菜单中选择“通道 / 压力”，点击“编辑 / 实验标记编辑”项，弹出对话框，在“组列表”中选择“药物对小鼠子宫作用”，点击“OK”，再点击“▲”开始记录波形。先描记一段正常的子宫收缩曲线，然后依次给予下列药物并添加相应的给药标记，观察子宫肌收缩曲线的变化。待每次给药作用明显后，更换麦氏浴槽内的乐氏液 2 ~ 3 次，至曲线基本恢复正常后再给下一药物。给药顺序如下：

（1）缩宫素 0.1% U/ mL 0.05 mL 或 0.1 mL。

（2）缩宫素 10% U/ mL 0.1 mL。

（3）5×10^{-1} 益母草 0.5 mL 或 1 mL。

5. 结果处理　实验结束后，点击“工具栏”中的“■”停止记录，在弹出“另存为”的对话框中，输入文件名和存储路径，点击“确定”。最后对存储的文件进行图形和数据处理。

【注意事项】

1. 小鼠子宫呈角状，左、右各一，注意勿与肠管混淆。
2. 悬挂标本时，切忌用力过大，以防损坏标本。
3. 加入药物时，直接滴入浴槽内的营养液中，避免触碰标本及拉线。
4. 给药顺序 2、3 可颠倒。

【思考题】

1. 实验前为何给小鼠注射己烯雌酚？
2. 兴奋子宫平滑肌的药物有哪些？在临床应用上有何异同？

第八章　人体机能实验

第一节　出血时间和凝血时间的测定

一、出血时间的测定

【实验目的】

1. 学习出血时间测定的方法。
2. 了解毛细血管和血小板功能是否正常。

【实验原理】

出血时间是指从针刺使皮肤小血管破损后，血液自行流出到自行停止所需的时间，正常人的出血时间为 1 ～ 4 min。当小血管破损时，受损的血管立即收缩，局部血流速度减慢，促使血小板黏附于血管损伤处，同时血小板释放缩血管活性物质，使局部小血管发生广泛而持久的收缩，使出血停止，故测定出血时间可反映毛细血管和血小板的功能是否正常。若血小板数量减少或功能异常以及毛细血管有缺陷，出血时间延长。

【实验器材与药品】

一次性采血针，吸水纸，棉签，电钟或手表，玻片；碘伏。

【实验步骤和方法】

1. 用碘伏消毒受试者耳垂或指腹后，用一次性采血针刺入皮肤 2 ～ 3 mm 深，使血液自然流出。
2. 每隔 30 s 用吸水纸吸干流出的血液 1 次，直至吸水纸吸不到血液为止。自血液流出时算起，记录开始出血至止血的时间，或计算吸水纸上的血点数再除以 2，即为出血时间。

【注意事项】

1. 采血时要严格消毒，采血针一人一针，不能混用。
2. 取血位置必须选择血液流畅的部位，切忌在冻疮、水肿或充血处采血。
3. 刺入皮肤深度要适宜，勿过深或过浅。
4. 吸水纸勿接触伤口，以免影响结果的准确性。

二、凝血时间的测定

【实验目的】

1. 学习凝血时间测定的方法。

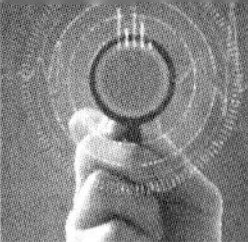

2. 了解血液凝固功能是否正常。

【实验原理】

凝血时间是指血液流出体外至发生凝固所需的时间。采用玻片法凝血时间正常值为 2 ～ 8 min，采用毛细玻璃管法为 2 ～ 7 min。血液与异物表面接触后，启动凝血过程，凝血因子被相继激活，最终使纤维蛋白原转变成纤维蛋白，纤维蛋白聚合成纤维蛋白多聚体，使血液凝固。

【实验器材与药品】

一次性采血针，玻片，毛细玻璃管，电钟或手表，消毒棉签；碘伏。

【实验步骤和方法】

1. 以碘伏消毒受试者耳垂或指腹后，用消毒一次性采血针刺入 2 ～ 3mm 深，使血自然流出。

2. 玻片法：将第一滴血置于玻片上，立即计时，每隔半分钟用针尖在血滴中挑一次，直至针尖能自血滴中挑起纤维状的血丝为止。自流血开始至挑起细纤维血丝的时间即为玻片法凝血时间。

3. 毛细玻璃管法：采血时先用棉球吸去第一滴血，然后用毛细玻璃管吸血并使其充满。立即计时，折断毛细玻璃管一小段，至断端出现纤维血丝为止的时间即为毛细玻璃管法凝血时间。

【注意事项】

1. 取血时，切勿挤压，否则使组织液混入，会缩短凝血时间。

2. 挑动血滴时，应横贯血滴直径，但勿过多挑动，否则会变成脱纤维蛋白血液，以致始终不能凝血。

【思考题】

1. 测定出血时间和凝血时间有何临床意义？

2. 影响出血时间和凝血时间的因素有哪些？

3. 出血时间延长的患者，凝血时间是否一定延长？

第二节　ABO 血型的鉴定

【实验目的】

1. 学习 ABO 血型鉴定的方法。

2. 观察红细胞的凝集现象，掌握 ABO 血型鉴定的原理。

【实验原理】

ABO 血型是根据 A 凝集原和 B 凝集原在红细胞表面存在的情况来分型的。如果红细胞表面只有 A 凝集原，为 A 型；如果只有 B 凝集原，为 B 型；如果 A 凝集原和 B 凝集原都存在的，为 AB 型；如果 A 凝集原和 B 凝集原都不存在的，则为 O 型。当相应的凝集原与凝集素即 A 凝集原与抗 A 凝集素或 B 凝集原与抗 B 凝集素相遇时，就会发生抗原－抗体免疫反应，使红细胞聚集成簇

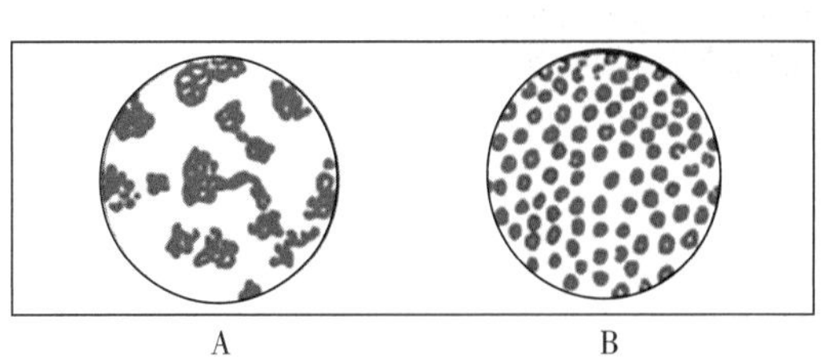

A 发生凝集现象，B 未发生凝集现象

图 8–1　红细胞的凝集现象

即发生红细胞凝集（图 8–1）。根据这一原理，用已知的抗 A 凝集素和抗 B 凝集素，就可以分别鉴定红细胞膜表面有无 A 凝集原和 B 凝集原，从而判断血型。

【实验器材与药品】

双凹玻片，一次性采血针，竹签，消毒棉签，试管，吸管；抗 A 和抗 B 标准血清，碘伏，生理盐水。

【实验步骤和方法】

1. 红细胞悬液的制备：用碘伏消毒受试者耳垂或指腹后，针刺取血 1 ~ 2 滴加入盛有约 1 mL 生理盐水的试管混匀即得红细胞悬液。

2. 取洁净双凹玻片 1 块，在两个凹孔内分别加入抗 A 血清（蓝色，含抗 A 凝集素）和抗 B 血清（黄色，含抗 B 凝集素）各 1 滴。再用吸管在两个凹孔内各加入一滴红细胞悬液，用竹签搅拌混匀。

3. 室温下静置 10 ~ 15 min 后，观察凹孔内有无红细胞凝集现象。若红细胞在抗 A 血清中凝集，而在抗 B 血清中不发生凝集，说明红细胞表面只存在 A 凝集原，故血型为 A 型；若红细胞在抗 A 血清中不发生凝集，而在抗 B 血清中凝集，说明红细胞表面只存在 B 凝集原，故血型为 B 型；若红细胞在抗 A 和抗 B 两种血清中都发生凝集，说明红细胞表面 A、B 两种凝集原都存在，故血型为 AB 型；若红细胞在抗 A 和抗 B 血清中都不发生凝集，说明红细胞表面 A、B 两种凝集原都不存在，故血型为 O 型（表 8–1）。

表 8–1　ABO 血型结果的判断

抗 A 血清	抗 B 血清	血型结果
+	–	A 型
–	+	B 型
+	+	AB 型
–	–	O 型

注："+" 为凝集，"–" 为不凝集

【注意事项】

1. 采血针和采血过程必须严格消毒，以防感染。

2. 如肉眼不能确定凹孔内有无红细胞凝集现象，可在低倍镜下观察。

3. 注意区别红细胞的叠连现象与凝集现象。红细胞的叠连现象，用竹签搅动，立即散开。而红细胞的凝集现象，不能搅散。

4. 每个人使用的采血针、玻璃棒、吸管、试管等均为个人专用，不能混用。

【思考题】

1. 已知某人血型为 A 型或 B 型，在无标准血清的情况下，能否用来鉴定他人的血型？若能又如何鉴定？

2. 在 ABO 血型系统中，同型血相输是否也要做交叉配血试验？为什么？

3. 临床输血的原则有哪些?

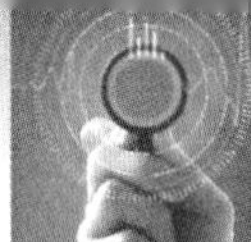

第三节　心音的听诊

【实验目的】

1. 学习并掌握心音听诊的方法。
2. 识别第一心音和第二心音。
3. 了解心脏各瓣膜听诊区的位置。
4. 掌握第一心音和第二心音产生的机制。

【实验原理】

心动周期中，随着心脏的收缩和舒张，心室内压力升高和降低，导致心瓣膜的关闭或开放、心室射血或充盈等机械活动引起的振动，经胸壁组织传至体表，用听诊器在胸壁便能听到心音。在每个心动周期中，心脏可依次产生四个心音，即第一、第二、第三和第四心音，但用听诊器通常只能听到第一心音和第二心音，在正常青少年，有时也可听到第三心音。第一心音产生于心室收缩期，其主要机制是房室瓣的关闭。第二心音产生于心室舒张早期，其主要机制是动脉瓣的关闭。由于心音产生的位置、传导方向和远近的不同，心脏各瓣膜产生的心音常在不同的体表部位听诊最清楚，这些部位就称为心瓣膜听诊区。各心瓣膜听诊区与心瓣膜的实际解剖位置并不完全一致，这主要与心音沿血液流动的方向有关。

【实验器材】

听诊器。

【实验步骤和方法】

1. 确定听诊部位　受试者解开上衣，面向亮处坐好，检查者坐其对面，辨认心音各瓣膜听诊区：①二尖瓣听诊区，位于第五肋间区左锁骨中线稍内侧即心尖部；②主动脉瓣听诊区，位于胸骨右缘第二肋间；③主动脉瓣第二听诊区位于胸骨左缘第三肋间；④肺动脉瓣听诊区：胸骨左缘第二肋间；⑤三尖瓣听诊区：胸骨右缘第四肋间或胸骨剑突处（图 8–2）。

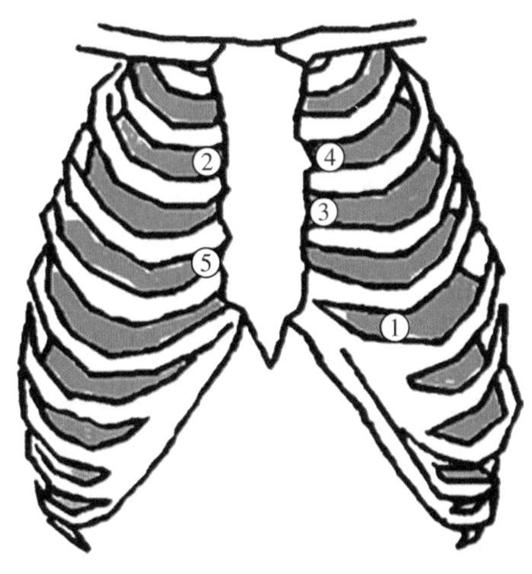

①二尖瓣听诊区；②主动脉瓣听诊区；③主动脉瓣第二听诊区；④肺动脉瓣听诊区；⑤三尖瓣听诊区

图 8–2　心脏各瓣膜听诊区的位置

2. 心音听诊　检查者戴好听诊器，以右手拇指、食指和中指轻持听诊器胸件，将其置于受试者胸部听诊部位，按二尖瓣听诊区→主动脉瓣第二听诊区→肺动脉瓣听诊区→主动脉瓣听诊区→三尖瓣听诊区的顺序依次仔细听取心音。

根据听诊的强度、音调、性质、持续时间和时间间隔等特点，仔细区分第一心音和第二心音，并比较各听诊区第一心音与第二心音的强弱。相比较而言，第一心音较响、音调较低、持续时间较长，正常为 0.10 ~ 0.12 s，在心尖部较响；第二心音较弱、音调较高、持续时间较短，正常为 0.06 ~ 0.08 s，在心底部较响。如难以区分，听诊时可同时用手指触摸心尖搏动或桡动脉搏动，与搏动同时出现的心音即为第一心音，其后的即为第二心音。第一心音与第二心音听诊的主要特征见表 8-2。

表 8-2　第一心音与第二心音听诊的主要特征

心音	响度	音调	持续时间 /s	时间间隔	最响部位	与心尖搏动的关系
第一心音	较响	较低	0.10 ~ 0.12 s	与第二心音的时间间隔较短	心尖部	同时产生
第二心音	较弱	较高	0.06 ~ 0.08 s	与下一个第一心音的时间间隔较长	心底部	心尖搏动之后产生

【注意事项】

1. 听诊时必须保持安静。

2. 听诊时听诊器耳件应与外耳道的方向一致。操作中应尽量减少胸件与胸壁、衣物等的摩擦，以免产生杂音影响听诊。

【思考题】

1. 如何听诊第一心音和第二心音？

2. 心音听诊区是否与各瓣膜的解剖位置相一致？

3. 心音听诊有何生理意义？

第四节　人体动脉血压的测量

【实验目的】

1. 学习间接测量人体动脉血压的方法。

2. 掌握间接测量动脉血压的原理、动脉血压的正常值。

3. 观察运动对人体动脉血压的影响。

【实验原理】

人体动脉血压的间接测量是以血压计的袖带在肱动脉外加压，用听诊器于受压肱动脉的远端听取血管音的变化来测量的。通常血液在血管内流动时没有声音，但若给血管施加压力使血管变窄，血液通过受压变窄处时就会形成涡流而产生特殊的声音即血管音。当用充气球将空气打入缠缚于上臂的袖带内，使外加压力超过肱动脉内的最高压力即收缩压时，此段动脉就被完全压闭，血流被阻断，此时用听诊器在被压闭的肱动脉远端就听不到任何声音。当逐步放气减小施加的压力至稍低于收缩压时，动脉血流开始通过（仅在心室收缩期血压最高时能通过），血流通过受压变窄的肱动脉时形成涡流而产

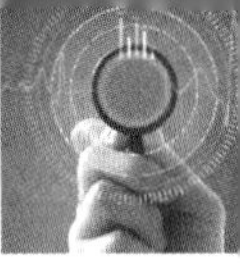

生血管音，这时用听诊器在肱动脉远端就能听到血管音，因此当第一次听到血管音时血压计上所指示的压力即为收缩压。当继续放气减压，使外加压力等于或稍低于肱动脉中的最低压力即舒张压时，动脉内的血流不论是在心收缩期还是舒张期都能连续通畅地通过，血管内血流则由断续变成连续，血管音就会突然由强变弱或消失，此时血压计上所指示的压力即为舒张压。

【实验器材】

听诊器、血压计。

【实验步骤和方法】

1. 熟悉血压计的结构　通常使用的血压计是水银柱式血压计，主要由检压计、袖带（压脉带）和橡皮充气球三部分组成。检压计是一个同时标有 mmHg 和 kPa 刻度的玻璃管，上端有一小孔与大气相通，下端通过阀门与水银槽相通。袖带是一个外包布套的长方形橡皮囊，橡皮囊分别通过橡胶管与检压计的水银槽和充气球相连。充气球是一个带有螺丝阀门的橄榄形橡皮球，用来充气和放气，使袖带加压或减压（图 8-3）。

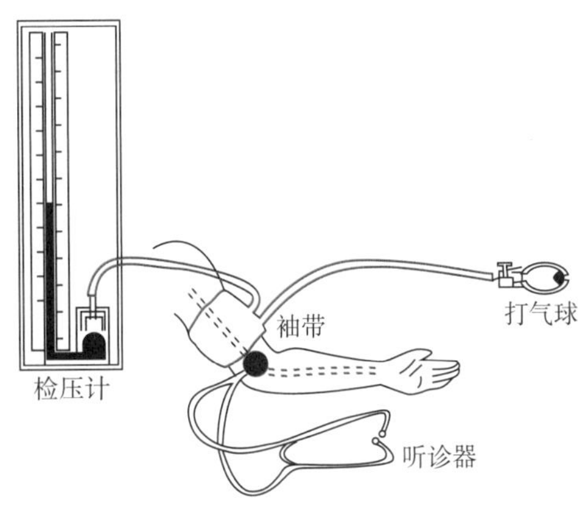

图 8-3　水银柱式血压计的构造与使用示意图

2. 测量方法

（1）受试者静坐休息 5 ~ 10 min，裸露上臂，衣袖太紧时应脱去上衣，前臂平放在桌上，放松手臂，掌心朝上并使上臂与心脏处于同一水平位置。

（2）平放并打开血压计，将水银槽的阀门扳至检压计的玻璃管一侧。打开充气球的阀门，将袖带内的气体完全压出，再将袖带缠于上臂（袖带下缘距肘关节 2 ~ 3 cm），袖带缠绕不宜过紧或过松，以能插入 2 个手指为宜。

（3）戴好听诊器，使耳件与外耳道方向一致。用手指在受试者肘窝内侧与袖带之间触及肱动脉搏动，再将听诊器的胸件置于肱动脉搏动处以听取血管音。

（4）测量收缩压：旋紧充气球阀门，挤压充气球将空气缓慢打入袖带内，此时检压计中水银柱的高度随之上升，同时仔细听诊动脉内血管音的变化。待检压计中的水银柱上升到听诊器内听不到血管音时，继续充气加压使水银柱的高度再升高 20 ~ 30 mmHg。随即逐渐打开充气球的阀门缓缓放气，使水银柱缓慢下降。在水银柱下降过程中，当听到第一个“崩崩”样的血管音（一般非常微弱）时，此时检压计内水银柱的高度即为收缩压。成人收缩压的正常值为 90 ~ 120 mmHg。

（5）测量舒张压：测得收缩压后，继续缓慢放气使水银柱继续下降。在此过程中，血管音先由弱变强，而后又突然由强变弱，直至消失。在血管音突然由强变弱或消失的瞬间，检压计内水银柱的高度即为舒张压。成人舒张压的正常值为 60 ~ 80 mmHg。

以同样的方法测量 2 ~ 3 次，每次之间需稍事休息，取最低值为受试者的血压值（图 8-4）。

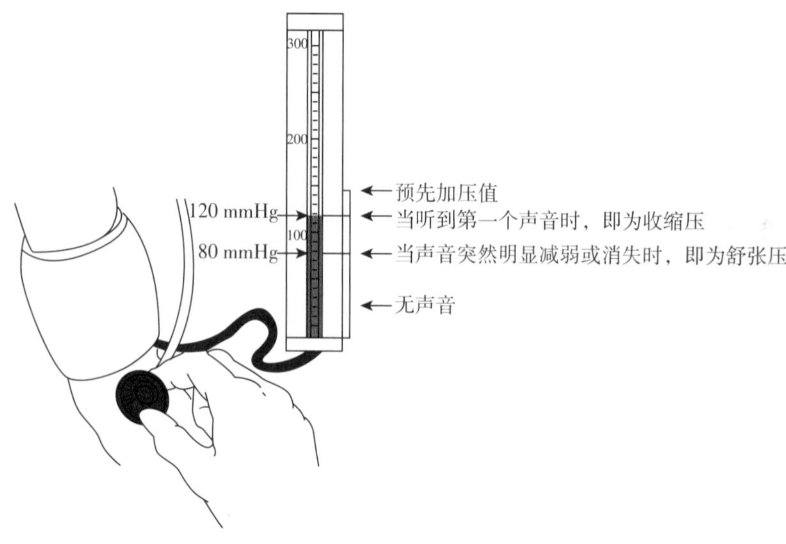

图 8-4 人体动脉血压的测量

【注意事项】

1. 室内必须保持安静，以利于听诊。

2. 受试者上臂必须与检压计、心脏处于同一水平。

3. 袖带充气加压时速度不能过快，以防水银冲出检压计。放气速度要缓慢慢，以能听清血管音的变化和观察到水银柱的高度变化。

4. 重复测量血压时，应先将袖带内空气完全排出，使检压计内水银柱的高度降至“0”位，而后再次测量。

5. 当发现血压超出正常范围时，应让受试者休息 10 min 后再测。

6. 听诊器胸件置于肱动脉搏动处不能压得太重。

7. 血压计用毕，应将袖带内空气全部排出、卷好放置盒内。将检压计稍向右倾斜，使管内水银完全退回槽内，然后关闭阀门以防水银泄漏。

【思考题】

1. 如果只有血压计而没有听诊器，能否测量动脉血压？

2. 有哪些因素会影响动脉血压？运动和精神紧张为什么会使血压升高？

3. 袖带绑得过紧或过松，对动脉血压测量会产生什么影响？

第五节 人体心电图的记录

【实验目的】

1. 学习人体心电图记录的方法。

2. 学习心电图各波形的测量和分析方法。

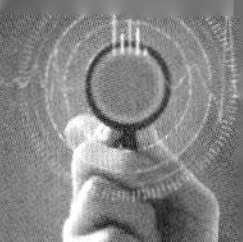

3. 掌握正常心电图的波形组成及其生理意义。

【实验原理】

正常心脏兴奋是从窦房结开始，按一定的途径和时程，依次传导至心房和心室，再通过兴奋－收缩耦连引起心肌收缩。在心脏兴奋过程中，可产生微弱的电流自心脏向身体各部位传导。由于心电瞬时综合向量不同，电流的方向与身体各部位的角度不同，周围组织与心脏的距离不等，以及身体各部位电解质含量的差异，使不同的体表部位表现出不同的电位变化。通过一定的引导方法，在体表用心电图机将这些电流变化记录下来就得到心电图。心电图反映的是整个心脏内生物电的产生、传导和消失所产生的综合性电位变化。在一个心电周期中，心电图包括 P 波、QRS 波群、T 波三个波形。P 波代表心房去极化，QRS 波群代表心室去极化，T 波代表心室复极化。心电图对心脏起搏点的分析、传导功能的判断以及心律失常、心肌肥大、损伤等疾病的临床诊断具有重要的意义。

【实验器材与药品】

心电图机、检查床、分规、棉签、生理盐水或导电膏。

【实验步骤和方法】

1. 接好心电图机的电源线、地线和导联线，打开电源开关预热 3 ～ 5 min。

2. 调节基线旋钮，使基线位于记录纸中线处；将“记录控制”旋钮拨至“记录”挡，走纸速度置于 25 mm/s（心率过快时可用 50 mm/s）；调整“增益”，按动“标准电压”旋钮，使纵坐标 10 mm（记录纸上纵坐标 10 小格）代表 1 mV。

3. 受试者静卧检查床上，放松肌肉，在手腕、足踝和胸前安放好引导电极，接上导联线。为保证引导电极导电良好，可在放置引导电极的体表部位涂抹少许生理盐水或导电膏。肢体导联线的连接方法是：红色－右手、黄色－左手、绿色－左足、黑色－右足（接地），白色－胸导联。四肢引导电极应选择肌肉较少的部位安放，一般是腕关节屈侧和踝关节内踝上约 3 cm 处。胸导联电极的位置是：V_1 胸骨右缘第 4 肋间；V_2 胸骨左缘第 4 肋间；V_4 左锁骨中线第 5 肋间；V_3 在 V_2 与 V_4 连线的中点；V_5 左腋前线与 V_4 同一水平；V_6 在腋中线与 V_4 同一水平（图 8-5）。

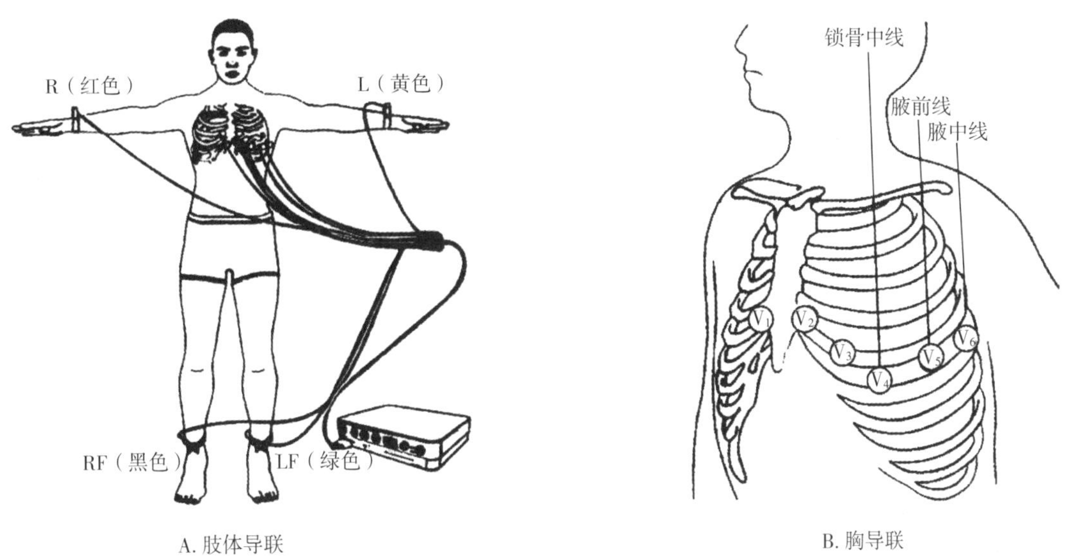

图 8-5 心电图引导电极连接示意图

4. 用导联选择开关分别选择标准肢体导联Ⅰ、Ⅱ、Ⅲ，单极加压肢体导联 aVR、aVL、aVF 以及胸导联 V_1、V_2、V_3、V_4，V_5、V_6 等导联，描记心电图。各导联的选择只需旋动心电图机上的相应旋钮即可，而不需移动已安放在人体的电极。

5. 记录完毕后，取下引导电极擦净，将各控制按扭转回原处，切断电源。取下记录纸，标明导联及受试者姓名、性别、年龄及记录日期。

6. 心电图分析

（1）辨认波形和波段：辨认出 P 波、QRS 波群，T 波、P-R 间期，Q-T 间期和 ST 段（图 8-6）。

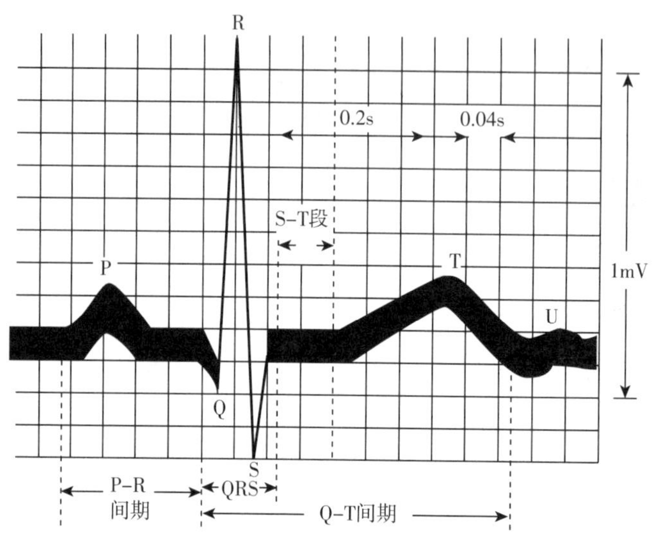

图 8-6　人体心电图的波形和波段

（2）测量波幅和持续时间：心电图纵坐标表示电压，每一小格（即 1 mm）代表 0.1 mV；横坐标表示时间，每一小格（也为 1 mm）代表 0.04 s。用分规测量 P 波，QRS 波群、T 波的时间和电压，并测出 P-R 间期和 Q-T 间期的时间。测量波幅时，凡向上的波均应测量从基线上缘至波峰峰顶的距离，凡向下的波均应测量基线下缘至波谷底点的距离。

（3）测定心率：测量相邻的两个心电周期中的 P-P 间隔时间或 R-R 间隔时间，根据心电周期与心率的关系，计算出心率。

（4）分析心律：受试者是否为窦性心律、心律是否规则、有无期前收缩或异位心律。首先辨认 P 波、QRS 波群，根据 P 波决定基本心律。窦性心律的心电图表现为：P 波在Ⅱ导联中直立，aVR 导联中倒置，P-R 间期在 0.12 ~ 0.20 s 之间。如果最大的 P-P 间隔与最小的 P-P 间隔时间相差在 0.12 s 以上，则为窦性心律不齐。

【注意事项】

1. 肌肉应尽量放松，冬季气温低时应注意保暖，防止寒冷引起肌紧张甚至寒战而产生肌电干扰。电极要紧贴皮肤，防止记录过程中电极脱落。

2. 记录心电图时，应将基线调到中央。如基线不稳或有干扰时，应排除后再进行描记。

3. 记录完毕后，取下电极擦净，将心电图机各控制旋钮转回关的位置，最后切断电源。

【思考题】

1. 正常心电图由哪些基本波形和时间段组成？分别代表什么？

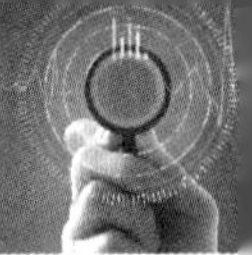

2. 为什么不同导联记录的心电图波形和波幅不一样?

3. 运动后心电图会发生哪些改变?

第六节　人体肺通气功能的测定

【实验目的】

1. 了解肺量计的构造和原理。

2. 学习简单肺量计的使用和肺通气功能测定的方法。

【实验原理】

肺通气是指气体通过呼吸道进出肺的过程，是整个呼吸过程的基础。潮气量、肺活量、用力呼气量等可作为衡量肺通气功能的指标。通过将呼出的气体导入一密闭容器，使其容积发生改变，即可反映呼出的气体量。通过测定这些指标可以在一定程度上反映肺通气功能。

【实验对象】

人。

【实验器材与药品】

浮筒式或电子肺量计，吹嘴，鼻夹，75% 的酒精棉球，钠石灰。

【实验步骤】

1. 浮筒式肺活量计的测量方法

（1）浮筒式肺量计的构造：浮筒式肺量计主要由一对套在一起的圆筒所组成。外筒装满清水，其底部有排水阀门，中央有进、出气管，管的上端露出水面，管的下端有通向管外的三通阀门，呼吸气体由此进出。内筒为一倒扣于外筒中的铝制浮筒，重量较轻，浮筒内为一密闭空间，浮筒可随呼吸气体的进出而升降，浮筒容量为 6 ~ 8 L。浮筒顶部有排气阀门，可排出浮筒内气体。筒顶系有钢丝细绳，通过定滑轮与平衡锤相连，平衡锤与浮筒重量相等，使呼气、吸气都不觉费力。呼吸气体进出浮筒引起浮筒升降时，带动描记笔在记录纸上进行描记。记录纸上印有表示气体容积的横线和表示走纸速度的纵线，横线一小格为 100 mL，纵线一小格为 25 mm，根据走纸速度计算时间。浮筒内不充气时，记录笔尖处于“0”位。在呼气管道上安装有钠石灰罐，用来吸收呼出的 CO_2（图 8–7）。

（2）测量准备：将肺量计安装平稳，调节水平调节盘，使浮筒不与外筒接触并能自由升降。将外筒加水至水位表的红线刻度。打开进气阀门，提起浮筒，使之充入空气 4 ~ 5 L，再关闭进气阀门。检查外筒、内筒、阀门等是否漏水漏气。将内筒钠石灰罐内装满新鲜钠石灰，安装记录纸和描记笔。接通电源。

受试者闭目静立，口中衔好用 75% 酒精浸泡消毒的橡皮吹嘴，用鼻夹夹紧鼻翼。练习用口呼吸 1 ~ 2 min。

（3）肺通气功能指标的测定：

1）潮气量：开动记纹鼓，以 50 mm/min 速度缓慢走纸，描记正常平静呼吸曲线 30 s，计算吸入或呼出气体量的平均值，即为潮气量。

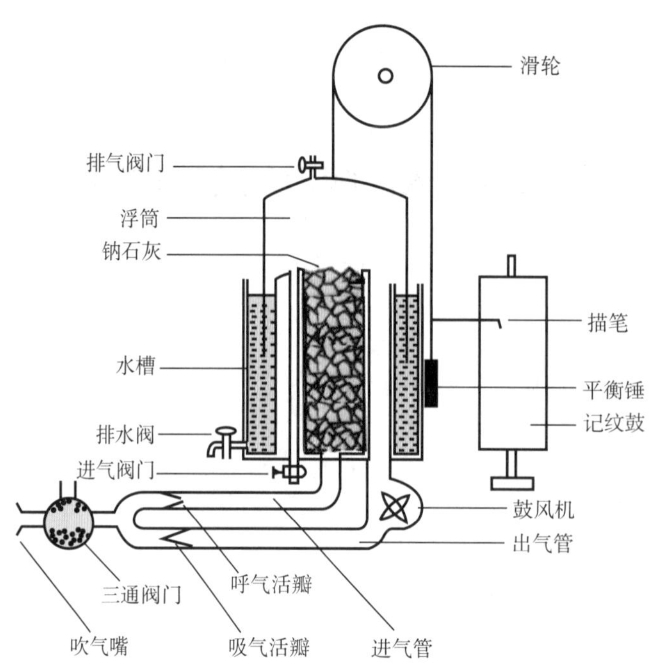

图 8–7　浮筒式肺活量计的构造示意图

2）补吸气量：平静呼吸数次后，在一次平静吸气末再继续用力吸气直至不能再吸为止，在平静吸气后再用力所吸入的气体量即为补吸气量。

3）补呼气量：平静呼吸数次后，在一次平静呼气末再继续用力呼气直至不能再呼为止，在平静呼气后再用力所呼出的气体量为即补呼气量。

4）肺活量：平静呼吸数次后，再尽力吸气，随即作最大程度的呼气直至不能再呼气为止，记下所呼出的气体量。重复 3 次，其最大值即为肺活量。

5）用力呼气量：将走纸速度调至 25 mm/s，使记录纸横线一小格代表时间 1 s。平静呼吸数次后，用力做最大限度的吸气，在吸气末屏气 1 ~ 2 s，再以最大的力气和最快的速度呼气，直至不能再呼气为止。从记录纸上读出第 1 秒末、第 2 秒末和第 3 秒末所呼出的气体量，分别计算其占全部呼出气体量（肺活量）的百分比，即为第 1 秒末、第 2 秒末和第 3 秒末的用力呼气量。

6）每分通气量：记录 15 s 平静呼吸曲线，计算 15 s 内呼出或吸入的气体总量，再乘以 4 即为每分通气量。

7）每分最大通气量：尽力作最深最快的呼吸 15 s，计算 15 s 内呼出或吸入的气体总量，再乘以 4 即为每分最大通气量。

2. 电子肺活量计的测量方法

（1）电子肺活量计的一般介绍：电子肺活量计采用微电脑技术、压差型传感器以及红外线信号采集方式测量肺活量，测得数据稳定、可靠，显示清晰，具有体积小、美观、量轻、便携的优点。按电源不同分交流、交直流两用两种；按功能不同分为便携式、具数据打印输出功能便携式、袖珍式三种。电子肺活量计由主机、传感器、医用硅胶面罩（或吹气嘴）、螺纹管、电源线等部分组成（图 8–8）。电子肺活量计可广泛应用于体育、医卫、劳动、学校和科研等部门以及开展全民健身活动

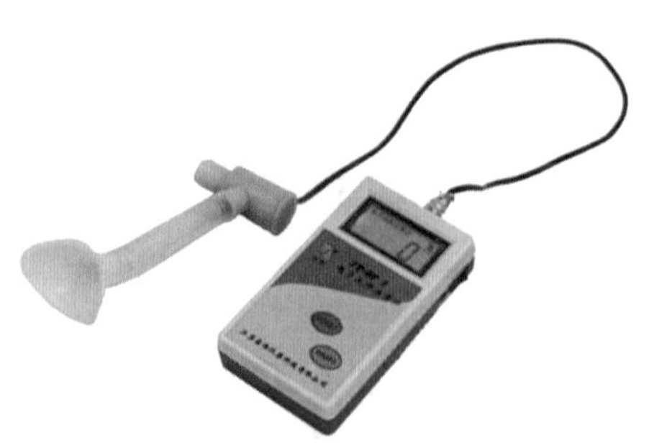

图 8–8　JY–SF 电子肺活量计

时使用。

（2）电子肺活量计的测量方法

1）将稳压器插入 220 V 电源，导线一端插入数据处理装置上的接线座。

2）打开电源，待液晶显示器显示“0”，表示电子肺量计已进入工作状态。

3）用 75% 的酒精棉球消毒吹气嘴，受试者闭目静立，用鼻夹夹紧鼻翼，练习用口呼吸 1 min。

4）受试者手握吹气嘴，尽力深吸气后，对准吹气嘴作最大程度的呼气，直至不能再呼气为止。此时，显示器上所显示的数值即为受试者的肺活量值（mL）。重复 3 次，以最大读数作为肺活量值。

5）按键关机，只要 LCD 显示为 0，即可关机。

【注意事项】

1. 使用肺量计前，应检查肺量计是否漏气、漏水。
2. 测量时受试者不能看描记笔，吹气时避免从鼻孔或口角处漏气。
3. 每次更换受试者时，都应更换或重新消毒吹嘴。

【思考题】

1. 肺活量正常与否的判断指标是什么？
2. 体育锻炼对肺活量有何影响？

第七节　运动对心肺功能的影响

【实验目的】

观察运动后人体血压、脉搏、呼吸频率和肺活量的变化，掌握其机制。

【实验原理】

人体在运动时通过神经、体液调节，心血管和呼吸功能将发生一系列适应性变化，表现为心率加快、心排血量增加、动脉血压升高、呼吸运动加强等。

【实验器材】

血压计，听诊器，电子肺量计，钟表。

【实验步骤和方法】

1. 受试者在安静环境中静坐 5 ~ 10 min，然后每隔 2 min 测量血压、脉搏呼吸频率和肺活量 1 次，直至测量数据连续 3 次稳定（血压波动＜ 4 mmHg，脉搏波动＜ 2 次 /min，呼吸波动＜ 1 次 /min），取最后 3 次的数据，计算出血压、脉搏、呼吸频率和肺活量的平均值。

2. 受试者两手叉腰，连续快速进行下蹲起立运动 100 次，每次下蹲膝关节须成 90° 角。运动完毕后立即测定血压、脉搏、呼吸频率和肺活量。

3. 将运动前后的血压、脉搏、呼吸和肺活量的值填入表 8-3，进行比较。

表 8-3 运动对心肺功能的影响

项 目	血压 /mmHg	脉搏 /（次 /min）	呼吸频率 /（次 /min）	肺活量 /L
运动前				
运动后				

【注意事项】

1. 室内必须保持安静，以利于听诊。
2. 测量运动前、后的血压须用同一手臂。

【思考题】

分析运动后血压、心率和呼吸改变的原因。

第八节　视力、视野和盲点的测定

【实验目的】

1. 学习使用视力表测定视力的原理和方法。
2. 学习视野计的使用方法，测定正常人的各色视野。
3. 学习测定盲点的方法。

【实验原理】

视力也称为视敏度，是指眼对物体细微结构的分辨能力，即分辨物体上两点间最小距离的能力，通常以眼能看清楚文字或图形所需的最小视角来表示。视角与视力的关系是：视力 =1/ 视角。视力表就是根据视角原理设计的。常用的国际标准视力表有 12 行，其 1.0 行的 E 字母每一笔画的宽度和每两笔画的间距均为 1.5 mm。当在距视力表 5 m 处观看视力表时，其 1.0 行的 E 字母上、下两横线发出的光线进入眼球后在节点交叉，恰好形成 1′（分角，1/60°）的视角。当在距离视力表 5 m 处能分辨 1.0 行的 E 字母时，按国际标准视力表视力即为 1.0，若按对数视力表视力则为 5.0（图 8-9）。如果只能分辨 1.0 行以上的更大的 E 字母，则视力低于 1.0；如果能分辨 1.0 行以下的更小的 E 字母，则视力高于 1.0。临床规定，1.0 以上即为正常视力。视力表上每行左边的数字表示在 5 m 距离处能分辨该行 E 字母的视力。不同的视力可用下面的公式计算：

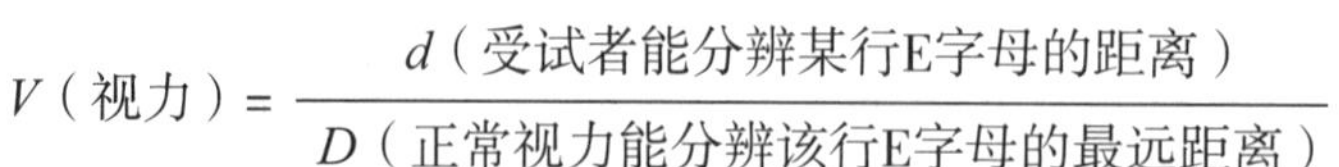

$$V（视力）=\frac{d（受试者能分辨某行E字母的距离）}{D（正常视力能分辨该行E字母的最远距离）}$$

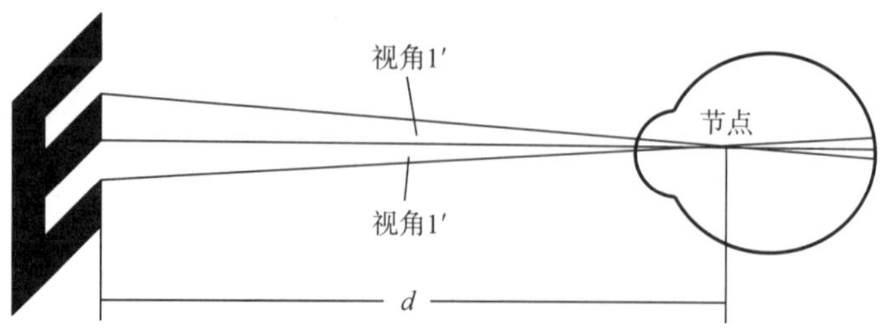

图 8-9 视力表的原理示意图

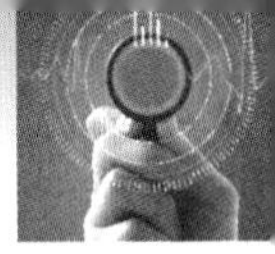

视野是单眼固定注视正前方一点时所能看到的空间范围。由于面部的结构特征，正常人眼颞侧视野较大，鼻侧较小；上方视野较小，下方较大。由于感受颜色视觉的视锥细胞主要分布于视网膜的中心部位，颜色视觉的视野较无色视觉的视野要小些。在相同光照条件下，白色视野最大，其余依次为黄色、蓝色、红色，绿色视野最小。检查视野不仅可以了解整个视网膜的感光功能，还有助于诊断视网膜、视觉传导通路以及视觉中枢某些病变的部位。

视神经乳头是视神经纤维汇集并穿出视网膜的部位，此处没有感光细胞，进入眼球的光线于此处成像则不能引起视觉，称为生理性盲点。由于盲点的存在，视野中也必然存在盲点的投射区域。根据光学成像原理，通过测定盲点投射区域的位置和范围，依据相似三角形各对应边成正比的定律，便可计算出盲点所在的位置和范围。某些视觉器官疾病患者，在视野中还可形成异常的病理性盲点。

【实验器材】

标准对数视力表，遮眼板，指示棒，视野计，各色视标，视野图纸，铅笔，白纸，尺。

【实验步骤和方法】

1. 视力的测定

（1）将视力表挂在光线明亮处。受试者立于距视力表 5 m 处，视力表第 10 行视标应与受试者眼睛处于同一高度。

（2）受试者用遮眼板遮住一眼，另一眼看视力表。检查者用指示棒自上而下，从大到小分别指示视力表上的视标 E 字母，让受试者分辨视标的缺口方向。如此循序渐进，直至受试者不能分辨为止。受试者能分辨清楚的最小一行视标左边所标识的数字即为受试者该眼的视力。

（3）如受试者不能分辨第一行最大的视标 E 字母的缺口方向，可令受试者向视力表方向逐渐移近，直到能分辨最大视标时止步，测定此时受试者与视力表的距离，根据下面的公式计算出其视力：

$$受试者视力=\frac{受试者与视力表的距离}{正常视力分辨最大视标的最远距离}$$

（4）用同样的方法测定另一眼的视力。

2. 视野的测定

（1）熟悉视野计的构造：最常用的视野计是弧形视野计，是一个安装在支架上的半圆弧形金属板，可绕水平轴作 360° 旋转。圆弧板上有刻度，表示由该点射向视网膜周边的光线与视轴的夹角，视野的外周界限以此角度来表示。在圆弧内面中央装有一个固定的小圆镜，其对面的支架上有可上下移动支持下颌的托颌架和固定眼窝下缘的眼眶托（图 8-10）。此外，视野计附有各色视标，可用来测定各种颜色的视野。

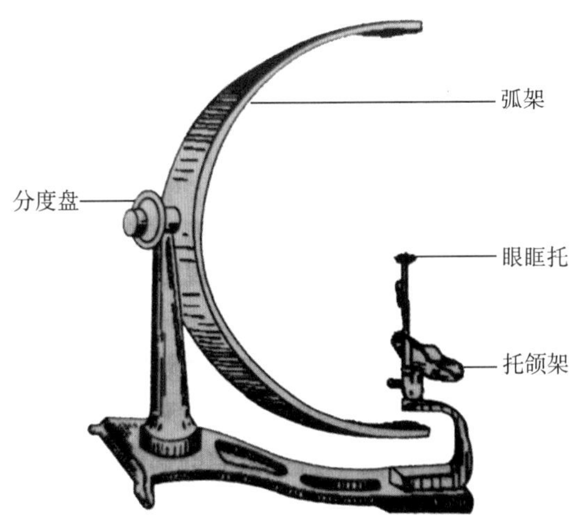

图 8-10　弧形视野计

（2）测定方法：受试者面向视野计背光而坐，下颌置于托颌架上，眼眶下缘靠在眼眶托上，调整托架高度，使眼与圆弧板中央的小圆镜处在同一水平。用遮光板遮住一眼，另一眼凝视圆弧板中央的小圆镜，眼球不能转动。将视野计的半圆弧架旋至垂直位置，检测者将白色视标由周边向中心缓缓移动，并问受试者是否看见。重复检查，确定受试者是否确实能看到刚才的那一点，并将此点的位置记录在视野坐标图纸的相应位置上。按照上述方法，将视野计半圆弧架依次旋转 45°、90°、135°、180°、225°、270°、315°、360°，分别测定各个方向的视野，并记录在视野坐标图纸的相应位置上。将视野坐标图纸上所测得的各个点用线连起来，即得到该眼白色视野图（图 8–11）。

用同样方法，再分别测定其他颜色的视野及另一眼的视野图。

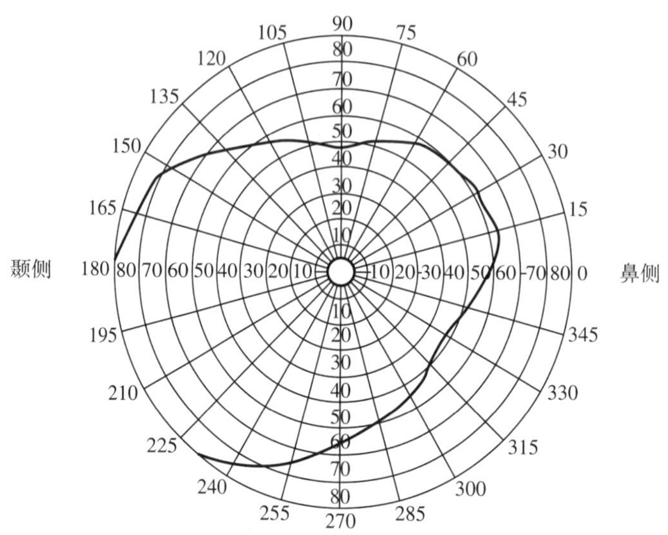

图 8–11 正常左眼白色视野图

3. 盲点的测定

（1）检查者取一张白纸固定在墙上，与受试者头部等高。令受试者立于纸前 50 cm 处，用遮眼板遮住一眼，检查者用铅笔在白纸上与受试者另一眼同一水平处画一“+”字符，受试者注视“+”字符。检查者将视标从“+”字符中心开始，由受试者鼻侧向颞侧缓慢移动，此时受试者眼要直视“+”字符而不能随视标的移动而移动。当受试者刚刚看不见视标时，在白纸上标记下该位置。然后将视标继续向颞侧缓慢移动，直至重新看见视标时再记下其位置。由所标记的两点连线的中心点起，沿各个方向移动视标，找出并记下视标在各个方向刚能被重新看见的位置点（一般取 8 个点）。然后将各个点依次连接起来就得到一个椭圆形区域，这就是受试者该眼盲点的投射区域。

（2）再用同样的方法测出另一眼的盲点投射区域。

（3）根据相似三角形对应边成正比定律（图 8–12），即可计算出盲点与中央凹的距离以及盲点的直径：

盲点与中央凹的距离 = 盲点投射区中心到“+”的距离 ×（15/500）

盲点直径（mm）= 盲点投射区域的直径 ×（15/500）

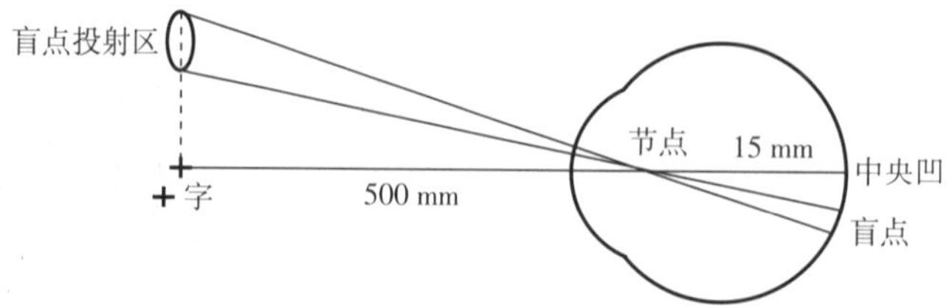

图 8–12 盲点与中央凹的距离和盲点直径的计算示意图

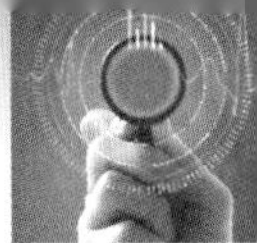

【注意事项】

1. 视力表处光线要充足但不能眩目。测试距离要准确，视力表高度要合适。

2. 测定视野时，受试者被测眼应注视视野计中心的小镜子，眼球不得随意转动。

3. 测定颜色视野时，受试者必须认清视标的颜色。同时在测颜色视野时，视标的颜色不让受试者事先知道。

4. 视野计半圆弧架旋转的角度，可根据具体情况只测某几个对称的角度，不必全部都测。

5. 在测定盲点时，受试者一定要直视前方，眼球不能随视标的移动而移动。

【思考题】

1. 若受试者距视力表 2.5m 处，才能辨别视力表上第 10 行的字母，那么受试者的视力是多少？

2. 近视是如何形成的？青少年应如何保护视力？

3. 根据测得的视野，比较颞侧、鼻侧、上方、下方视野的范围大小以及颜色视野与无色视野的差异，并说明其原因。

4. 在日常生活中注视物体时，为什么不会感觉到生理盲点的存在？

第九节　视觉调节反射和瞳孔对光反射

【实验目的】

1. 学习视觉调节反射的检查方法和生理意义。

2. 学习瞳孔对光反射的检查方法和临床意义。

【实验原理】

当眼看 6 m 以内的近处物体时，物体上任一点发出进入眼球的光线均呈辐散状，经折光系统折射后聚焦在视网膜的后面，而在视网膜上则形成模糊的物像。然而正常人眼也能看清 6 m 以内的近物，这是因为在看近处物体时，眼睛发生了相应的调节，包括三个反射：①晶状体凸度增加，折光能力增强，使辐散的光线聚焦成像前移至视网膜上；②瞳孔缩小，减小球面像差和色像差；③双眼球会聚，使两侧视网膜成像对称（辐辏反射）。相反，当物体由近处向远处移动时，眼睛则发生相反的调节。瞳孔的功能主要是调节进入眼内的光线量，当不同强度的光线照射眼睛时，瞳孔的大小可随光照强度的改变而改变，以调节进入眼内的光线量，称为瞳孔对光反射。当光线增强时，瞳孔反射性缩小，减少进入眼内的光线量，以保护视网膜；当光线减弱时，瞳孔反射性散大，增加进入眼内的光线量，以产生清晰的视觉。

【实验器材】

蜡烛，火柴，手电筒，暗室。

【实验步骤和方法】

1. 视觉调节反射

（1）晶状体的调节：在暗室内点燃一支蜡烛，置于受试者的左前方约 30 cm 处，并使烛焰与受试者眼睛处于同一高度，令受试者平视 1.5 m 外的某一静止物体。检查者在受试者的右前方适当位置观察受试者眼内的烛像，注意烛像的数目、大小、位置和亮度等。检查者可以观察到三个烛像：一个是最亮的中等大小的正像 1，是光线在角膜表面反射形成的；另外两个是通过瞳孔看到的，一个是暗而大的正像 2，是光线在晶状体前表面反射形成的；一个是较亮而最小的倒像 3，是光线在晶状体后表面反射形成的。看清三个烛像后，记住各烛像的位置和大小。再令受试者迅速注视眼前 15 cm 处的某一物体（如检查者的手指），此时可观察到像 1 无变化，像 3 变化不明显，而像 2 变小且向像 1 靠近（图 8–13）。这说明眼视近物时，晶状体前表面凸度增加。

（2）瞳孔和视轴的变化：令受试者注视正前方远处物体如一支铅笔，观察其瞳孔的大小。检查者将物体由远处向受试者眼前移动，观察受试者瞳孔是否缩小，同时观察两侧视轴是否向中间会聚。再将物体由近处向远处移动，观察瞳孔和视轴的变化。

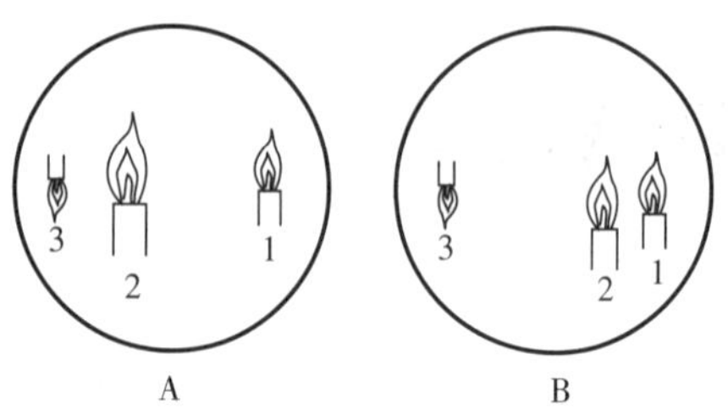

A. 眼视远物时的烛像；B. 眼视近物时的烛像

图 8–13 眼视近物时眼内烛像的变化

2. 瞳孔对光反射　令受试者在暗室两眼直视前方，观察其瞳孔大小。用手电筒直接照射受试者的双眼，观察其双眼瞳孔大小的变化。在受试者鼻梁处用遮光板或用手隔离照射眼球的光线，再用手电筒照射一眼，观察另一眼瞳孔的变化。用同样方法检查另一侧瞳孔。

两次实验均可观察到瞳孔立刻缩小，前者称为瞳孔对光反射，后者称为互感性瞳孔对光反射。

【注意事项】

1. 晶状体的调节实验中受试者两眼需注视远处，不可注视蜡烛火光。
2. 瞳孔对光反射实验中两眼需注视远处，不可注视电筒灯光。
3. 辐辏反射实验中，将物体由远处向受试者眼前移动时，受试者眼睛要紧盯移动中的物体。

【思考题】

1. 眼看近处物体时，是如何调节的？
2. 用手电筒照射受试者左眼时，瞳孔有何变化？此时右眼的瞳孔是否也有变化？为什么？
3. 检查瞳孔对光反射有何临床意义？

第十节　声音的传导途径

【实验目的】

1. 学习检查气传导和骨传导的方法。
2. 掌握鉴别传音性耳聋与感音性耳聋的实验方法和原理。

【实验原理】

声波可通过气传导和骨传导两种途径传入内耳。气传导是指声波经外耳道、鼓膜和听骨链传至内耳，骨传导是指声波经颅骨传入内耳。正常情况下，声波主要经气传导途径传至内耳，骨传导作用甚微。当气传导途径发生障碍时，骨传导作用可相对加强，成为声波传导的主要途径。通过任内氏实验

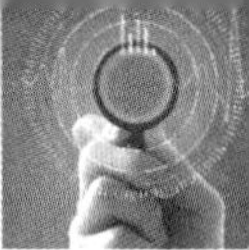

和韦伯氏试验，可以鉴别传音性耳聋与感音性耳聋。

【实验器材】

音叉（频率为 256 Hz 或 512 Hz），橡皮槌，棉球。

【实验步骤和方法】

1. 任内氏试验　任内氏试验可用于比较同侧气传导与骨传导。

受试者坐在安静的室内，检查者用橡皮锤叩击音叉，将振动的音叉柄置于一侧颞骨乳突上（图 8–14A）。当刚刚听不到音叉音时，立即将音叉置于同侧外耳道外约 1 cm 处，正常人耳在一段时间内仍能听到音叉音（图 8–14B）。反之，先置音叉于受试者外耳道口处，当听不到音叉音时，立即将音叉移至同侧乳突处，正常受试者也听不到音叉音。由此可见，正常人气传导时间大于骨传导时间，临床上称为任内氏试验阳性。

若用棉球或手指塞住同侧外耳道，再重复上述实验，则出现气传导时间缩短，等于或小于骨传导时间，临床上称为任内氏试验阴性。

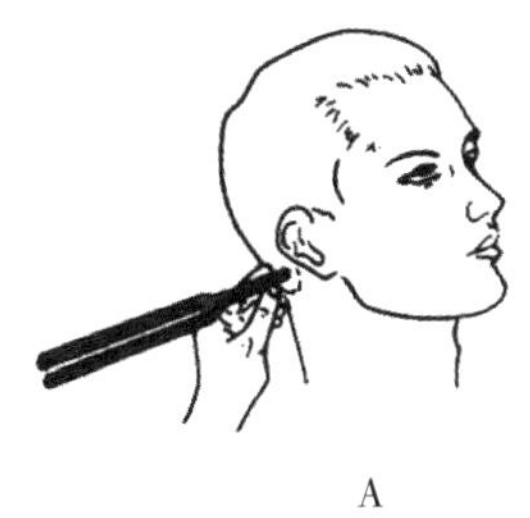

A

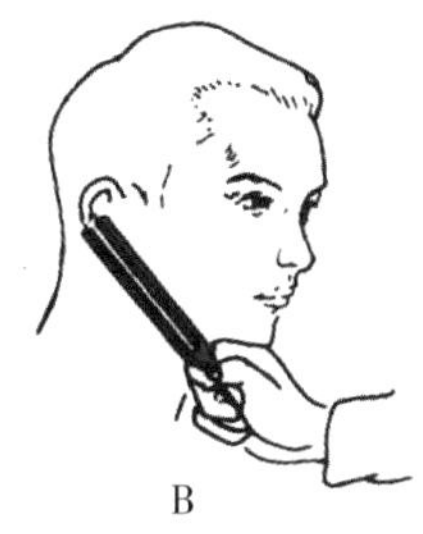

B

图 8–14　任内氏试验

2. 韦伯氏试验　韦伯氏试验可用于比较两耳骨传导能力的强弱。

检查者用橡皮锤叩击音叉，将振动的音叉柄垂直地放在受试者头顶正中线上，音叉的振动是以相等距离、同一强度同时作用于两耳。听力正常时，两耳所感受到的声音一样。如果将一侧外耳道用棉球或手指堵塞以模拟气传导障碍，再重复上述实验。此时，正常人被塞棉球一侧（传音性耳聋一侧）听到的声音更强，若是感音性耳聋患者则是对侧耳听到的声音更强。

【注意事项】

1. 室内需保持安静。
2. 敲响音叉，用力不要太猛，严禁在硬物上敲打，以免损坏音叉。
3. 音叉振动方向与外耳道方向一致。
4. 振动的音叉勿接触任何物体。

【思考题】

1. 声波传导的途径有哪些？
2. 为什么任内氏试验阳性为正常而阴性则为传导性耳聋？
3. 根据上述实验如何鉴别传音性耳聋与感音性耳聋？

第十一节　人体前庭功能的检查

【实验目的】

1. 学习前庭功能的检查方法。
2. 了解前庭功能变化的临床表现。

【实验原理】

前庭器官是人体平衡系统的主要末梢感受器官，居颞骨岩部之内，由内耳中的三个相互垂直的半规管、椭圆囊和球囊组成，内部均充满内淋巴液。当前庭器官受到刺激兴奋时，传入神经冲动到达中枢，可以导致位置觉、运动觉变化，还可引起自主神经反应（如恶心、呕吐、眩晕等）、姿势调节反射、眼震颤等前庭反应，从而感受人体空间位置、运动情况，调节肌肉紧张性，维持身体一定的姿势与平衡。生活中晕车、晕船、眩晕等现象常与前庭器官功能敏感或紊乱有关。前庭功能检测有助于对某些可引起上述症状的疾病如颅脑外伤、颅内肿瘤、梅尼埃病等的诊断与鉴别诊断。

【实验器材与用品】

前庭功能转椅、弧尺、量角器、粉笔。

【实验步骤】

1. 平衡功能检查

（1）昂白试验：又称闭目直立检查法。受试者闭上双眼，身体直立，双脚并拢，两臂向两侧伸直平抬，与肩平齐。一侧迷路发生病变时，受试者将向患侧偏倒，头部转动向某一侧，偏倒的方向随之偏向同侧；小脑发生病变时，受试者将向患侧或后侧偏倒，但偏倒的方向不随头位的转动而改变。

（2）错指物位试验：检查者与受试者面对面而坐，各伸出一只手，食指伸出，其他四指握拳，受试者保持手背向上，检查者保持手背向下，首先让受试者在睁眼状态下将手臂举起再向下移动，以自己的食指去触碰检查者的食指，然后让受试者闭上双眼再重复刚才的测试；测试完后，受试者换一只手再重复测试。迷路发生病变者，闭眼时不能正确指向预定目标，双手食指均向患侧偏斜；小脑发生病变时，患侧食指向患侧偏斜，而健侧食指则能正确地接触检查者的食指。

（3）巴宾斯基－魏尔二氏试验：受试者闭眼由起始点向前走 5 步，然后向后退 5 步，如此反复 5 次，观察最后一次行走的方向与起始方向之间的偏斜角度，若向右偏斜角度大于 90°，则为右侧前庭功能减弱；向左偏斜大于 90°，则为左侧前庭功能减弱。

2. 旋转试验　受试者坐于琼斯转椅上，头前倾 30° 固定于头托上，使外半规管处于水平位置。令受试者闭眼，先顺时针方向旋动转椅，在 20 s 内旋转 10 圈后立即停止，让受试者睁眼凝视远处，计算眼震时间。10 min 后再逆时针方向在 20 s 内旋转 10 次，计算眼震时间（正常值：顺时针方向旋转的眼震时间平均为 23 s，逆时针方向旋转的眼震时间平均为 22 s）。

3. 头位性眼震检查　受试者取头正位直坐于诊疗床上，检查者以双手扶持其头部，推使其呈仰卧位，且头悬于床边，观察是否出现眼震。10 s 后，扶起受试者坐直，再观察 10 s 有无眼震。再将受试者头转向右侧，推使其呈仰卧位，且头悬于床边，面朝向右方，观察 10 s 有无眼震。重新扶起受试者坐直，头仍保持转向右侧，观察 10 s 有无眼震。同法，检查受试者头转向左侧时仰卧位和直坐位各观察 10 s 有无眼震。若有眼震出现，记录其方向、振幅和类型，并计算眼震的潜伏期和眼震时间。重复

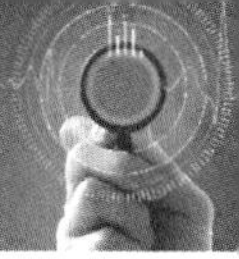

上述检查法，每次间隔数分钟，观察在某一特定位置上是否每次均有眼震出现。若重复检查，无眼震出现，称为疲劳型（外周性头位性）眼震；若重复检查，出现较弱的眼震，连续检查数次后不再出现者，称为渐疲劳型眼震；若重复检查，每次都出现强度不变的眼震者，称为不疲劳型（中枢性头位性）眼震。

【注意事项】

1. 试验时，头部摆动不要过于用力，以免扭伤。

2. 旋转时应扣好安全带，防止摔伤。

3. 头位性眼震检查前应向受试者详细说明检查过程中可能出现的眩晕和恶心等症状，请勿闭眼，以保证检查结果准确。

4. 头位性眼震检查时，每次变动新头位时的动作均须在 3 s 内完成。

【思考题】

1. 简述前庭器官的组成及其功能。

2. 结合临床思考哪些疾病可能存在前庭功能障碍，为什么？

第九章　机能学综合与创新性实验

第一节　不同因素对骨骼肌收缩活动的影响

【实验目的】

1. 学习观察蛙坐骨神经－腓肠肌收缩功能的方法。
2. 观察不同刺激强度和刺激频率对肌肉收缩的影响。
3. 观察普鲁卡因的传导麻醉作用及温度对其作用的影响。

【实验原理】

可兴奋性组织能对刺激发生反应。刺激形式可以是物理性刺激如电刺激、机械刺激等，也可以是化学性刺激如药物、电解质、酸或碱性物质等。要引起组织发生反应，刺激必须达到足够的强度、持续时间和强度－时间变化率。

单根骨骼肌纤维，对刺激的反应具有“全”或“无”性。但对整块骨骼肌来说，在一定范围内，骨骼肌收缩力的大小与刺激强度成正比，当超过最适刺激强度后，骨骼肌的收缩力就不再随刺激强度的增大而增大。若给骨骼肌不同频率的连续有效刺激，骨骼肌可发生单收缩、不完全性强直收缩和完全性强直收缩三种不同形式的收缩，且在一定范围内，骨骼肌的收缩力也随着刺激频率的增加而增加。在自然状态下，机体内骨骼肌的收缩几乎都是完全性强直收缩。

普鲁卡因为酯类局麻药，主要用于浸润麻醉、蛛网膜下腔阻滞麻醉、神经传导阻滞麻醉以及损伤和炎症的封闭治疗等，其神经传导阻滞麻醉作用还受到温度等因素的影响。

【实验对象】

蛙。

【实验器材与药品】

蛙类手术器材一套，滴管，500 mL 烧杯，BL-420N 生物机能实验系统，张力换能器，保护电极，双凹夹，铁支架，恒温水浴箱；任氏液，高钾任氏液，2% 普鲁卡因。

【实验步骤和方法】

1. 在体坐骨神经－腓肠肌标本的制备

（1）破坏蛙脑和脊髓：取蛙一只，用自来水冲洗干净。左手握住蛙，用食指按住其头部，使头向前下弯曲。右手持探针从枕骨大孔垂直刺入，然后向前刺进颅腔，左右搅动捣毁脑组织；将探针抽出再由枕骨大孔向后刺进椎管捣毁脊髓。当观察到蛙四肢松软，呼吸消失，表示脑脊髓已完全破坏，否则重复上述操作再进行捣毁。

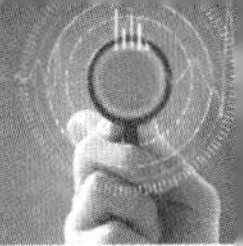

（2）固定蛙四肢：用蛙钉将蛙四肢钉住，俯卧位固定在蛙板上。

（3）分离坐骨神经：用手术剪剪开蛙一侧下肢背面的皮肤直达脚踝处，沿股二头肌与半膜肌之间的肌缝将肌肉钝性分离，即见坐骨神经沟内白色的坐骨神经。用玻璃分针将坐骨神经钝性分离至腘窝，并剪断其所有分支。

（4）分离腓肠肌：将小腿跟腱穿线结扎，于结扎线远端剪断跟腱，提起结扎线，即可分离腓肠肌。

2. 实验连接　用保护电极勾住坐骨神经，将保护电极通过 BL-420N 系统的刺激输出线与系统刺激输出端口连接。将腓肠肌肌腱上的结扎线系于张力换能器的弹性悬梁臂上，移动蛙板使腓肠肌与蛙板呈垂直状态，调整换能器的高度使结扎线保持适宜的紧张度，将张力换能器的输入线与 BL-420N 系统 1 通道（或其他三个通道中的一个）连接（图 9-1）。

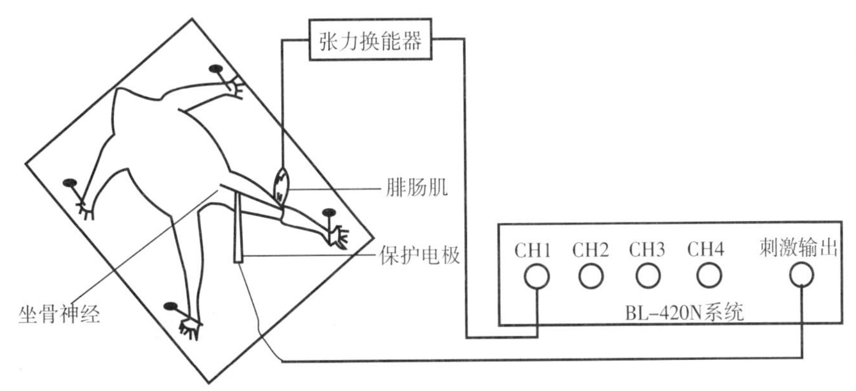

图 9-1　标本连接示意图

3. 观察刺激强度与肌肉收缩的关系　启动 BL-420N 系统，点击“实验项目”→“肌肉神经实验”→“刺激强度与肌肉反应的关系”，此时将弹出“设置刺激强度与反应关系实验参数”对话框，在“程控”与“非程控”中一般选择“程控”模式。此时系统将自动设置实验所需的各项刺激参数并启动实验。系统自动设置的参数为：刺激方式为单刺激，初始刺激强度为 0.15 V，强度增量为 0.05 V。实验人员也可以在参数设置对话框中重新设置初始刺激强度和强度增量。观察肌肉收缩幅度与刺激强度的关系，记录刺激阈值、最适刺激强度。

实验完成后，点击工具条上的“■”按钮停止实验，退出该实验模块。此时可根据需要对实验结果进行命名、保存和打印，方法同第五章第二节。

4. 观察刺激频率与肌肉收缩的关系　用鼠标单击“实验项目”→“肌肉神经实验”→“刺激频率与肌肉反应的关系”，在“设置刺激频率与反应关系实验参数”子菜单中，将刺激强度调节为上面的最适刺激强度，刺激频率为单收缩 1 Hz、不完全强直收缩 6 Hz、完全强直收缩 20 Hz，然后点击“经典实验”开始实验。观察肌肉的单收缩、不完全强直收缩和完全强直收缩曲线。

实验完成后，同上方法退出该实验模块。

5. 观察高钾任氏液对肌肉收缩的影响　用滴管吸取高钾任氏液反复滴加于坐骨神经上，使坐骨神经完全浸于高钾任氏液中 10 ~ 15 min 后，再按步骤 3 同样的方法，记录刺激阈值、最适刺激强度，观察腓肠肌收缩波形的变化，并与步骤 3 观察的结果进行比较。

观察完毕后，用任氏液反复冲洗坐骨神经 2 ~ 3 次，再进行下一项实验观察。

6. 观察普鲁卡因的传导麻醉作用　将被 2% 普鲁卡因完全浸湿的棉丝缠于坐骨神经的中间部位上，然后以最适刺激强度连续缓慢刺激坐骨神经的近心端，观察肌肉有无收缩反应，记录收缩反应消失的时间。

7. 观察温度对普鲁卡因传导麻醉作用的影响　用同样方法制作另一侧在体坐骨神经－腓肠肌标本，并与 BL–420N 系统连接。用恒温水浴箱将普鲁卡因加热至 35 ℃，再将被 35 ℃普鲁卡因完全浸湿的棉丝缠于该坐骨神经的中间部位，然后以最适刺激强度连续缓慢刺激坐骨神经的近心端，观察肌肉有无收缩反应，记录收缩反应消失的时间。

【注意事项】

1. 实验过程中要经常用任氏液湿润标本，每次刺激后应使肌肉休息 30 s 以上，持续刺激时间不可超过 5 s。

2. 不可用手或金属器械直接接触坐骨神经。

【思考题】

1. 刺激强度和频率与肌肉收缩有何关系？为什么？

2. 高钾任氏液对坐骨神经的兴奋性有何影响？为什么？

3. 普鲁卡因的传导麻醉作用有何临床意义？

第二节　红细胞渗透脆性的测定与药物的溶血反应

【实验目的】

1. 观察红细胞在不同浓度的低渗 NaCl 溶液中的形态变化，加深对细胞外液渗透压在维持细胞正常形态与功能方面的重要性的理解。

2. 观察皂苷引起的溶血反应以及氢化可的松对红细胞的保护作用。

【实验原理】

在正常情况下，红细胞内的渗透压与血浆渗透压相等，相当于 0.9% NaCl 溶液即生理盐水的渗透压。将红细胞悬浮于生理盐水中，其形态和体积可以保持不变；若置于高渗的 NaCl 溶液内，则红细胞会脱水皱缩；反之，置于不同浓度的低渗 NaCl 溶液中，则水分将进入红细胞内使之膨胀甚至发生破裂溶血。将红细胞放在低渗溶液中可发生吸水膨胀破裂的特性称为渗透脆性。红细胞的渗透脆性与其对低渗溶液的抵抗力成反比，渗透脆性越大的红细胞置于低渗溶液中就越容易破裂，即对低渗溶液的抵抗力越小；渗透脆性越小的红细胞，置于低渗溶液中就相对越不容易破裂，即对低渗溶液的抵抗力越大。正常人的红细胞，置于 0.42% ~ 0.46% NaCl 溶液中，部分红细胞开始破裂溶血，而置于 0.28% ~ 0.32% NaCl 溶液中，则全部红细胞破裂溶血。一般新生的成熟红细胞渗透脆性较低，而衰老红细胞的渗透脆性较高，异形红细胞如球形红细胞的渗透脆性大，在低渗溶液中很容易破裂。红细胞的渗透脆性可用一系列不同浓度的低渗 NaCl 溶液来测定。当刚开始引起部分红细胞破裂溶血的 NaCl 溶液的最高浓度，为该血液红细胞的最小抵抗力即最大脆性值；能引起全部红细胞完全溶血的最高 NaCl 溶液的浓度，为该血液红细胞的最大抵抗力即最小脆性值。

皂苷能与细胞膜上的胆固醇结合形成复合物，导致细胞膜的稳定性降低，细胞破裂。而氢化可的松可对细胞膜的稳定性起到保护作用，从而发挥抗溶血作用。

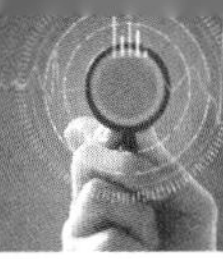

【实验对象】

家兔。

【实验器材与药品】

哺乳动物手术器械、试管、试管架、吸管、动脉插管、小烧杯、离心机、注射器。1% 肝素生理盐水、1% NaCl、1% 皂苷溶液、0.05% 氢化可的松、蒸馏水、20% 氨基甲酸乙酯。

【实验步骤和方法】

1. 红细胞渗透脆性的测定

（1）配制不同浓度的 NaCl 溶液：取干净试管 10 支，编号，按照表 9–1 向各试管中准确加入 1% NaCl 溶液和蒸馏水，混匀即可制备不同质量分数的 NaCl 溶液。

表 9–1 不同浓度 NaCl 溶液的配制

试管编号	1	2	3	4	5	6	7	8	9	10
1% NaCl/mL	0.90	0.65	0.60	0.55	0.50	0.45	0.40	0.35	0.30	0.25
蒸馏水 /mL	0.10	0.35	0.40	0.45	0.50	0.55	0.60	0.65	0.70	0.75
NaCl 质量分数 /%	0.90	0.65	0.60	0.55	0.50	0.45	0.40	0.35	0.30	0.25

（2）采血：将家兔经耳缘静脉注射 20% 氨基甲酸乙酯 5 mL/kg，麻醉后行颈总动脉插管，经动脉插管放血盛于预先加入了少量 1% 肝素生理盐水的烧杯内，轻摇烧杯使血液与肝素溶液混匀。

（3）观察实验结果：用注射器向上述每支试管内各加入血液 1 滴，轻轻晃动试管（不要用力振荡以免红细胞破裂），使血液与试管内的 NaCl 溶液充分混匀。在室温下静置 1 h，然后观察各试管的透明度以判断是否发生溶血。

试管内下层为混浊红色，上层为无色或淡黄色液体，说明红细胞尚未破坏。

试管内下层为混浊红色，上层为透明淡红色，说明红细胞部分溶解。刚开始出现溶血的低渗盐溶液的浓度，即为红细胞的最小抵力（最大脆性）。

试管内溶液呈现均匀的透明红色，说明红细胞全部溶解破裂即完全溶血。首先引起红细胞全部溶解的低渗盐溶液的浓度，为红细胞的最大抵抗力（最小脆性）。

2. 药物的溶血反应

（1）配备 2% 红细胞混悬液：从颈总动脉采血，用玻璃棒不断搅拌，直至所有纤维蛋白黏附于搅拌棒上。按血液体积的 3 ~ 4 倍加入生理盐水，摇匀，以 3000 r/ min 离心 10 min，弃去上层液体。再重复上述操作几次，直至离心后上清液不见红色，弃去上层液体。根据红细胞的容积加入生理盐水（1 mL 红细胞加生理盐水稀释至 50 mL），即制得 2% 红细胞混悬液。

（2）确定可引起溶血反应的最低皂苷浓度：取干净试管 8 支，编号，各加入生理盐水 1 mL。于 1 号试管内加入 1% 皂苷 1 mL，混匀后吸出 1 mL 放入 2 号试管，摇匀。再从 2 号试管吸出 1 mL 放入 3 号试管，摇匀。以后各管按此法逐一稀释，可配得质量分数为 0.5%、0.25%、0.125%、0.0625%、0.03125%、0.015625%、0.0078125%、0.00390625% 的皂苷溶液。另取干净试管 8 支，编号，各加入 2% 红细胞混悬液 3 mL 和生理盐水 0.5 mL，然后分别吸取上述各管皂苷溶液 0.5 mL，依次对号加入各试管中混匀。观察 10 ~ 15 min，看各管的溶血情况，找出可引起溶血的最低皂苷溶液浓度。

（3）观察氢化可的松的抗溶血作用：取干净试管 3 支，编号。各加入 2% 红细胞混悬液 3 mL。于

1 号试管加入生理盐水 1 mL；2 号试管加生理盐水 0.5 mL；3 号试管加 0.5% 氢化可的松溶液 0.5 mL，摇匀。放置 10 min 后，将 2、3 号试管内再各加入能引起溶血反应的最低浓度的皂苷溶液 0.5 mL，混匀。放置 10 ~ 15 min，观察各管有无溶血现象发生。

【注意事项】

1. 各种溶液的配制必须准确。
2. 注入血液和血液与药物混合时，应避免动作剧烈引起红细胞破裂。
3. 各管中加入的血滴大小应尽量相等，同时滴加血液时靠近液面，使血液轻轻滴入溶液中，以免血滴冲击力太大，使红细胞破损造成溶血的假象。
4. 混匀时轻轻晃动 1 ~ 2 次即可，减少机械振动，避免人为溶血。
5. 判断是否溶血时，应在光线明亮处观察。

【思考题】

1. 什么是红细胞的渗透脆性？测定红细胞的渗透脆性有何临床意义？
2. 哪些因素可以引起溶血反应？对机体有何影响？

第三节　血液凝固与药物对血液凝固的影响

【实验目的】

1. 测定不同条件下血液凝固的时间。
2. 观察某些药物对血液凝固的影响。

【实验原理】

血液凝固是由许多凝血因子共同参与的酶促反应过程。根据血液凝固过程中凝血酶原激活途径的不同，血液凝固可分为内源性凝血和外源性凝血两种途径。内源性凝血是指参与血液凝固的凝血因子全部来源于血浆；外源性凝血是指有组织因子参与并启动的血液凝固过程。本实验采用经动物颈总动脉放血取血，血液几乎未与组织因子接触，因此凝血过程主要是内源性凝血系统的作用。肺组织浸液中含丰富的组织因子，加入试管可观察外源性凝血系统的作用。

【实验对象】

家兔。

【实验器材与药品】

哺乳动物手术器械一套，动脉夹，动脉插管，恒温水浴箱，试管，试管架，烧杯，秒表；液体石蜡，冰块，肝素，38 g/L 柠檬酸钠，30 g/L 氯化钙，20% 氨基甲酸乙酯，肺组织浸液。

【实验步骤和方法】

1. 取家兔一只，经耳缘静脉注射 20% 氨基甲酸乙酯 5 mL/kg，待家兔麻醉后，将其仰卧固定于兔手术台上。

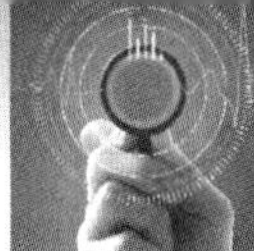

2. 切开颈部皮肤，分离颈外静脉，采血 10 mL，制备血浆和血清。

3. 分离一侧颈总动脉，远心端用线结扎，近心端用动脉夹夹闭。用眼科剪在远心端近结扎线处的血管壁剪一“V”形小口，向心方向插入充满肝素生理盐水的动脉插管，用线结扎固定，用于采血。

4. 取 10 支干净试管和 2 只干净烧杯，依次编号，按表 9–2 的实验条件准备。

5. 将 1 ~ 8 号试管每管加入血液 2 mL，9 号试管加入血浆 2 mL，10 号试管加入血清 2 mL。6 ~ 8 号试管加入血液后，用拇指指腹压住试管口将试管颠倒两次，使之混匀。立即用秒表计时，每隔 15 s 将试管倾斜一次观察血液是否凝固，至血液变为凝胶状时，记下凝血所需时间。

6. 11 和 12 号烧杯内分别加入血液 10 mL，11 号烧杯用竹签连续搅动 3 ~ 5 min，12 号烧杯静置。观察、比较两烧杯内血液的凝血情况和时间。

7. 将各个实验条件下的凝血时间记录在表 9–2 中，进行比较。

表 9–2 不同实验条件下的凝血时间

编 号	加 入	实验条件	凝血时间
1 号试管	血液 2 mL	空管对照	
2 号试管	血液 2 mL	放少许棉花	
3 号试管	血液 2 mL	用液体石蜡涂抹试管内壁	
4 号试管	血液 2 mL	置于 37 ℃水浴中	
5 号试管	血液 2 mL	置于冰水浴中	
6 号试管	血液 2 mL	加肝素 8 单位	
7 号试管	血液 2 mL	加 38 g/L 柠檬酸钠 3 滴	
8 号试管	血液 2 mL	加肺组织浸液 0.1 mL	
9 号试管	血浆 2 mL	加 30 g/L $CaCl_2$ 溶液 3 滴	
10 号试管	血清 2 mL	加 30 g/L $CaCl_2$ 溶液 3 滴	
11 号烧杯	血液 10 mL	用竹签连续搅动 3 ~ 5 min	
12 号烧杯	血液 10 mL	不搅动，与 11 号烧杯对照	

【注意事项】

1. 经颈总动脉采血时，应先弃掉少量血液以防插管内的肝素影响实验结果。

2. 1 ~ 8 管按实验条件要求准备完毕后再加入血液。血浆和血清可提前制备，放入冰箱备用。

【思考题】

1. 比较不同条件下的凝血时间，分析其机制。

2. 促凝和抗凝有何临床意义？

【附注】肺组织浸液的制备

取新鲜兔肺，剪成小块，洗净血液，磨成糊状。加入 3 ~ 4 倍的生理盐水，摇匀，放冰箱冷藏过夜。取出用滤纸过滤即制得肺组织浸液，存冰箱备用。

第四节　不同因素对蛙心排血量的影响

【实验目的】

1. 学习蛙动脉、静脉插管术。
2. 观察不同因素对蛙心排血量的影响。

【实验原理】

心排血量是指一侧心室每分钟射出的血液量，等于心率与搏出量的乘积。在一定范围内，心率加快心排血量也随之增加。搏出量受前负荷、后负荷和心肌收缩能力等因素的影响，在一定范围内，前负荷越大，心肌初长度越长则心肌收缩力也越大，搏出量越大；而后负荷轻度增大，早期可引起搏出量减少，血液在心室内蓄积，导致心室舒张末期容积增大，心肌初长度增加，收缩力随之增强，搏出量增加，使心排血量与回心血量最终达到平衡。但前负荷或后负荷过度增大，都可导致心肌收缩力减小，心脏泵血功能障碍，使心排血量减少。心脏的泵血功能受到神经、体液和药物等因素的调节和影响。

【实验对象】

蛙或蟾蜍。

【实验器材与药物】

蛙类手术器械1套，FCO–1蛙心输出量测定系统，20 mL注射器，量筒，手术线；肝素生理盐水，任氏液，0.01%肾上腺素，0.01%乙酰胆碱、0.1%毒毛花苷K。

【实验步骤和方法】

1. 手术操作及仪器连接

（1）取蛙1只，用探针破坏脑和脊髓，仰卧位固定于蛙板上。剪去胸部皮肤及胸骨，再用眼科剪剪开心包，暴露心脏。

（2）将FCO–1蛙心输出量测定系统（图9–2）的贮液瓶内，加入适量任氏液（任氏液中预先加入适量肝素），调节贮液瓶高度，使贮液瓶与灌流管之间的连接管、灌流管、静脉插管中都充满肝素任氏液。

（3）将蛙心翻至背面，找到静脉窦，在静脉窦下方用止血钳钝性分离后腔静脉并穿线，用眼科剪向心脏方向剪一“V”形小切口，将静脉插管向心脏方向插入后腔静脉，并用线将插管与静脉一并结扎，再将结扎线在静脉插管的三通上缠绕固定，以免插管滑脱。

（4）用20 mL注射器从排液管处注入任氏液，充盈所有连接管及动脉插管。

（5）在主动脉左侧分支下穿2根线，右侧分支下穿1根线。先结扎动脉干右侧分支，再结扎动脉干左侧分支远端，然后用眼科剪在左侧分支近心端剪一斜口，将动脉插管自斜口插入动脉至动脉球，在心室收缩期沿心室后壁向下插入心室。用近心端备用线将动脉插管和血管一并结扎固定，并将结扎线固定于动脉插管的三通上，以免插管从血管中滑脱。

（6）确定插管完毕后，在排液管处取下注射器，即可见心脏收缩时动脉插管内有血液射出。用肝素任氏液进行蛙心灌流，促使血液从心脏中排出，直至排液管中排出的液体为澄清无血液。将排液管排出的液体用小量筒接住，每分钟排出的液体量即为心排血量。

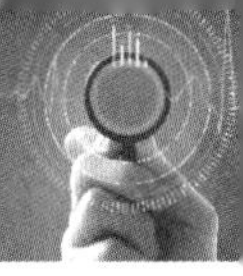

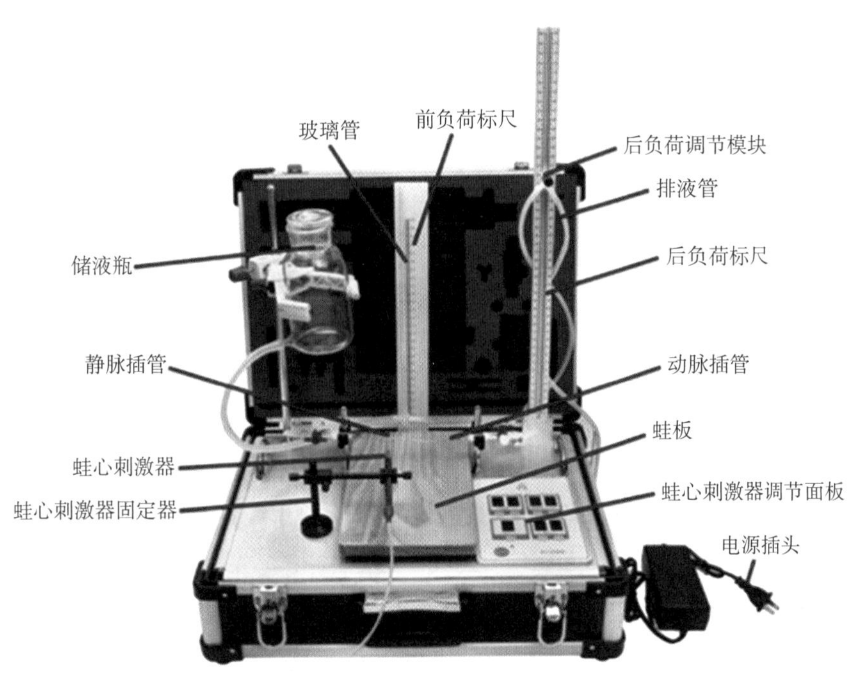

图 9-2　FCO-1 蛙心输出量测定系统

2. 观察项目

（1）观察对照条件下的心输出量：调节储液瓶高度，使前负荷标尺中央的玻璃管内液面平对 30 mm 的刻度，此时对应的心室前负荷为 30 mmH_2O；调节后负荷调节模块定于 50 mm 处，此时对应的心室后负荷为 50 mmH_2O。然后观察记录 1 min 的心输出量及心率，作为对照。

（2）观察前负荷对心排血量的影响：保持后负荷 50 mmH_2O，调节储液瓶高度，使前负荷标尺中央的玻璃管内液面依次升高到 60 mmH_2O、90 mmH_2O 和 120 mmH_2O，观察记录心率和心排血量的变化。

（3）观察后负荷对心排血量的影响：保持前负荷 30 mmH_2O 不变，调节后负荷调节模块，依次升高到 90 mmH_2O、120 mmH_2O 和 150 mmH_2O，观察记录心率、心排血量的变化。

（4）心肌收缩能力对心排血量的影响：保持前负荷为 30 mmH_2O，后负荷为 50 mmH_2O。

1）打开静脉插管上的三通开关，注入 0.01% 肾上腺素 0.1 mL，观察心率和心排血量的变化。

2）待心率恢复正常后，打开静脉插管上的三通开关，再注入 0.01% 乙酰胆碱 0.1 mL，观察心率和心排血量的变化。

（5）药物对心排血量的影响：待心率恢复正常后，打开静脉插管上的三通开关，注入 0.1% 毒毛花苷 K 0.2 mL，观察心率和心排血量的变化。

将实验结果填入表 9-3，并进行比较分析。

表 9-3　不同实验条件下的蛙心心率和心排血量

项　目	对　照	前负荷 /mmH_2O			后负荷 /mmH_2O			肾上腺素（0.1 mL）	乙酰胆碱（0.1 mL）	毒毛花苷 K（0.2 mL）
		60	90	120	90	120	150			
心率 /（次 / min）										
心排血量 /mL										

【注意事项】

1. 实验过程中切勿损伤静脉窦。心脏表面经常滴加任氏液以保持湿润。
2. 连接管内的气泡一定要排尽后才能进行插管与心脏灌流。
3. 实验过程中管道应保持畅通，不要扭曲或生成血栓堵塞插管或连接管。
4. 给药时要避免向静脉插管内注入空气，以免影响心脏正常收缩活动。

【思考题】

1. 何为心脏的前负荷和后负荷？本实验中分别用什么指标来代表心脏的前负荷和后负荷？
2. 试述影响心排血量的因素及其对心排血量的影响。

第五节　动脉血压的调节与急性失血性休克

【实验目的】

1. 学习直接测定动脉血压的方法，观察某些因素对家兔动脉血压的影响，加深对动脉血压形成机制和调节原理的理解。

2. 通过动脉放血复制失血性休克的动物模型，观察失血性休克时机体主要体征和血流动力学的变化。

3. 掌握休克治疗原则，设计抢救方案，培养独立分析问题、解决问题的能力。

【实验原理】

正常情况下，通过神经调节和体液调节，机体动脉血压可保持相对稳定。神经调节中最重要的就是颈动脉窦和主动脉弓压力感受器反射，心血管中枢通过压力感受器反射调节心脏和血管的活动，改变心排血量和外周阻力，从而调节动脉血压。体液因素中最重要的是肾上腺素、去甲肾上腺素和乙酰胆碱，它们通过与心血管系统相应的受体结合而调节心血管系统的活动和动脉血压，而相应受体的拮抗剂则可阻断这些体液因素的作用。此外，循环血量与血管容量相匹配也是维持动脉血压相对稳定的必要条件。如果循环血量急剧减少或容量血管明显扩张，使得循环系统平均充盈压明显减小，则可导致动脉血压急剧降低和休克的发生。本实验观察一些神经和体液因素对家兔动脉血压的影响，通过动脉放血复制家兔急性失血性休克模型，观察休克期间其血流动力学和体征的变化，并针对失血性休克的发生机制给以相应的治疗措施。

【实验对象】

家兔，2.5 kg 左右。

【实验器材与药品】

哺乳动物常用手术器械，静脉输液装置，BL-420N 系统，显微镜，恒温微循环灌流盒，兔台，呼吸换能器，压力换能器，三通管 2 个，动脉夹，气管插管，动脉插管，静脉插管，2 mL、5 mL、20 mL 注射器各一只；20% 氨基甲酸乙酯，生理盐水，1% 肝素生理盐水，0.01% 去甲肾上腺素，0.01% 肾上腺素，0.01% 乙酰胆碱，1% 酚妥拉明，0.1% 普萘洛尔，0.01% 阿托品。

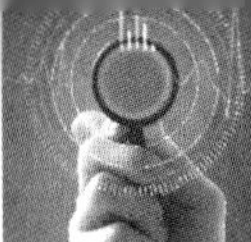

【实验步骤和方法】

1. 麻醉、固定与血液肝素化　取兔称重，按 5 mL/kg 参考剂量经耳缘静脉缓慢注射 20% 氨基甲酸乙酯，待动物麻醉后仰卧固定于兔台。按 2 mL/kg 剂量由耳缘静脉注射 1% 肝素生理盐水，将动物血液肝素化。

2. 颈部手术

（1）气管插管：颈部剪毛，作正中皮肤切口，常规分离气管并行气管插管术。将气管插管通过呼吸换能器与 BL-420N 系统 1 通道相连接。

（2）游离颈部血管和神经：分离左侧颈总动脉，穿双线备用。分离右侧颈总动脉、颈外静脉、迷走神经和减压神经，分别穿线备用。

（3）颈总动脉插管：行左颈总动脉插管，用线扎紧固定，通过压力换能器与 BL-420N 系统 2 通道相连接。

（4）颈外静脉插管：将右颈外静脉远心端用线结扎，在靠近结扎线的近心端用眼科剪剪一斜行切口，将充满生理盐水的静脉插管向心脏方向插入右颈外静脉，深 5 ~ 6 cm 以到达右心房，用线扎紧固定。插管外端预先用三通管连接输液瓶和水检压计，用于给药、输液和测定中心静脉压，以 5 ~ 10 滴 / min 缓慢输入生理盐水，维持管道通畅。

3. 腹部手术

（1）膀胱插管：下腹部剪毛。在耻骨联合上方做一长 3 ~ 5 cm 的正中皮肤切口，沿腹白线剪开腹壁肌肉，找到膀胱并行膀胱插管（或作输尿管插管），以记录尿量。

（2）游离肠系膜：左腹部剪毛，在左腹直肌旁做一 5 ~ 7 cm 的纵向皮肤切口，分离肌肉，选一段游离程度较好的小肠肠袢轻轻拉出，放置于恒温微循环灌流盒内，用 38 ℃生理盐水恒温灌流，用于观察肠系膜微循环。

实验装置连接如图 9-3。

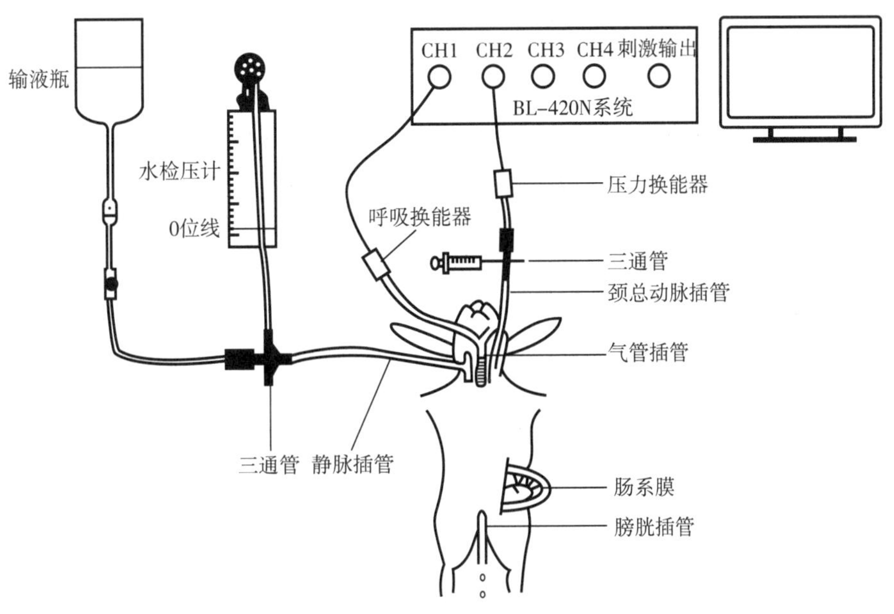

图 9-3　动脉血压的调节与急性失血性休克实验装置连接示意图

【实验观察】

1. 记录正常状态下的各项生理指标

（1）一般情况：观察角膜反射敏感程度，嘴唇、黏膜和眼结膜的颜色等。

（2）同步记录呼吸运动和动脉血压曲线：启动 BL-420N 系统，打开“通道设置”菜单，将 1、2 通道分别设置为呼吸、血压模式，点击“开始”同步记录呼吸运动和动脉血压曲线。记录心率、动脉血压、脉压、呼吸频率和幅度等指标。

（3）测定中心静脉压：打开颈外静脉插管的三通阀，使静脉插管与水检压计相通，测定正常中心静脉压，中心静脉压测定的方法见附注。测得中心静脉压后，阻断静脉插管与水检压计的通路，使静脉插管与输液瓶相通，继续以 5 ~ 10 滴 / min 缓慢输入生理盐水。

（4）记录尿量：将记滴器置于导尿管出口的下方，使动物尿液能直接滴在记滴器的金属电极上，将记滴器的输入端口插入 BL-420N 系统前面板的记滴输入接口，记录每分钟的尿液滴数。也可不用记滴器，而直接数每分钟的尿液滴数。

（5）观察肠系膜微循环：将肠系膜均匀平铺在有机玻璃凸形观察镜上，压上固定片，调整微循环灌流盒内的水浴面，使其刚好覆盖肠系膜，用透射光在显微镜下观察肠系膜微循环，注意毛细血管内的血流速度、入口和出口的口径等。

2. 夹闭颈总动脉　用动脉夹夹闭右侧颈总动脉 10 ~ 15 s，观察上述指标的变化。

3. 牵拉颈总动脉　手持左侧颈总动脉远心端的结扎线，有节奏地向心脏方向快速牵拉 2 ~ 3 次 /s，持续 5 ~ 10 s，观察上述指标的变化。

4. 刺激减压神经　以中等强度电流连续刺激右侧减压神经 10 ~ 15 s，观察上述指标的变化。

5. 刺激迷走神经　以中等强度电流连续刺激右侧迷走神经 10 ~ 15 s，观察上述指标的变化。

6. 注射去甲肾上腺素　颈外静脉注射 0.01% 去甲肾上腺素 0.3 mL，观察上述指标的变化。

7. 注射酚妥拉明　颈外静脉注射 1% 酚妥拉明 0.5 mL，观察上述指标的变化。

8. 注射肾上腺素　颈外静脉注射 0.01% 肾上腺素 0.3 mL，观察上述指标的变化。

9. 注射普萘洛尔安　颈外静脉注射 0.1% 普萘洛尔 0.5 mL，观察上述指标的变化。

10. 注射乙酰胆碱　颈外静脉注射 0.01% 乙酰胆碱 0.3 mL，观察上述指标的变化。

11. 注射阿托品　颈外静脉注射 0.01% 阿托品 0.3 mL，观察上述指标的变化。

12. 动脉放血　用 20 mL 注射器于颈动脉插管的三通管处放血，放出的血液用干净小烧杯收集，用于回输。待动脉血压降至 40 mmHg 时，停止放血。同上方法，记录各项生理指标，包括一般情况、动脉血压、心率、呼吸运动、中心静脉压、尿量和微循环等。

13. 回输血液　将收集的血液用适量的生理盐水稀释，通过输液装置以 50 ~ 60 滴 / min 的速度经颈外静脉回输入家兔体内。同上方法，记录各项生理指标、观察微循环的变化。

将实验结果填入表 9-4，进行比较分析。

表 9-4　动脉血压的调节与急性失血性休克实验结果登记表

实验项目	一般情况	动脉血压	心　率	呼　吸	中心静脉压	尿　量	微循环
正常对照							
夹闭颈总动脉							
牵拉颈总动脉							
刺激减压神经							
刺激迷走神经							

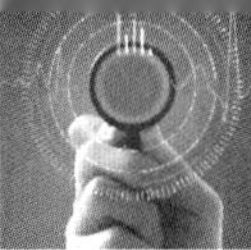

（续表）

实验项目	一般情况	动脉血压	心　率	呼　吸	中心静脉压	尿　量	微循环
注射去甲肾上腺素							
注射酚妥拉明							
注射肾上腺素							
注射普萘洛尔							
注射乙酰胆碱							
注射阿托品							
动脉放血							
回输血液							

【注意事项】

1. 实验操作过程中尽量避免出血，分离血管、神经和肠袢时应小心仔细，动作轻柔。

2. 本实验步骤多，耗时长，操作难度大，同学之间应合理分工协作，可根据实际情况选作某些步骤。

3. 各种插管应保持畅通。动、静脉插管方向应与血管保持一致，以免刺破血管。静脉输液前，应将输液管中的空气和气泡排出，防止栓塞。

4. 一种药物注射完成后，应用生理盐水冲洗注射器，以免药物残留影响下一项实验的结果。

5. 动脉血压的调节每一项实验完成后，应待血压恢复并稳定后方可进行下一项实验。

【思考题】

1. 注射肾上腺素和去甲肾上腺素，对心血管系统的影响有无不同？为什么？

2. 若夹闭一侧股动脉与夹闭一侧颈总动脉，对动脉血压和心率的影响是否一样？为什么？

3. 减压神经在血压调节过程中起何作用？若剪断减压神经后，分别刺激其中枢端和外周端结果是否一样？为什么？

4. 失血性休克的临床表现主要有哪些？失血性休克的抢救原则是什么？

【附注】中心静脉压的测定

1. 将颈外静脉插管经三通管与输液瓶和水检压计相连。

2. 先使输液瓶与水检压计相通，使水检压计充满生理盐水，将水检压计的零点与动物右心房保持同一高度。

3. 将静脉插管插入颈外静脉 5 ~ 6 cm 以到达右心房。打开三通管使水检压计与颈外静脉相通，检压计内液面开始下降，当液面不再继续下降而随呼吸上下波动时，此时的液面刻度即为中心静脉压。

4. 测得中心静脉压后，阻断静脉插管与水检压计的通路，使静脉插管与输液瓶相通，继续缓慢输液（输液速度为 5 ~ 10 滴 / min），保持管道通畅。

第六节　呼吸运动的调节与急性呼吸衰竭

【实验目的】

1. 观察某些因素对家兔呼吸运动的影响，分析其机制。

2. 观察家兔急性呼吸衰竭时呼吸运动及血气指标的变化，探讨其机制。

【实验原理】

呼吸运动是整个呼吸过程的基础，呼吸运动是在各级中枢共同调控下进行的节律性活动。呼吸中枢分布在大脑皮层、间脑、脑桥、延髓和脊髓等许多部位，其中最重要的是延髓。中枢通过膈神经和肋间神经支配呼吸肌的收缩和舒张，产生节律性呼吸运动。当体内外环境条件发生改变时，可直接作用于呼吸中枢或通过刺激相应的感受器而反射性地调节呼吸运动，使呼吸运动和肺通气量发生改变以适应各种环境条件下机体代谢的需要。硫酸镁对呼吸中枢具有直接的抑制作用，而尼可刹米能直接兴奋呼吸中枢，提高呼吸中枢对 CO_2 的敏感性，还可通过刺激颈动脉体外周化学感受器反射性地兴奋呼吸中枢。尼可刹米临床常用于急性呼吸抑制时的抢救。

呼吸衰竭是指由于外呼吸功能严重障碍，导致动脉血 PO_2 低于正常，伴有或不伴有动脉血 PCO_2 高于正常的病理过程。肺通气障碍、气体交换障碍和肺通气 / 血流比值失调是呼吸衰竭的主要发病机制。本实验采用人工气胸、肺水肿等方法复制急性呼吸衰竭的动物模型，观察急性呼吸衰竭时动物呼吸运动和血气指标的变化，以加深对呼吸衰竭的认识。

【实验对象】

家兔。

【实验器材与药品】

哺乳动物常用手术器械，静脉输液装置，BL-420N 系统，全自动血气分析仪，兔手术台，电子秤，听诊器，呼吸换能器，三通管，动脉夹，气管插管，动脉插管，CO_2 气囊，缺氧瓶，小烧杯，注射器（2 mL、10 mL、20 mL、50 mL），针头（6 号、9 号、16 号）；生理盐水，20% 氨基甲酸乙酯，1% 肝素生理盐水，3% 乳酸，5% $NaHCO_3$，10% 硫酸镁溶液，尼可刹米，0.1% 肾上腺素。

【实验步骤和方法】

1. 麻醉与固定　取兔称重，按 5 mL/kg 剂量耳缘静脉注射 20% 氨基甲酸乙酯进行麻醉。待动物麻醉后，将其仰卧固定于兔台。

2. 颈部手术

（1）颈部剪毛，作正中皮肤切口，常规分离气管并行气管插管。

（2）按 1 mL/kg 剂量由耳缘静脉注射 1% 肝素生理盐水，使全身肝素化。

（3）游离一侧颈总动脉（一般为左侧），并行颈总动脉插管（颈总动脉插管末端用三通管封闭），用于采血作血气分析。

【实验观察】

1. 正常呼吸运动曲线　将气管插管通过呼吸换能器与 BL-420N 系统 1 通道连接。启动 BL-420N 系统，在主界面菜单中点击“实验项目”→“呼吸实验”→“呼吸运动调节”，即可记录家兔的呼吸运动曲线。设置实验参数，以记录最佳的呼吸运动曲线。

2. 正常血气分析　打开动脉插管的三通阀，弃掉少量血液。用 2 mL 注射器采血 1 mL 并迅速套上带帽的针头，关闭三通阀。立即用血气分析仪测定血液的 pH、PO_2、PCO_2，作为正常对照。

3. 增加吸入气中 PCO_2　将 CO_2 气囊管口与气管插管的通气口放入同一小烧杯内，烧杯口朝上，打

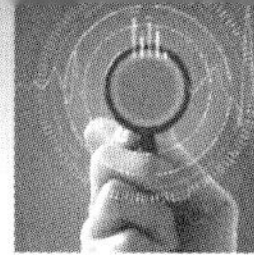

开气囊，慢慢放出气囊中的 CO_2，使吸入气中含有较多 CO_2。观察呼吸运动曲线的变化。移开气囊，观察呼吸运动的恢复过程。

4. 降低吸入气中 PO_2　将气管插管的通气口通过橡胶管与缺氧瓶相连。动物呼出的 CO_2 被钠石灰吸收，随着呼吸的进行气囊内的 O_2 逐渐减少，观察呼吸运动曲线的变化。

5. 增大无效腔　将气管插管的通气口与长约 50 cm 的橡皮管相连，以增大无效腔，观察呼吸运动曲线的变化。

6. 改变血液酸碱度　耳缘静脉注射 3% 乳酸 2 mL，观察呼吸运动曲线的变化。待呼吸运动曲线恢复正常后，再由耳缘静脉注射 5% $NaHCO_3$ 6 mL，观察呼吸运动曲线的变化。

7. 注射硫酸镁　由颈外静脉缓慢注射 10% 硫酸镁溶液 1.5 mL，观察呼吸运动曲线的变化。

8. 注射尼可刹米　待呼吸运动曲线明显变化后，立即注射尼可刹米 50mg/kg，观察呼吸运动曲线的变化。

9. 人工气胸　用 16 号针头从家兔右腋前线与第 4 ~ 5 肋间隙的交界处刺入胸膜腔内，造成人工气胸，观察呼吸运动曲线的变化。观察 10 ~ 15 min 待呼吸明显改变和口唇黏膜发绀后，同上方法采动脉血作血气分析。再用 50 mL 注射器通过针头将胸膜腔内的空气抽尽并拔出针头，约 20 min 后家兔呼吸运动可恢复正常。

10. 实验性肺水肿

（1）待呼吸运动恢复正常后，用听诊器听肺部的呼吸音，判断是否有湿啰音。由耳缘静脉以 180 ~ 200 滴 / min 的速度快速输入 37 ℃生理盐水 100 mL/kg。随后再按 1 mL/kg 剂量，将 0.1% 肾上腺素用生理盐水稀释静脉滴注。然后仍以生理盐水（10 ~ 15 滴 / min）维持静脉通路，以便必要时重复给药。

（2）给药过程中，密切观察：

1）动物呼吸是否困难、急促，呼吸运动曲线是否发生变化；

2）肺部是否出现湿啰音；

3）气管插管内是否有粉红色泡沫样液体溢出。

如肺水肿体征不明显，可重复使用肾上腺素，直至出现肺水肿表现。

（3）当动物出现明显的肺水肿体征时，立即采动脉血做血气分析。

采血后，夹闭气管处死家兔，打开胸腔，在气管分叉处结扎气管以防水肿液流出。在结扎处上方切断气管，分离心脏及血管，将肺取出并用滤纸吸干其表面的水分，称重，按下面的公式计算肺系数（家兔正常肺系数为 4 ~ 5）。肉眼观察肺的体积、颜色的改变，切开肺观察切面有无粉红色泡沫样液体溢出。将结果填入表 9–5。

$$肺系数 = \frac{肺的重量（g）}{体重（kg）}$$

表 9–5　急性肺水肿的实验结果

观察项目	正常对照	肺水肿
呼吸困难		
肺部湿啰音		
气管插管内粉红色泡沫样液体		
肺体积、颜色		
肺切面粉红色泡沫样液体		

（续表）

观察项目	正常对照	肺水肿
肺系数		
pH		
PO_2		
PCO_2		

【注意事项】

1. 动物麻醉不可过深，否则会影响实验结果。
2. 每一项实验均应与正常呼吸进行对照。完成一项观察项目，须让家兔呼吸恢复至实验前水平左右，再进行下一项实验项目。
3. 静脉注射乳酸不可外漏，以免动物躁动影响实验结果。
4. 注入硫酸镁会引起明显的呼吸抑制，要及时解救，以免家兔死亡。
5. 动脉采血作血气分析时，切忌与空气接触，如针管内有气泡立即排除。
6. 复制气胸时针头穿刺胸壁不可过深，以免刺穿肺或大血管。
7. 取肺称重时不要损伤肺组织，以免肺水肿液流出，影响肺系数的准确性。

【思考题】

1. 节律性呼吸运动是怎样形成的？
2. 分析每项实验结果的机制。
3. 气胸对机体有何危害？
4. 肺水肿为什么会导致呼吸衰竭？呼吸衰竭的治疗原则是什么？

第七节　神经、体液和药物因素对胃肠功能的影响

【实验目的】

1. 观察正常在体胃肠运动的形式和节律。
2. 观察神经、体液和药物等因素对胃肠运动与功能的影响。

【实验原理】

胃肠道是消化吸收的场所，具有多种运动形式，主要由平滑肌构成。胃肠道平滑肌兴奋性较低、收缩缓慢，具有一定的自律性。在体内，胃肠道平滑肌受副交感神经和交感神经的双重支配。副交感神经末梢释放乙酰胆碱，与胃肠道平滑肌上的 M 受体结合，引起兴奋效应，使胃肠道运动增强；交感神经末梢释放去甲肾上腺素，与胃肠道平滑肌上的 α 和 β 受体结合，引起抑制效应，使胃肠道运动减弱。特定药物可与胃肠道平滑肌上的相应受体结合，从而模拟或阻断乙酰胆碱或去甲肾上腺素的作用，对胃肠道的运动和功能产生特定的影响。

【实验对象】

家兔。

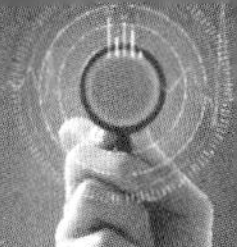

【实验器材与药品】

哺乳动物手术器械，兔手术台，气管插管，静脉插管，纱布，缝合针，缝合线，BL-420N 系统，电刺激器及保护电极，注射器（20 mL、5 mL、1 mL），恒温水浴箱，冰箱，烧杯，滴管；20% 氨基甲酸乙酯，1% 肝素生理盐水，0.01% 乙酰胆碱，0.01% 肾上腺素，0.05% 阿托品，0.1% 新斯的明，台氏液，生理盐水，10% 硫酸镁，0.4% NaCl 溶液。

【实验步骤和方法】

1. 仪器调试及实验前准备

（1）打开计算机，启动 BL-420N 系统，点击菜单栏"实验项目"→"消化实验"→"胃肠运动的观察"，调整刺激参数。

（2）实验前将盛有台氏液的两个烧杯，一个置于 4 ℃冰箱内预冷，另一个置于恒温水浴箱内 37 ℃预热。

2. 手术操作

（1）麻醉与固定：取家兔 1 只，称重，耳缘静脉注射 20% 氨基甲酸乙酯 5 mL/kg 进行麻醉。注射完毕，用干棉球按压止血。麻醉后将动物仰卧固定于手术台上。

（2）气管插管：用剪刀剪去颈部被毛，沿颈部正中线做一长 5 ～ 7 cm 的皮肤切口。用止血钳钝性分离皮下组织与两侧胸骨舌骨肌，游离气管并穿线，在喉头下 2 ～ 3 cm 处的气管上做一倒"T"形切口，将气管插管向心方向插入气管，用线结扎，再将接扎线缠绕固定于气管插管的分叉处，以防插管滑脱。

（3）颈外静脉插管：将一侧的皮肤切口外翻，可见颈外静脉位于颈部皮下，位置较表浅，呈暗红色。用止血钳沿血管走向钝性游离颈外静脉并穿双线，将一根线移至近心端并提起使血流阻断，用另一根线在距阻断处 2 cm 的远心端结扎颈外静脉。用眼科剪沿向心方向剪一"V"形切口，剪开血管管径的 1/2 左右。将与输液瓶连接并充满肝素生理盐水的静脉插管，向心脏方向插入颈外静脉内 2 ～ 3 cm，将插管用线扎紧固定并将余线与远心端的结扎线打结固定，以防插管滑脱。打开输液开关，以 5 ～ 10 滴 / min 速度输入生理盐水。

（4）暴露胃与小肠：剪去家兔上腹部被毛，在剑突下沿腹部正中线做一长 7 ～ 8 cm 的纵向切口，打开腹腔，找到胃和小肠，将胃与十二指肠轻拉出腹腔，翻至切口右侧，用温热台氏液润湿的纱布覆盖胃与十二指肠。

（5）分离膈下迷走神经前支：在膈下食管末端靠近贲门处，找到一束走行于食管左侧的神经，即为膈下迷走神经前支，用玻璃分针小心分离 1 ～ 2 cm，穿线备用。

（6）分离内脏大神经：在腹后壁找到左肾，在左肾上腺上方的腹膜下有向内向下斜行的神经即为内脏大神经，用玻璃分针小心分离 1 ～ 2 cm 穿线备用。

【实验观察】

1. 神经、体液因素对胃肠运动的影响

（1）观察正常情况下的胃肠运动，包括其紧张度、运动的形式和节律等。

（2）用保护电极以 30 Hz、3 V 的连续电流刺激膈下迷走神经 1 ～ 3 min，观察胃肠运动的变化。

（3）用保护电极以 30 Hz、3 V 的连续电流刺激内脏大神经 1 ～ 3 min，观察胃肠运动的变化。

（4）颈外静脉注射 0.01% 乙酰胆碱 0.3 mL，观察胃肠运动的变化。

（5）颈外静脉注射 0.01% 肾上腺素 0.3 mL，观察胃肠运动的变化。

（6）颈外静脉注射 0.1% 新斯的明 0.3 mL，观察胃肠运动的变化。

（7）在注射新斯的明出现胃肠运动变化的基础上，再经颈外静脉注射 0.05% 阿托品 0.5 mL，观察胃肠运动的变化。

（8）用滴管吸取 4 ℃的冷台氏液反复滴于胃、肠上，观察胃肠运动的变化。

（9）再立即用滴管吸取 37 ℃的温热台氏液反复滴于胃、肠上，观察胃肠运动的变化。

2. 药物对小肠吸收功能的影响

（1）在靠近十二指肠幽门端选取长约 5 cm 肠段，用止血钳在肠系膜靠近肠管且无血管处穿线结扎肠管两端。然后在间隔 1 ~ 2 cm 处再选择长约 5 cm 肠管按上述方法结扎，一共结扎 3 段备用。

（2）将 10% 硫酸镁、生理盐水和 0.4%NaCl 溶液各 5 mL，分别注入三段肠管内，使每段肠管充盈度均匀。然后将胃与小肠小心放回腹腔内，间断缝合腹壁肌肉与皮肤，关闭腹腔，并用温热生理盐水纱布覆盖手术切口。

（3）1 h 后拆线重新打开腹腔，比较各段肠管的体积、充盈程度的变化。

【注意事项】

1. 麻醉不可过深，腹部操作要轻柔，不可过度牵拉胃肠道。
2. 电刺激强度须适中，当胃肠运动出现明显变化后应立即停止电刺激。
3. 为了较好的观察胃肠运动，实验前 2 h 要给动物喂食。
4. 实验过程中注意动物保温和防止器官干燥。
5. 肠内注射量要适中，确保每段肠段完全充盈，且充盈度基本一致，若已达到完全充盈效果，应立即停止注射以免肠段胀裂。

【思考题】

1. 离体肠管和在体肠管平滑肌运动有何不同？
2. 渗透压对小肠的吸收功能有何影响？

第八节　实验性缺氧与影响缺氧耐受性的因素

【实验目的】

1. 学习复制几种动物缺氧模型的方法。
2. 观察几种缺氧的临床表现。
3. 学习小鼠耗氧量测定的方法。
4. 观察不同因素对小鼠缺氧耐受性的影响。

【实验原理】

缺氧是指由各种原因导致组织供氧不足或氧的利用障碍，引起机体功能、代谢和形态结构发生异常改变的一种病理过程。根据缺氧发生的机制和特点，缺氧可分为低张性缺氧、血液性缺氧、循环性缺氧和组织性缺氧。将小鼠放入盛有钠石灰的密闭缺氧瓶内，随着小鼠呼吸瓶内氧分压不断降低，可复制低张性缺氧；通过使小鼠吸入 CO 而发生 CO 中毒或者将小鼠腹腔注射亚硝酸钠，使小鼠形成高铁

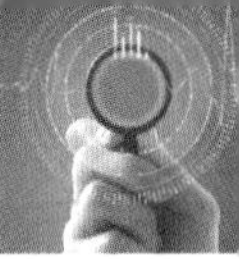

血红蛋白血症，均可复制血液性缺氧。

机体对缺氧的耐受能力与机体的代谢耗氧率以及代偿能力有关，环境温度、活动状态和某些药物如咖啡因、氯丙嗪等均可对机体的缺氧耐受能力产生明显的影响。

【实验对象】

小鼠。

【实验器材与药品】

缺氧瓶，钠石灰缺氧瓶（钠石灰为 NaOH 和 CaO 混合物，均有吸附 CO_2 的作用），CO 发生装置，酒精灯，1 mL 注射器，哺乳类动物手术器械，恒温水浴箱，冰块，耗氧量测定装置，量筒，烧杯（1 000 mL）等；甲酸，浓硫酸，5% 亚硝酸钠，1% 亚甲蓝，0.5% 咖啡因，0.25% 氯丙嗪，0.2% 普萘洛尔，0.05% 异丙肾上腺素。

【实验步骤和方法】

1. 低张性缺氧

（1）取小鼠 1 只放入装有钠石灰的缺氧瓶内，观察小鼠呼吸频率、节律、深度以及唇、趾和尾部的颜色，然后盖紧瓶塞并用凡士林密封后再记录时间。

（2）每 5 min 观察上述指标一次并作记录，直至小鼠死亡，记录小鼠死亡时间，鼠尸留待实验后一并检查。

2. 血液性缺氧

（1）CO 中毒性缺氧

1）取小鼠 1 只放入锥形瓶中，观察小鼠呼吸频率、节律、深度以及唇、趾和尾部的颜色，然后将锥形瓶与 CO 发生装置相连（图 9-4）。

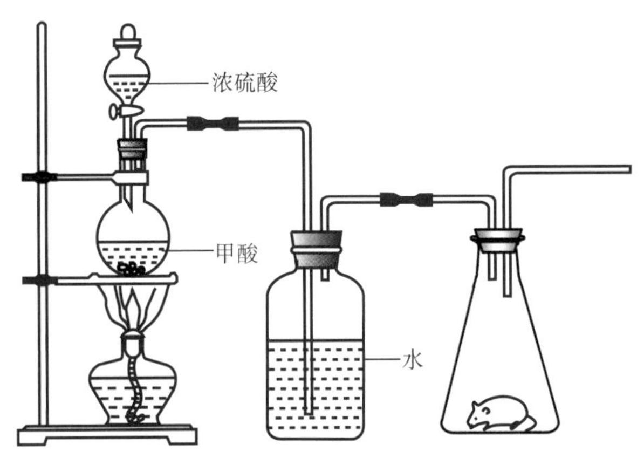

图 9-4　CO 中毒性缺氧的实验装置

2）用酒精灯于烧瓶底部缓慢加热，使甲酸在浓硫酸的催化下分解产生 CO，但不可热至沸腾，以免 CO 产生过多过快，使小鼠迅速死亡而导致血液颜色变化不明显，影响结果观察。密切观察小鼠呼吸频率、节律、深度以及唇、趾和尾部颜色的变化，直至小鼠死亡，记录死亡时间。鼠尸留待实验后一并解剖观察。CO 产生的反应式为：

$$HCOOH \xrightarrow[\triangle]{H_2SO_4} H_2O+CO\uparrow$$

（2）亚硝酸钠中毒性缺氧

1）取体重相近的小鼠 2 只，观察呼吸及唇、趾、尾部颜色等指标后，分别向 2 鼠左下腹注射 5% 亚硝酸钠各 0.3 mL。

2）2 min 后向甲鼠腹腔内注射 1% 亚甲蓝 0.3 mL，向乙鼠腹腔内注入生理盐水 0.3 mL。观察 2 只小鼠呼吸及唇、趾、尾部颜色等指标的变化。若小鼠死亡，记录小鼠死亡时间。

将各组死亡小鼠尸体逐一解剖，观察小鼠血液、肝脏等脏器的颜色有何差异。

3. 缺氧耐受性观察

（1）取小白鼠 7 只，编号，分别进行下列处理后再放入缺氧瓶，将缺氧瓶与耗氧量测定装置连接好，塞紧瓶塞，封好瓶口，开始计时。

1）正常对照；

2）将缺氧瓶放入 40 ~ 42 ℃恒温水浴箱内预热；

3）将缺氧瓶放入盛有冰水混合物的烧杯中预冷；

4）腹腔注射 0.5% 咖啡因 0.1 mL/10 g；

5）腹腔注射 0.25% 氯丙嗪 0.1 mL/10 g；

6）腹腔注射 0.2% 普萘洛尔 0.2 mL/10 g；

7）腹腔注射 0.05% 异丙肾上腺素 0.4 mL/10 g。

（2）观察有无出现喘息、发绀并作记录时间，记录小鼠进入缺氧瓶后 10 min 内的耗氧量，根据下面的公式计算小鼠的耗氧率。将小鼠取出休息片刻，再重复测一次。小鼠耗氧率的计算方法：

$$小鼠耗氧率=\frac{耗氧量（ml）}{体重（g）\times 时间（min）}$$

【注意事项】

1. 实验过程中必须保持缺氧瓶的严格密封。
2. 在制作 CO 时，注意不要将 CO 泄漏至空气当中。加热不可以使液体沸腾，否则 CO 产生过多过快，使小鼠迅速死亡。
3. 小鼠腹腔注射时应靠左下腹，以免损伤肝脏，也应避免注入肠腔或膀胱。

【思考题】

1. 四种不同类型的缺氧，其临床表现有何不同？试述其发生的机制。
2. 在测定小鼠耗氧量时，缺氧瓶中为什么必须放入钠石灰？
3. 试述有哪些因素可以影响机体对缺氧的耐受能力？
4. 缺氧的临床治疗原则是什么？

【附注】小鼠耗氧量的测定

将实验小鼠放入盛有钠石灰的缺氧瓶内，再将缺氧瓶通过橡胶管与耗氧量测定装置的移液管相连，向量筒内加水至一定的刻度。小鼠在密闭的缺氧瓶内不断地呼吸，消耗 O_2 同时产生 CO_2，但产生的 CO_2 可被钠石灰全部吸收，瓶内 O_2 分压则逐渐降低而形成负压，导致移液管中的液面因缺氧

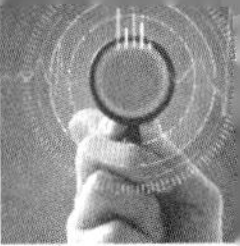

瓶内的负压而上升，而量筒内的液面则下降，读出量筒内液面下降的量（mL），即为小鼠的总耗氧量（图 9-5）。

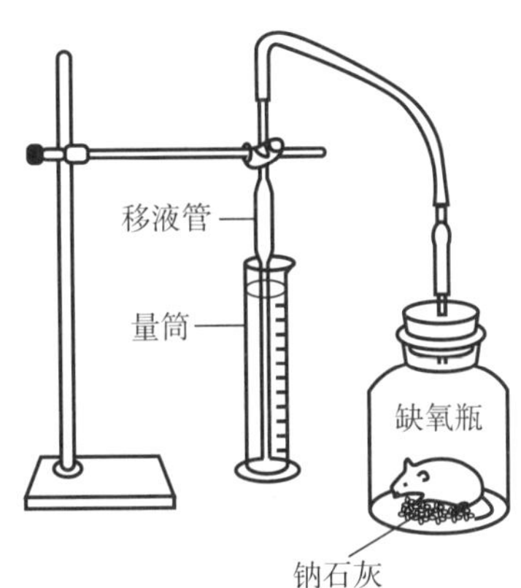

图 9-5　小鼠耗氧量的测定

第九节　循环、呼吸和泌尿系统综合性实验

【实验目的】

通过观察在整体情况下，各种不同因素对动物血液循环、呼吸和泌尿等功能的影响，认识理解机体内不同器官系统之间的功能是密切联系、相互影响的，而不是彼此孤立的。

【实验原理】

整体情况下，机体通过神经和体液调节机制协调各个器官系统的功能活动，以适应内、外环境条件的变化，维持机体内环境稳态和各项功能的正常进行。循环系统、呼吸系统和泌尿系统，在功能上即密切联系又相互影响。

【实验对象】

家兔。

【实验器材与药品】

BL-420N 生物机能实验系统，压力换能器，三通管，呼吸换能器，记滴器，50 cm 橡胶管，2 mL、5 mL、20 mL、50 mL 注射器各 1 支，哺乳动物手术器械一套；20% 氨基甲酸乙酯，1% 肝素生理盐水，生理盐水，0.01% 去甲肾上腺素，0.01% 乙酰胆碱，呋塞米，垂体后叶激素，20% 葡萄糖，2% 乳酸，5% $NaHCO_3$，CO_2 气囊，N_2 气囊。

【实验步骤和方法】

1. 麻醉固定　取家兔 1 只，称重，耳缘静脉注射 20% 氨基甲酸乙酯 5 mL/kg。待动物麻醉后，仰卧固定于兔手术台。

2. 手术操作　参照前面相关章节方法，进行下列操作：

（1）分离右侧迷走神经，穿线备用；

（2）分离气管，行气管插管术；

（3）分离左侧颈总动脉，行颈总动脉插管术；

（4）分离右侧颈外静脉，行颈外静脉插管术，建立静脉输液通路；

（5）腹部手术，行输尿管插管术或膀胱插管术。

3. 实验连接与参数设置　将颈总动脉插管通过压力换能器接入 BL-420N 系统 1 通道，将气管插管通过呼吸换能器接入 BL-420N 系统 2 通道，将记滴器接入 BL-420N 系统的记滴输入接口，并将导尿管引至兔手术台边缘，使流出的尿液直接滴在记滴器的金属电极上，将刺激电极接入 BL-420N 系统的刺激输出插口。启动 BL-420N 系统，打开“通道设置”菜单，将 1、2 通道分别设置为血压、呼吸模式，点击“开始”同步记录动脉血压、呼吸运动和尿量。根据信号窗口中显示的波形，适当调节实验参数以获得最佳的观察效果。

【实验观察】

1. 正常动脉血压、呼吸运动曲线和尿量　观察记录家兔正常的动脉血压、呼吸运动曲线和每分钟尿液滴数，作为对照。

2. 增大无效腔　将气管插管的通气口套上一根长约 50 cm 的橡胶管，观察、记录动脉血压和呼吸运动曲线的变化。待曲线明显变化后，拔掉橡胶管。

3. 降低吸入气中 O_2 分压　待呼吸运动曲线恢复正常并稳定后，用一只小烧杯扣住气管插管的通气口，将 N_2 气囊的导管口平行于烧杯壁，松开气囊导管的夹子，使动物吸入的气体中含有较高浓度的 N_2，而降低吸入气中 O_2 的分压，观察、记录动脉血压和呼吸运动曲线的变化。待曲线明显变化后，拿走 N_2 气囊。

4. 增加吸入气中 CO_2 分压　待呼吸运动曲线恢复正常并稳定后，按上面同样的方法，使家兔吸入含有较高浓度 CO_2 的空气，观察、记录动脉血压和呼吸运动曲线的变化。待呼吸运动曲线明显变化后，拿走烧杯和 CO_2 气囊。

5. 改变血液的酸碱度　待呼吸运动曲线恢复正常并稳定后，经颈外静脉缓慢注射 2% 乳酸溶液 2 mL，观察、记录动脉血压、呼吸运动曲线的变化。待呼吸运动曲线恢复正常并稳定后，由颈外静脉快速注射 5% $NaHCO_3$ 6 mL，观察、记录动脉血压、呼吸运动曲线的变化。

6. 夹闭颈总动脉　待动脉血压稳定后，用动脉夹夹闭右侧颈总动脉 5 ~ 10 s，观察记录动脉血压、呼吸运动及尿量的变化。待血压明显变化后撤除动脉夹。

7. 注射生理盐水　待血压恢复正常并稳定后，由颈外静脉快速注射 38 ℃生理盐水 20 mL，观察记录动脉血压、呼吸运动和尿量的变化。

8. 电刺激迷走神经和减压神经　待血压恢复正常并稳定后，用强度 5 V、频率 30 ~ 40 Hz、波宽 2 ms 的电脉冲，刺激右侧迷走神经 15 ~ 20 s，观察记录动脉血压、呼吸运动和尿量的变化。待血压恢复正常并稳定后，用同样的方法刺激右侧减压神经，观察记录动脉血压、呼吸运动和尿量的变化。

9. 注射葡萄糖　待血压恢复正常并稳定后，颈外静脉注射 20 % 葡萄糖 5 mL，观察记录尿量的变化。

10. 注射去甲肾上腺素　待尿量恢复后，由颈外静脉注射 0.01 % 去甲肾上腺素 0.3 mL，观察记录动脉血压、呼吸运动和尿量的变化。

11. 注射乙酰胆碱　待尿量恢复后，由颈外静脉注射 0.01 % 乙酰胆碱 0.3 mL，观察记录动脉血压、呼吸运动和尿量的变化。

12. 注射呋塞米　待尿量恢复稳定后，按 5 mg/kg 体重剂量由颈外静脉注射呋塞米（速尿），观察

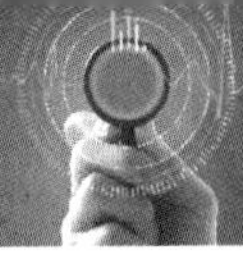

记录动脉血压、呼吸运动和尿量的变化。

13. 注射垂体后叶激素　待尿量恢复稳定后，由颈外静脉缓慢注射垂体后叶激素 2 U，观察记录动脉血压、呼吸运动和尿量的变化。

14. 急性大失血　待血压恢复稳定后，将一 50 mL 注射器（预先用 1% 肝素生理盐水湿润内壁）与颈总动脉插管的三通管连接，转动三通阀，经颈总动脉放血 50 mL，观察记录动脉血压、呼吸运动和尿量的变化。

15. 回输血液　放血 5 min 后，经颈外静脉将放出的血液全部快速回输入兔体内，观察记录动脉血压、呼吸运动和尿量的变化。

将实验结果填入表 9–6，并进行比较分析。

表 9–6　实验结果登记表

序　号	观察项目	动脉血压	呼吸运动	尿量（滴 / min）
1	正常对照			
2	增大无效腔			
3	降低吸入气 O_2 分压			
4	增加吸入气 CO_2 分压			
5	注射 2% 乳酸			
6	注射 5% $NaHCO_3$			
7	夹闭颈总动脉			
8	注射生理盐水			
9	电刺激迷走神经			
10	电刺激减压神经			
11	注射 20% 葡萄糖			
12	注射去甲肾上腺素			
13	注射乙酰胆碱			
14	注射呋塞米			
15	注射垂体后叶激素			
16	急性大失血			
17	回输血液			

【注意事项】

1. 实验过程中，各种插管必须保持畅通。

2. 颈外静脉插管给药，也可改为经耳缘静脉给药。记录尿量也可以不用记滴器，而直接数每分钟的滴数。

3. 每次注射药物后，再抽取少量生理盐水注入血管，以免注射器内残余药物影响后一种药物的效应。

4. 每观察一个新的实验项目时，需等到前一项目的作用基本消失后再进行。

5. 实验结束后，必须先结扎颈总动脉近心端，再拔出动脉插管。

【思考题】

1. 呼吸运动发生改变是否会引起动脉血压的变化？为什么？
2. 电刺激迷走神经，血压、呼吸和尿量会发生什么变化？为什么？

第十节　水迷宫实验

【实验目的】

1. 学习行为学研究的方法，了解 Morris 水迷宫实验的原理、方法和实验结果的评价与分析。
2. 学习痴呆动物模型的制备方法。
3. 了解抗痴呆药物的作用机制和药效学研究的方法。

【实验原理】

人和动物的学习与记忆情况难以直接观察，但可通过观察人或动物对刺激的反应来推测和评估记忆相关脑区的功能。对学习与记忆的研究，一般可用人或动物学习、学会的速度，或者用学会后间隔一定时间再重新操作的成绩或反应速度来作为评估指标。条件反射是学习与记忆实验方法的核心，各种研究方法均由此衍生而来。Morris 水迷宫实验是由英国心理学家 Morris 于 20 世纪 80 年代初设计的，用于研究脑的学习与记忆机制的一个经典实验。老鼠生来就会游泳但却十分厌恶处于水中，而且游泳也非常消耗老鼠的体力，因此在水中老鼠会本能地寻找休息场所以逃避强制性的游泳。水迷宫实验就是通过强迫大鼠或小鼠游泳来寻找隐藏在不透明水中的休息平台，来观察记录老鼠找到休息平台所需的时间、采用的策略和游泳的轨迹，从而来分析和推断动物学习、记忆和空间认知等方面的能力。水迷宫主要由一个直径 130 cm、深 50 cm 的圆形水池构成，池中加注经染料染色或加入牛奶处理为不透明的水至一定的深度（一般大鼠实验为 30 cm、小鼠实验为 15 cm），水温 22 ~ 25 ℃。水中有一个隐藏的水下平台，台面低于水面一定距离（大鼠实验 2 cm，小鼠实验 0.5 cm）。水池上方装有摄像头，用于记录实验鼠在水中寻找休息平台时的游泳轨迹和所用时间。水池按照坐标分为 4 个固定象限，水下平台可以放置在其中的任意一个象限，但在实验过程中平台的位置固定不变，一般放在水池中心到水池内壁的中间位置。在水池内壁和外面有一些能被实验鼠看得见的固定参照物（图 9-6）。

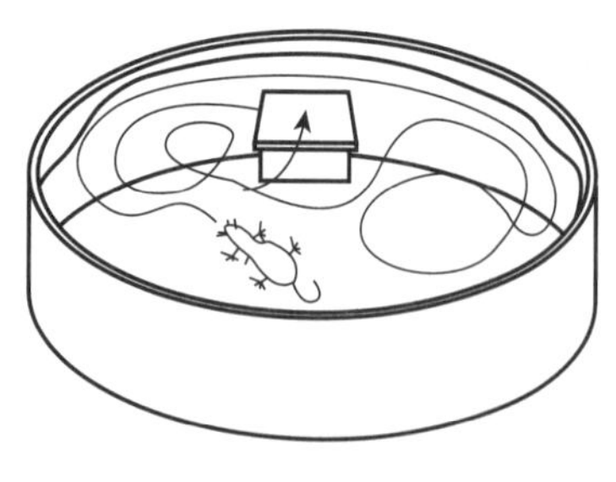

学习前游泳轨迹

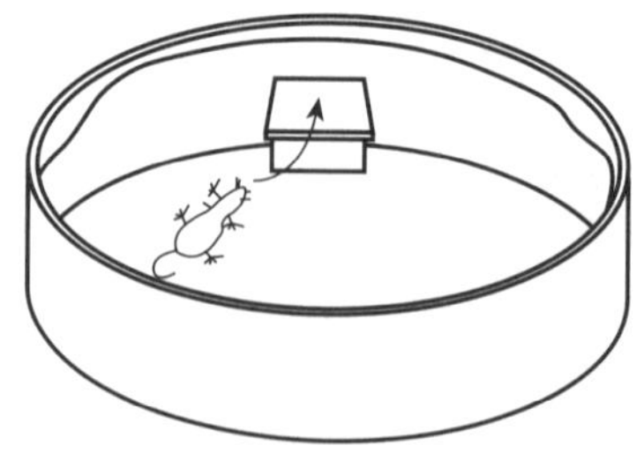

学习后游泳轨迹

图 9-6　水迷宫试验

阿尔茨海默病患者基底前脑胆碱能神经元严重受损，造成中枢内乙酰胆碱减少。东莨菪碱为 M 受体阻断剂，能阻断乙酰胆碱对 M 受体的激动作用，模拟乙酰胆碱分泌不足的表现，多次连续注射可造成动物的学习与记忆功能减退，可用于制备痴呆动物模型。多奈哌齐为胆碱酯酶抑制剂，可抑制脑内

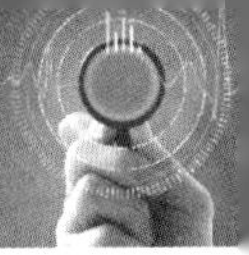

乙酰胆碱递质的破坏，拮抗东莨菪碱的致痴呆作用，改善人和动物的记忆和认知功能，是临床常用的抗老年痴呆药物。

【实验对象】

小鼠，20 ~ 22 g。

【实验器材与药品】

Morris 水迷宫系统，热吹风机，毛巾，注射器；生理盐水，东莨菪碱，多奈哌齐。

【实验步骤和方法】

1. 实验准备

（1）实验分组：将小鼠分为 3 组，在每次实验前半小时按表 9–7 腹腔注射药物。

表 9–7　动物分组、腹腔注射药物

分组（n=8/ 组）	造模用药（0.5 h，1 mg/kg）	治疗用药（0.5 h，1 mg/kg）
空白对照组	生理盐水	生理盐水
痴呆模型组	东莨菪碱	生理盐水
模型治疗组	东莨菪碱	多奈哌齐

（2）泳池准备：在泳池每个象限标注标记，作为实验小鼠的入水点。将泳池中加注不透明的水深至 15 cm，水温控制在（22+0.5）℃。

2. 环境适应　实验第 1 天，泳池中不放置平台，让每只小鼠分别自由游泳 2 min，以适应泳池及周围环境。

3. 游泳训练　第 2 至第 6 天，在泳池第二象限池壁垂直中线与泳池中心连线的中间点放置平台，台面低于水面 0.5 cm，整个实验过程中保持平台位置不变。将每只小鼠分别从 4 个不同象限的入水点面向池壁放入水中游泳，每天 4 次连续 5 d 共计 20 次。每次训练间隔 15 ~ 20 min，4 个象限不分先后随机选择。通过摄像头观察、记录每只小鼠寻找并爬上休息平台的游泳轨迹以及所需的时间（逃避潜伏期）。待小鼠爬上平台后，让其在平台停留 10 s 以观察周围参照物，达到认知目的。如果小鼠在 60 s 内未找到平台，则将其引至平台并停留 10 s，将其潜伏期记为 60 s。将 20 次训练潜伏期的平均值作为该小鼠的逃避潜伏期。

4. 观察结果　第 7 天，撤去水中休息平台。将每只小鼠分别从第一和第三象限的入水点入水，记录小鼠在原平台附近即第二象限游泳的时间和轨迹百分比。

5. 收集数据，统计分析并作图

（1）折线图，纵轴：潜伏期；横轴：时间（训练的天数）。

（2）柱状图，纵轴：百分率；横轴：药物类别。

6. 结果与处理　将各组小鼠的逃避潜伏期和轨迹百分比进行组间 t 检验，由此判断该受试药是否有益智作用。

【注意事项】

1. 每次实验须在隔声房间、固定时间内进行，操作轻柔避免不必要的应激刺激，实验室中水池、光源、鼠笼等各物件的位置保持不变。

2. 小鼠每次游泳之后，要用毛巾擦拭身体并放置在热风机边取暖。

【思考题】

1. 东莨菪碱和多奈哌齐的作用机制是什么？
2. Morris 水迷宫用于空间学习和记忆检测有何优缺点？
3. Morris 水迷宫实验，从用药到游泳训练的时间间隔有什么要求？为什么？

第十章 疾病动物模型

第一节 疾病动物模型概述

疾病动物模型是指在生物医学研究过程中建立的具有人类疾病模拟表现的动物。建立疾病动物模型是现代生物医学研究一个极为重要的实验方法和手段，已广泛应用于对人类疾病病因、发病机制、防治技术和防治药物的研究。

一、疾病动物模型的分类

（一）按产生原因分类

1. 自发性动物模型　自发性动物模型是取自动物自然发生的疾病，或由于基因突变的异常表现通过定向培育而保留下来的疾病模型。自发性动物模型包括突变系的遗传疾病和近交系的肿瘤疾病模型。突变系的遗传疾病很多，可分为代谢性疾病、分子疾病和特种蛋白质合成异常性疾病。近交系的肿瘤模型随实验动物种属、品系的不同，其肿瘤的发生类型和发病率存在着很大差异。利用高发病率品系动物来研究自发性肿瘤疾病，更接近于人群的发病情况。自发性动物模型对人类相关疾病具有重要的研究价值，其最大优点就是疾病的发生、发展与人类相应疾病很相似，均是在自然条件下发生的疾病，因而应用价值很高。

2. 诱发性动物模型　诱发性动物模型是通过物理、化学、生物等致病因素的作用，人为诱发出具有类似人类疾病特征的动物模型，如用化学致癌剂、放射线、致癌病毒等诱发动物的肿瘤等。诱发性动物模型制作方法简便，具有能在短时间内复制出大量疾病模型并能严格控制各种条件，使复制出的疾病模型适合研究目的需要等特点，广泛用于药物筛选、毒理、传染病、肿瘤、病理机制的研究。但诱发性动物模型是通过人为限定方式而产生的，多数情况下与临床所见自然发生的疾病有一定的差异，而且许多人类疾病目前还不能用人工诱发的方法复制，因而诱发性动物模型又具有一定的局限性。因此，在设计诱发性动物模型时要尽量克服其不足，发挥其特点。

3. 基因修饰动物模型　基因修饰动物模型是指通过转基因、基因敲除、基因敲入等生物工程技术人为改变动物遗传性状的动物模型。基因修饰动物是研究人类基因功能、疾病和新药研发极为重要的模型工具，大部分疾病都与基因有关，利用基因修饰动物来研究基因的表达调控与疾病发生的关系，建立人类各种疾病的动物模型，为人类医学研究提供了极为有价值的材料。

（二）按系统范围分类

1. 疾病基本病理过程动物模型　如发热、缺氧、水肿、炎症、休克、弥散性血管内凝血、电解质和酸碱平衡紊乱等动物模型。

2. 各系统疾病动物模型　是指与人类各个系统的疾病相应的动物模型，如心血管、呼吸、消化、造血、泌尿、生殖、内分泌、神经、运动等各个系统的疾病模型，还包括各种传染病、寄生虫病、地方病、维生素缺乏病、物理损伤性疾病、职业病和化学中毒性疾病等的动物模型。

二、人类疾病动物模型的意义

1. 避免人体实验所带来的风险　任何实验都是有损伤性或潜在损伤性的，从人道主义角度来考虑，实验都不宜在人体内进行。此外，临床上对外伤、中毒、肿痛病因等的研究是有一定困难的，甚至是不可能的。例如，在对急性和慢性呼吸系统疾病的研究过程中，就很难重复环境污染的作用；由于辐射可对机体造成损伤，因而辐射也不可能在人身上反复实验。而动物则可作为人类的替代者，在人为设计的实验条件下用来反复观察和研究。因此，应用动物模型除了能克服人类疾病研究过程中经常遇到的伦理和社会限制外，还可采用某些不能应用于人体的方法学途径，甚至为了研究需要可以损伤动物组织、器官或处死动物。

2. 可复制性　临床上有些疾病如放射病、毒气中毒、烈性传染病、外伤、肿瘤等并不常见，还有些疾病如遗传性、免疫性、代谢性、内分泌和血液等疾病，发生发展缓慢、潜伏期长、病程也长，可能几年甚至几十年，在人体很难进行 3 个世代以上的连续观察。但在这些疾病的研究过程中，可选择种群发病率高的动物，通过不同手段复制出各种疾病模型，在人为设计的实验条件下来反复观察和研究，甚至可进行几十世代的观察，同时也避免了人体实验造成的伤害。

3. 可比性　一般疾病多为零散发生，在同一时期内很难获得一定数量的定性材料，而模型动物不仅在群体数量上容易得到满足，而且可以在方法学上严格控制实验条件，在对饲养条件及遗传、微生物、营养等因素严格控制的情况下，通过物理、化学或生物因素的作用，限制实验的可变因子，并排除研究过程中其他因素的影响，取得条件一致、数量较大的模型材料，从而提高实验结果的可比性和重复性，使所得到的成果更准确、更可靠。

4. 简化实验操作和样品收集　动物模型作为人类疾病的“缩影”，便于研究者根据研究需要随时采取各种样品，甚至及时处死动物收集样本，这在临床是难以做到的。实验动物小型化的发展趋势更有利于研究者的日常管理和实验操作。

5. 有助于更全面地认识疾病的本质　很多病原体除感染人体外，也能感染多种动物，其表现可能各有特点，因而临床人体研究难免带有一定的局限性。通过对人畜共患疾病的比较研究，可以充分认识同一病原体或病因对不同机体造成的各种损害。从某种意义上说，动物模型可以使研究工作上升到立体的水平，从而有利于揭示某种疾病的本质，解释在人体内所发生的一切病理变化。

综上所述，一个好的疾病模型应具有以下特点：①再现性好，即可再现所要研究的人类疾病，动物疾病的表现应与人类疾病相似；②动物背景资料完整，生命周期满足实验需要；③复制率高；④专一性好，即一种方法只能复制出一种模型。应该指出的是，实验动物毕竟不是人体，任何一种动物模型都不可能全部复制出人类疾病的所有表现，动物模型实验只是一种间接性研究，只可能在某个局部或某些方面与人类疾病相似。因此，动物模型实验的结论正确性也只是相对的，最终还必须在人体内得到验证。在复制动物疾病模型的过程中，一旦发现与人类疾病不同的现象，必须分析其差异的性质和程度，找出异同点，以作出正确的评估。

三、动物模型的设计原则

在医学科研过程中，经常需要复制动物模型。在设计动物模型时需要遵循以下几个基本原则。

1. 相似性　用动物来复制人类疾病模型，目的就在于从中找到可以外推应用到人体的有关规律。但从动物模型外推到人体还是要冒一定的风险的，因为人与动物毕竟不是同一物种。例如，对动物模型有效的药物不等于对人体也有效，反之亦然。因此，设计疾病动物模型的一个重要原则就是复制的

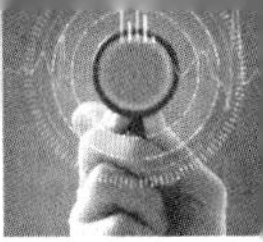

模型要尽可能与人类疾病情况相似，若能找到与人类疾病相同的动物自发性疾病当然最好。例如，大鼠原发性高血压就是研究人类原发性高血压的理想模型，母猪自发性冠状动脉粥样硬化是研究人类冠心病的理想模型；狗的自发性类风湿性关节炎与人类幼年型类风湿性关节炎十分相似，也是一种理想的模型。

与人类完全相同的动物自发性疾病模型毕竟并不多，在医学研究过程中疾病动物模型大多还是需要通过人工复制而得到。在复制疾病动物模型时，为了尽量做到与人类疾病相似，首先是要选择适宜的动物。例如，小鸡血浆甘油三酯、胆固醇以及游离脂肪酸的水平与人类十分相似，低密度与极低密度脂蛋白的脂质结构也与人类相似，因此复制高脂血症模型时选择小鸡就最为适宜；其次，为了尽可能做到复制的模型与人类疾病相似，还要在实践中不断改进模型的复制方法。例如，结扎兔的阑尾血管虽然可使阑尾坏死、穿孔并导致腹膜炎，但这与人类急性梗阻性阑尾炎合并穿孔和腹膜炎不一样，若结扎兔的阑尾基部而保留阑尾的血液供应而复制的阑尾炎合并穿孔和腹膜炎，就与人类的急性梗阻性阑尾炎情况十分相似。因此，相比结扎兔的阑尾血管而言，结扎兔的阑尾基部就是一种更为理想的复制阑尾炎模型的方法。

如果动物模型与人类的临床情况并不是很相似，那么对动物模型有效的治疗方案就不一定能应用于临床。例如，动物内毒素中毒性休克模型与人体感染性休克并不完全一样，长期以来对动物内毒素中毒性休克有效的治疗方法，也并不被临床治疗所采用。因此有人就改用结扎动物胆囊动脉和胆管并向胆囊中注入细菌的方法，来复制人类感染性休克模型，这样动物既有感染又有内毒素中毒，就与临床人体感染性休克更为相似。

为了判断复制的动物疾病模型是否与人体疾病相似，这就需要通过一系列的检查来验证。例如，通过检查动物的动脉血压、心率、中心静脉压、呼吸频率、动脉血 pH、动脉血氧分压和二氧化碳分压以及血容量等指标，可证明一次定量放血法复制的休克模型与临床人体失血性休克十分相似。因此，可以认为用这种方法复制的休克模型就是一种较为理想的失血性休克模型。

2. 重复性　理想的动物模型应该是可重复性复制的，甚至是可以标准化的。如一次性定量放血法可百分之百地复制失血性休克，不抢救就会百分之百死亡，这就符合可重复性复制并达到了标准化要求。若用狗做心肌梗死模型，按理来说很合适，因为狗的冠状动脉循环与人类相似，而且在实验动物中它最适宜做心脏暴露的剖胸手术，但结扎狗的冠状动脉结果差异太大，结扎不同狗的同一动脉同一部位，其结果很不一致，无法预测，达不到可重复和标准化的要求。相反，大鼠、小鼠、地鼠和豚鼠等结扎冠脉的结果则比较稳定一致，可以预测，因而可以标准化。因此，鼠类就比狗类更适宜用来复制急性心肌梗死模型。

为了增强可重复性和标准化，复制动物模型时以下条件必须保持一致：①动物的品种、品系、年龄、性别、体重、健康情况、饲养管理；②实验方法和步骤；③环境条件、季节、昼夜节律、应激、室温、湿度、气压、消毒灭菌；④药品生产厂家、批号、纯度规格、给药剂型、剂量、途径、方法；⑤麻醉、镇静、镇痛等用药情况；⑥所用仪器的型号、灵敏度、精确度；⑦实验者的操作熟练程度等。实验条件的一致性是动物疾病模型可重复性复制和标准化的基本保证。

3. 可靠性　可靠性是指复制的动物模型应该可特异性并可靠地反映人类某种疾病或者某些机能、代谢、结构的变化，具备该种疾病的主要症状和体征，并经检验、X 线照片、心电图或病理切片等证实。若易自发地出现某些相应病变的动物，就不应加以选用，易产生与复制疾病相混淆的疾病者也不宜选用。例如，铅中毒可用大鼠做模型，但有缺点，因为大鼠本身易患动物地方性肺炎和进行性肾病，后者易与铅中毒所致的肾病相混淆，不易确定该肾病是由铅中毒所致还是其本身所患的肾病。而用蒙古沙土鼠就比较容易确定，因为蒙古沙土鼠一般只有铅中毒才会出现相应的肾脏病变。

4. 适用性和可控性　复制动物模型时，应考虑到其今后的临床应用和便于控制疾病的发展，有利于开展相应疾病的医学研究。如雌激素能终止大鼠和小鼠的早期妊娠，但不能终止人的妊娠。因此，用雌激素复制大鼠和小鼠终止早期妊娠的模型就不具有适用性，因为用大鼠和小鼠来筛选带有雌激素活性的药物时，常常会发现这些药物能终止妊娠，似乎可以作为有效的避孕药，而一旦用于人则并无避孕效果。所以如果知道某种化合物具有雌激素活性，用这种化合物在大鼠或小鼠观察终止妊娠的作用是没有医学研究意义的。又如，选用大鼠或小鼠做实验性腹膜炎也不适用，因为它们对革兰氏阴性菌具有较强的抵抗力，很难复制成腹膜炎模型。有些动物对某种致病因子特别敏感，极易造成死亡，也不适用。如给狗腹腔注射粪便滤液来复制腹膜炎，24h 内死亡率高达 80%，往往来不及作实验治疗观察，动物就已死亡，而且粪便剂量及细菌菌株不好控制，因此不能准确重复实验结果。

5. 易行性和经济性　在复制动物模型时，所采用的方法应尽量做到容易操作并符合经济性原则。灵长类动物与人类最为近似，复制的疾病模型相似性高，但灵长类动物稀少昂贵，不符合经济性原则。但很多小动物，如大鼠、小鼠、地鼠、豚鼠等也可以复制出与人类十分近似的疾病模型，而且年龄、性别、体重等可任意选择，容易做到遗传背景明确、体内微生物容易控制、模型性显著且稳定，并且价廉易得、便于饲养管理，因此可尽量采用。除非迫不得已或一些特殊疾病如痢疾、脊髓灰质炎等的研究需要外，尽量不用灵长类动物来复制疾病模型。除在动物选择时要遵循易行性和经济性原则外，在选择模型复制的方法、观察的指标时也都要遵循这一原则。

四、动物模型复制的注意事项

1. 尽可能再现所要求的人类疾病　复制模型必须从研究目的出发，熟悉诱发条件、宿主特征、疾病表现和发病机制，充分了解所需动物模型的全部信息，分析是否能得到预期的结果。例如，诱发动脉粥样硬化时，草食类动物兔所需要的胆固醇剂量要比人高得多，而且病变部位并不出现在主动脉弓，病理表现以纤维组织和平滑肌增生为主，可有大量泡沫样细胞形成斑块，这与人类的情况相差较大。因此研究者要懂得，各种动物所需的诱发剂量、宿主年龄、性别和遗传性状等对模型复制的影响，以及动物疾病在组织学、生物化学、病理学等方面与人类疾病之间的差异，避免选用与人类对应器官相似性小的动物疾病作为模型材料。为了增加动物疾病模型的相似性，应尽量选用各种敏感动物和与人类疾病相应的动物模型，可参考《各种敏感动物与人类相似的疾病模型》（中国实验动物信息网 www.lascn.net）。

2. 确保动物模型的实用价值　动物模型应适用于多数研究者使用，容易复制和采集各种标本，同时应首选一般饲养员较为熟悉而又便于饲养的动物来复制疾病动物模型。这样，就无需特殊的饲养设施和转运条件，经济上和技术上容易得到保证。此外，动物来源必须充足，选用多胎分娩的动物有利于扩大样本和重复实验。对慢性疾病模型来说，动物须有一定的生存期，便于长期观察使用，以免模型复制完成时动物已濒于死亡或毙于并发症。

3. 注意环境因素对模型动物的影响　复制模型的成败往往与环境的改变有密切关系。拥挤、饮食改变、过度光照、噪声、屏障系统的破坏等，任何一项被忽视都可能给模型动物带来严重影响。此外，复制过程中固定、出血、麻醉，手术、药物和并发症等处理不当，同样会产生难以估量的后果。因此，要求尽可能使模型动物处于最小的变动和最少的干扰之中。

用于医学科研的动物种群，根据其遗传背景和其环境控制的程度，可分为三种基本类型：①实验室类型，它们可提供最大限度地遗传和环境控制；②家养类型，不论是乡村或城市饲养的，人类对其干扰的程度不同，且动物生存的环境与人类可能极为接近；③自然生态类型，几乎没有人为的干扰。有些动物，如啮齿目、食肉目、兔形目等可按三种类型进行研究，这就增加了对环境和遗传因素作比

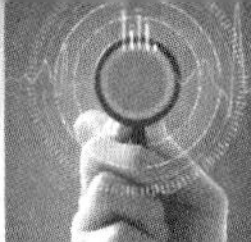

较性研究的可能性。

4. 不能盲目使用近交系动物　盲目使用近交系动物来复制疾病模型，可能会导致不能控制的因素进入实验。例如，自发性糖尿病大鼠除具有糖尿病的临床特征外，还发现有多种病理改变，包括胃溃疡、甲状腺炎、外周神经系统病变、睾丸萎缩、恶性淋巴瘤等。因此，在医学科研工作中，要根据研究目的来选择动物模型。

5. 动物进化的高级程度并不意味着高度的相似性和可靠性　在条件允许的情况下，可尽量选择用与人相似、进化程度较高的动物来复制疾病模型，但不能因此就认为进化程度越高的动物其所有的器官和功能就越接近于人类。例如，用灵长类动物来诱发动脉粥样硬化时，病变经常发生在小动脉，即使发生在大动脉也与人类的分布不同。而用鸽类来复制这种模型时，胸主动脉出现的黄斑面积可达10%，镜下变化也与人类比较相似，因此鸽类也被广泛用来复制动脉粥样硬化模型。

6. 正确评估动物模型的价值　没有一种动物模型能完全复制人类疾病的真实情况。动物毕竟不是人体的缩影，模型实验只是一种间接性的研究，只可能在一个局部或某些方面与人类疾病相似。因此，模型研究所得结论的正确性只是相对的，最终还必须通过人体实验来验证。动物模型一旦出现与人体疾病不同的情况，必须分析其性质和程度，找到相平行的共同点，正确评估有价值的结论。

第二节　发热模型及药物治疗

【实验目的】

1. 熟悉测量家兔体温的方法，学习复制发热模型的原理和方法。
2. 观察阿司匹林对正常体温和发热时体温的影响，分析其解热机制。

【实验原理】

恒温动物体温的相对恒定，是通过下丘脑体温调节中枢对产热和散热两个过程的调节来实现的。在某些病理情况下，机体发生调节性体温升高称为发热。能引起机体发热的物质统称为致热原，致热原分为外源性致热原和内生性致热原。外源性致热原如大肠埃希菌内毒素（LPS）等，可导致机体产生内生致热原如白介素 -1，作用于体温调节中枢使其合成与释放前列腺素增多，体温调定点上移，致使机体产热增加、散热减少，体温升高。阿司匹林为非选择性环氧化酶抑制物，可抑制中枢前列腺素的合成，具有解热镇痛抗炎作用，但无降低正常体温作用。

【实验对象】

家兔。

【实验器材和药品】

数字温度计，兔固定架，婴儿秤，1 mL 注射器；10% 阿司匹林溶液，0.5 g/mL LPS，生理盐水，液体石蜡。

【实验步骤和方法】

1. 家兔基础体温的测量及筛选　固定家兔，将温度计测温探头末端涂少许液体石蜡，轻轻插入兔肛门 6 ~ 8 cm 并固定于尾部。待显示温度数值稳定后，读取并记录家兔体温，每间隔 5 min 重复测量体温 1 次，共 3 次，取平均值作为其基础体温。筛选体温在 38.2 ~ 39.0 ℃之间、波动范围在 0.3 ℃以内的家兔进行后续实验。

2. 实验分组及处理

（1）模型组：取家兔 1 只，经耳缘静脉注射 1 μg/kg LPS，待家兔体温升高超过 0.5 ℃后，经耳缘静脉注射 1 mL/kg 生理盐水。

（2）模型组 + 治疗组：取家兔 1 只，经耳缘静脉注射 1 μg/kg LPS，待家兔体温升高超过 0.5 ℃后，经耳缘静脉注射 10% 阿司匹林溶液 1 mL/kg。

（3）正常组：取家兔 1 只，经耳缘静脉注射等体积生理盐水，经过与模型组相同时间后，经耳缘静脉注射等体积生理盐水。

（4）正常 + 治疗组：取家兔 1 只经耳缘静脉注射等体积生理盐水，经过与模型组 + 治疗组相同时间后，经耳缘静脉注射解热药 10% 阿司匹林溶液 1 mL/kg。

3. 体温的测量与记录　在给予 LPS 后，每间隔 30 min 分别测量体温 1 次，共 6 次，记录并画出随时间变化的体温曲线，比较分析其结果。

【注意事项】

1. 正常家兔的体温在 38 ~ 39.5 ℃之间。体温偏高的家兔对致热原反应不敏感，本实验不应采用体温超过 39.0 ℃的家兔。

2. 实验时室温要保持稳定，应尽量使家兔安静，避免家兔过度活动引起体温波动而影响实验结果。

3. 实验中使用致热原时应注意个人防护。

【思考题】

1. 为什么阿司匹林对正常体温无降温作用？

2. 阿司匹林的降温作用机制及特点是什么？

第三节　心肌缺血 – 再灌注损伤模型

【实验目的】

1. 学习复制家兔心肌缺血 – 再灌注损伤模型的方法。

2. 观察心肌缺血 – 再灌注损伤时心电图和心功能指标的变化。

【实验原理】

心肌缺血可导致心肌损伤，缺血一定时间后再恢复血液供应反而会加重缺血心肌的损伤，称为心肌缺血 – 再灌注损伤。心肌缺血后再灌注时，恢复供血的缺血心肌氧自由基、钙离子超载，能量代谢紊乱，收缩蛋白降解，导致心肌收缩和舒张功能障碍，心室肌静息张力增加而收缩张力减小，表现为心室舒张末期压力升高，而心室收缩期压力峰值以及心室内压最大变化速率减小。此外，由于氧自由基聚集和细胞内钙超载，使心肌细胞静息电位减小，传导性降低，不应期缩短，易形成折返激动而发生心律失常。因此，任何拮抗氧自由基形成和钙拮抗作用的因素，对心肌缺血 – 再灌注损伤均可起到保护作用。本实验通过结扎家兔冠状动脉左前降支（LAD）造成心肌缺血，而后在预定时间重新开放

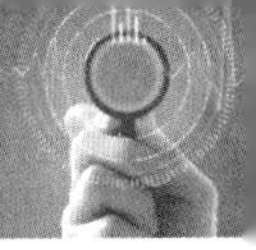

血液供应使心肌得以再灌注，导致由 LAD 供血的左心室前壁发生明显的缺血 – 再灌注损伤，观察心肌缺血 – 再灌注损伤时心电图和心室功能指标的变化。

【实验对象】

家兔，2.5 kg 以上。

【实验器材与药品】

BL–420N 系统，压力换能器，动物人工呼吸机，兔手术台，常规手术器械 1 套，注射器，气管插管，心导管，充气硅胶管，动脉夹，纱布，5 号医用缝合针，手术线；20% 氨基甲酸乙酯，1% 肝素生理盐水，生理盐水。

【实验步骤和方法】

1. 麻醉与固定　取家兔 1 只，称重，耳缘静脉注射 20% 氨基甲酸乙酯 5 mL/kg，麻醉后仰卧位固定于兔手术台上。

2. 记录正常心电图　将心电图导联线的针形电极按红 – 右前肢、黄 – 左前肢、蓝 – 左后肢、黑 – 右后肢的对应方式，分别刺入动物四肢踝部皮下。再将导联线的输入端插入 BL–420N 系统前面板的全导联心电输入插口。启动 BL–420N 系统，记录家兔标准肢体 II 导联心电图，作为缺血前对照。

3. 气管插管和左心室插管

（1）气管插管：剪去家兔颈部手术部位被毛，做长 5 ～ 7 cm 的正中皮肤切口，分离皮下结缔组织和肌肉，游离气管，行气管插管。将气管插管接入动物人工呼吸机，将潮气量设置为 3 ～ 4 mL/100 g，呼吸频率设置为 55 ～ 60 次 / min，启动正压通气。

（2）左心室插管：游离右颈总动脉，近心端用动脉夹夹闭，用线结扎远心端。在靠近结扎处的近心端用眼科剪做一“V”形切口，将充满肝素生理盐水的心导管插入颈总动脉，导管另一端通过压力换能器与 BL–420N 系统 CH1 通道连接，松开动脉夹。一边监测压力波形，一边将导管沿右颈总动脉小心插入左心室。当系统显示的动脉血压波形变成下沿接近 0 mmHg，且波动幅度显著增大时，说明导管已插入左心室，用线作双重结扎固定。适当调整增益，记录正常左心室功能各项指标，包括左心室舒张末期压力（LVEDP）、心室收缩压力峰值（LVSP）、心室收缩期压力最大变化速率（LV$dp/dt_{max}$）。

4. 制备心肌缺血 – 再灌注损伤模型　剪去左侧胸部被毛，沿第 3 ～ 5 肋纵向切开皮肤与肌层，用止血钳撑开第 4 肋间隙，充分暴露心脏，剪开心包膜。以左冠状动脉主干为标志，在左心耳根部下方 2 mm 处，用带线的 5 号医用缝合针穿过 LAD 下方的心肌表层，从肺动脉圆锥旁出针，再将心脏放回原位。待心电图恢复并稳定 10 min 后，记录冠状动脉结扎前的心电图和心功能的上述各项指标。将充气硅胶管置于结扎线与 LAD 之间，结扎冠状动脉使硅胶管压迫 LAD 造成左心室前壁心肌缺血。结扎后 30 min 内，每隔 10 min 监测心电图和左心室上述功能指标一次。若心电图 ST 段抬高，结扎线远端心肌发绀，标志心肌缺血成功。

结扎 30 min 后再解除结扎，恢复 LAD 血流。待心肌恢复供血后，若心电图抬高的 ST 段下降 1/2 或以上，心肌颜色恢复，标志缺血后再灌注成功。动态监测解除结扎后 60 min、90 min、120 min、180 min 时心电图和左心室上述功能指标的变化。

5. 观察指标

（1）心电图：在整个实验过程中，连续监测心电图，单纯结扎 LAD 引起心肌缺血时，心电图 ST 段抬高，其抬高程度可随缺血程度不同而不同，T 波倒置呈鱼钩状。心肌恢复血供后，ST 段下降约

1/2。观察分析结扎前、结扎后 30 min 以及再灌注后 60 min、90 min、120 min、180 min 各个不同时期室性心律失常的表现，包括是否发生室性早搏、室性心动过速和室颤等。

（2）心功能指标：监测心室压力变化波形，记录家兔结扎前、结扎后 30 min 以及再灌注后 60 min、90 min、120 min、180 min 时左心室舒张末期压力、心室收缩期压力峰值，计算心室内压最大变化速率。

【注意事项】

1. 动物不宜麻醉过深，否则易导致呼吸抑制死亡。
2. 针形电极一定要扎在家兔四肢皮下，不可刺入肌肉内，否则对心电图干扰较大。
3. 心室插管时需小心谨慎，排尽插管内气泡，不能插入或插破动脉管壁或心室壁，保持管道畅通。
4. 冠状动脉结扎部位要准确。
5. 严格控制缺血时间，过长或过短不易诱发再灌注性心律失常。

【思考题】

1. 心肌缺血 – 再灌注损伤时，心电图和心功能发生哪些异常变化？
2. 心肌缺血 – 再灌注损伤的可能机制有哪些？
3. 对心肌缺血 – 再灌注损伤有哪些预防治疗措施？

第四节　局灶性脑缺血 – 再灌注损伤模型

【实验目的】

1. 学习用大脑中动脉栓塞法复制大鼠局灶性脑缺血 – 再灌注模型的方法。
2. 观察局灶性脑缺血损伤大鼠的行为学改变，并观察脑梗死体积和大脑组织的病理学变化。

【实验原理】

脑是人体对缺氧最为敏感的组织，脑缺血将会导致脑组织及其功能损害。脑缺血模型的制作方法较多，主要包括结扎法、烧灼法、光化学法、内皮素法和线栓法等。复制局灶性脑缺血模型目前较常用的方法为一侧大脑中动脉阻塞法，在无须开颅的条件下可产生稳定性较好的局灶性脑梗死，还可避免颅内感染，对脑组织及大脑中动脉上的自主神经影响较小。本实验用尼龙线经大鼠颈内动脉插入至大脑中动脉，阻断其血供，造成大脑中动脉供血区局部缺血，缺血 2 h 后再恢复灌注，即制作成局灶性脑缺血 – 再灌注损伤模型，观察大鼠出现的行为障碍和脑组织的梗死情况。

正常脑组织内含有脱氢酶，在尼克酰胺腺嘌呤二核苷酸存在的条件下，能将无色的氧化型染料三苯基四氮唑（TTC）变成红色的还原型 TTC-red。脑缺血后缺血区域内的神经细胞坏死，组织内脱氢酶活性下降，不能与 TTC 反应，故该区脑组织颜色不会发生变化而呈白色。而正常脑组织内脱氢酶活性正常，存在还原型尼克酰胺腺嘌呤二核苷酸，TTC 与脑组织中的脱氢酶反应而呈红色。因此，应用 TTC 染色法可以鉴别脑组织的梗死范围。

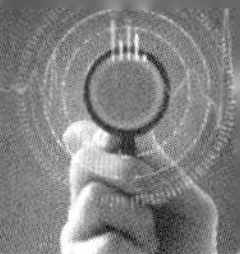

【实验对象】

成年健康雄性 SD 大鼠，体重 250 ～ 280 g。

【实验器材与药品】

直径 0.235mm 进口尼龙渔线，手术器械，不锈钢三用电热恒温水浴箱，电子分析天平，普通光学显微镜，离心机，UV=7500 紫外 / 可见分光光度计，测量尺；生理盐水，液体石蜡，分析纯甲醛，2%TTC，10% 水合氯醛，磷酸盐缓冲液。

【实验步骤和方法】

1. 制备大鼠脑缺血损伤模型—大脑中动脉栓塞法（MCAO）

将大鼠分 2 组，一组做假手术对照，另一组做手术造模。术前 24 h 禁食，自由饮水。腹腔注射 10% 水合氯醛 0.35 mL/100 g，麻醉大鼠。仰卧位固定，作颈部正中皮肤切口，分离浅筋膜及肌肉组织，充分暴露右侧颈总动脉。分离右侧颈总动脉、颈外动脉和颈内动脉。用直径 0.235m 进口尼龙渔线作为栓线，头端蘸取少量液体石蜡待干燥使其圆润，顶端直径为 0.26 ～ 0.28 mm。于颈总动脉分叉处做一小切口，将栓线头端向颈内动脉插入 18 ～ 19 mm，感觉有阻力时说明栓线已插入到大脑中动脉的起始部并完全阻断其血流，用线结扎颈内动脉以固定栓线。术中用白炽灯加温，维持大鼠肛温约 37 ℃。术后缝合伤口，动物回笼。2 h 后拔出渔线，即造成大鼠脑缺血 - 再灌注模型。假手术动物仅分离右侧颈总动脉、颈外动脉和颈内动脉，而后缝合伤口。待大鼠清醒后，观察大鼠的一般情况。

术后 24 ～ 48 h，大鼠腹腔注射 10% 水合氯醛 0.35 mL/100 g，麻醉大鼠。用手术剪沿两侧腋前线快速剪断肋骨，再剪开膈肌，将胸骨及两侧肋骨掀起固定。暴露心脏，剪开右心耳放血，用止血钳从肝下方夹闭腹主动脉，将灌注针头经心尖部刺入左心室，到达升主动脉后固定针头，迅速灌注生理盐水 150 mL，直至从右心耳流出无色澄清的液体，表示脑血管内的血液已被冲洗干净。快速断头取脑作后续分析检测。

2. 实验结果的分析检测

（1）神经系统症状：根据 Longa 5 分制评分法判断动物有无神经系统症状。

Longa 5 分制评分标准：①无神经症状为 0 分；②不能完全伸展对侧前爪为 1 分；③行走时向对侧转圈为 2 分；④行走时向对侧倾倒为 3 分；⑤不能自动行走，意识丧失为 4 分。

（2）脑梗死体积的测定：TTC 染色法。

1）取脑。可麻醉后直接取脑或经生理盐水灌注后取脑。因为脑组织未用多聚甲醛固定，所以较软，取脑时应仔细以保持大脑的完整性。

2）置 -20 ℃冰箱中速冻 20 min 左右，便于切片。

3）切片。每隔 2 mm 切一片，第一刀在脑前极与视交叉连线中点处；第二刀在视交叉部位；第三刀在漏斗柄部位；第四刀在漏斗柄与后叶尾极之间。

4）将切片置于 2% TTC 溶液中，放 37 ℃温箱中 15 ～ 30 min，不时翻动脑片，使切片均匀接触到染色液。

5）取出切片后观察拍照，非梗死区染为红色，梗死区呈灰白色，红色区与灰色区之间为缺血区。

（3）组织病理观察：将切片作 HE 染色，置显微镜下观察脑各部位的结构改变。

（4）脑组织含水量的测定：采用干湿比重法，判断脑水肿的程度。将缺血 - 再灌注 24 h 后的大鼠作过量麻醉，直接断头取脑，去除嗅球、小脑和低位脑干，分离左右大脑半球，立即称湿重。然后放入 110 ℃电烤箱中 24 h 烤干，再迅速称脑组织干重。用下面的公式计算脑的含水量（%）。

$$脑的含水量 =（湿重 - 干重）/ 湿重 \times 100\%。$$

【注意事项】

1. 麻醉应适量，切忌过量，麻醉过量时易造成动物呼吸抑制甚至死亡。

2. 在插入尼龙线时勿用力过猛，以免穿破血管。插入的尼龙线应有足够的长度，否则不能阻断大脑中动脉的血供。

3. 术后注意动物的保暖，以保证造模成功。拔栓线时不能造成大出血导致动物死亡。

【思考题】

1. 栓线阻断大脑中动脉起始部血流，理论上造成大脑哪些部位梗死？

2. 拔出栓线后，大脑通过哪些血管实现脑缺血－再灌注？

3. 急性局灶性脑缺血－再灌注损伤的机制有哪些？

第五节　急性炎症模型及药物治疗

一、家兔炎症模型的复制与地塞米松抗炎作用的观察

【实验目的】

1. 学习家兔急性炎症模型的制备方法。

2. 观察动物急性炎症的表现。

3. 比较地塞米松在注射内毒素前、后给药的作用效果。

【实验原理】

炎症是临床常见的病理过程，急性炎症具有红、肿、热、痛以及器官功能改变等表现，同时常伴有发热、白细胞增多等全身性反应。革兰氏阴性菌细胞壁的组成成分脂多糖（LPS）是一种内毒素，如给动物注射 LPS 可导致急性炎症反应，甚至会引起类似脓毒血症的内毒素性休克。糖皮质激素能提高机体对内毒素的耐受性，具有抗炎、抑制免疫反应、改善微循环、缓解机体对细菌内毒素的强烈反应性等作用。

【实验对象】

家兔。

【实验器材与药品】

哺乳类动物手术器械，婴儿秤，兔手术台，压力换能器，BL-420N 系统，BI-2000 图像分析系统，气管插管，动脉插管，静脉插管，膀胱插管，肛温计，烧杯（100 mL），注射器（10 mL、20 mL、50 mL），纱布；20% 氨基甲酸乙酯，生理盐水，1% 肝素生理盐水，LPS（2 mg/L），地塞米松磷酸钠注射液，台氏液，液体石蜡。

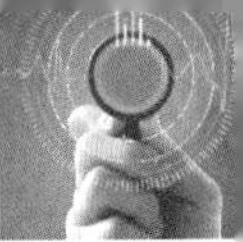

【实验步骤和方法】

1. 实验分组 取家兔 3 只，随机分为 3 组：① LPS 组 + 生理盐水；②地塞米松预处理 +LPS 组；③ LPS+ 地塞米松治疗组。

2. 麻醉、固定与气管插管 耳缘静脉注射 20% 氨基甲酸乙酯 5 mL/kg 进行麻醉。将家兔仰卧位固定于手术台上，剪去颈部被毛，在甲状软骨下做一 5 ~ 7 cm 颈部正中切口，分离皮下组织和气管，行气管插管并固定，保证呼吸通畅。

3. 颈总动脉与颈外静脉插管 分离左侧颈总动脉，行动脉插管术（插管前将动脉导管和压力换能器内充满肝素生理盐水），经压力换能器与 BL-420N 系统 1 通道连接，以记录平均动脉压、脉压和心率；分离右侧颈外静脉，将静脉导管插入颈外静脉深 5 ~ 6 cm 直达右心房，用线扎紧固定。插管外端预先用三通管连接输液瓶和水检压计，用于给药、输液和测定中心静脉压。以 5 ~ 10 滴 / min 缓慢输入生理盐水，维持管道通畅。

4. 膀胱插管记录尿量 在耻骨联合上方做一 3 ~ 4 cm 的下腹部正中皮肤切口，沿腹白线剪开腹壁肌肉，找到膀胱，将膀胱翻出体外，结扎尿道，在膀胱顶部血管较少处做一小切口插入膀胱插管并结扎固定，引流出尿液，记录尿量（滴 / min）。

5. 游离肠系膜观察微循环 在一侧腹直肌旁做一长约 5 cm 腹部旁正中切口，钝性分离肌层，打开腹腔后，找一段游离程度较好的小肠肠袢，轻轻拉出，置于盛有台氏液的微循环灌流盒内，用 BI-2000 图像分析系统观察肠系膜的微循环情况。

6. 测量肛温 将肛温计经兔肛门插入直肠，记录体温。

7. 给药、观察实验结果

（1）LPS + 生理盐水组：经颈外静脉缓慢注射 2 mg/L 内毒素 1 mL/kg，30 min 后经颈外静脉一次性注射生理盐水 1 mL/kg。

（2）地塞米松预处理 + LPS 组：经颈外静脉一次性注射地塞米松 1 mL/kg，30 min 后经颈外静脉缓慢注射 2mg/L 内毒素 1 mL/kg。

（3）LPS + 地塞米松治疗组：经颈外静脉缓慢注射 2 mg/L 内毒素 1 mL/kg，30 min 后经颈外静脉一次性注射地塞米松 1 mL/kg。

观察每组注射 LPS 前和注射 LPS 后 5 min、30 min、60 min 家兔平均动脉血压、脉压、心率、中心静脉压、尿量、肠系膜微循环、皮肤黏膜颜色和体温等指标的变化，并将各项指标填入表 10-1 进行比较分析。

表 10-1 家兔炎症模型与地塞米松抗炎作用的各项指标记录表

分组与给药	观察指标	给药前	给药后		
			5 min	30 min	60 min
LPS + 生理盐水组	平均动脉血压 /mmHg				
	脉压 /mmHg				
	心率 /（次 / min）				
	中心静脉压 /cmH_2O				
	尿量 /（滴 / min）				
	肠系膜微循环				

（续表）

分组与给药	观察指标	给药前	给药后		
			5 min	30 min	60 min
	皮肤、黏膜颜色				
	体温 /℃				
地塞米松预处理 + LPS 组	平均动脉血压 /mmHg				
	脉压 /mmHg				
	心率 /（次 / min）				
	中心静脉压 /cmH_2O				
	尿量 /（滴 / min）				
	肠系膜微循环				
	皮肤、黏膜颜色				
	体温 /℃				
LPS + 地塞米松治疗组	平均动脉血压 /mmHg				
	脉压 /mmHg				
	心率 /（次 / min）				
	中心静脉压 /cmH_2O				
	尿量 /（滴 / min）				
	肠系膜微循环				
	皮肤、黏膜颜色				
	体温 /℃				

【注意事项】

1. 尽量减少手术性出血，以免造成失血性休克而干扰实验结果。
2. 牵拉肠袢要轻，以防引起反射性血压降低。

【思考题】

1. 比较在注射内毒素前和后分别给予地塞米松的疗效有何不同？为什么？
2. 感染性休克的治疗原则有哪些？请针对本实验设计一个治疗方案。

二、小鼠局部炎症模型的复制与地塞米松抗炎作用的观察

【实验目的】

1. 学习用二甲苯刺激小鼠耳部皮肤复制急性局部炎症的方法。
2. 观察地塞米松对炎性水肿的抑制作用。
3. 了解糖皮质激素的临床适用症。

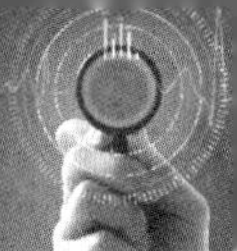

【实验原理】

二甲苯是一种具有强烈刺激性气味的有机溶剂，广泛应用于化工、医药等行业。二甲苯与皮肤接触可引起皮肤炎性介质组胺、缓激肽等分泌增多、毛细血管通透性增加、白细胞浸润，造成局部炎性水肿，导致皮肤干燥、皲裂、皮炎。

地塞米松是一种糖皮质激素，具有抗炎、抗内毒素、抑制免疫、抗休克以及增强应激反应等药理作用，广泛用于临床许多疾病，如自身免疫性疾病、过敏、炎症、哮喘、皮肤科和眼科疾病等的治疗。地塞米松可抑制炎症细胞包括巨噬细胞和其他白细胞在炎症部位的集聚，并抑制吞噬作用、溶酶体酶的释放以及炎性介质的合成和释放，发挥抗炎作用。

【实验对象】

小鼠。

【实验器材与药品】

1 mL 注射器，棉签，额温枪；生理盐水，0.5% 地塞米松，二甲苯。

【实验步骤和方法】

1. 取小鼠 2 只，称重，编号甲、乙。用额温枪测量小鼠两耳部位的温度，观察小鼠耳朵的形态以及有无肿胀、充血等。

2. 用蘸有二甲苯的棉签反复涂抹两小鼠的左耳前、后两面的皮肤。密切观察对比小鼠耳朵有无红肿，待发生充血红肿后，再用额温枪测量小鼠两耳的温度，进行对比。

3. 待小鼠左耳红肿、发热症状明显后，甲鼠腹腔注射 0.5% 地塞米松 0.1 mL/10 g；乙鼠腹腔注射生理盐水 0.1 mL/10 g。密切观察 60 min，比较两小鼠左耳充血肿胀和发热等情况有无改变。如效果不明显，可重复注射 0.5% 地塞米松 0.1 mL/10 g。

4. 实验完毕，用棉签蘸清水反复清洗小鼠耳部皮肤，清除残留的二甲苯。

【注意事项】

1. 选择小鼠时，需先测量耳部温度，选择温度接近的两只小鼠进行实验。
2. 给鼠耳涂抹二甲苯时，不能让小鼠摄入二甲苯，以免中毒死亡。
3. 实验室必须保持通风良好，实验者佩戴口罩。

【思考题】

1. 二甲苯引起炎症的机理是什么？
2. 地塞米松抗炎作用的机理是什么？

第六节　动脉粥样硬化模型

【实验目的】

1. 学习家兔动脉粥样硬化模型复制的方法。
2. 观察动脉粥样硬化的病理改变。

【实验原理】

动脉粥样硬化（AS）是最常见的动脉硬化类型，也是心血管系统最常见的疾病之一。动脉粥样硬化主要累及大中动脉，基本病变为动脉内膜类脂质（主要为胆固醇、胆固醇酯和磷脂）沉积，平滑肌细胞和纤维组织增生，形成局灶性黄白色斑块，使动脉管壁增厚变硬、管腔狭窄，并引起继发性病变特别是心、脑等器官的缺血性疾病。由于沉积在斑块内的类脂质呈淡黄色粥糜样，故名动脉粥样硬化。

复制动脉粥样硬化模型常用的动物有兔、猪、大鼠、鸡、鸽、猴和犬等，常用的复制方法主要有高胆固醇与高脂肪饲料喂养法、免疫学法和机械损伤法等。在国内，动脉粥样硬化动物模型的复制一般采用传统方法，即在动物饲料中加入过量的胆固醇和脂肪，饲养一定时间后，其主动脉及冠状动脉内膜就逐渐形成粥样硬化斑块。

【实验对象】

2.0 ~ 2.5 kg 雄性家兔。

【实验步骤和方法】

1. 模型复制方法

（1）高胆固醇、高脂肪饲料喂养法：成年家兔，15% 蛋黄粉、5% 猪油、80% 基础饲料，外加 0.5% 胆固醇。喂养 3 周，待血清胆固醇升高至一定水平后，将饲料中的胆固醇减去，再喂养 3 周，共 6 周。主动脉粥样硬化发生率为 100%。

（2）免疫学法：采用高胆固醇喂养结合免疫法，复制急性动脉粥样硬化模型。成年兔一次性静脉注射牛血清白蛋白 250 mg/kg，即日开始以含 30% 胆固醇、10% 猪油、2% 脱氧胆酸钠、2% 丙硫氧嘧啶的高脂饲料灌胃，每天 2 mL/kg，再以普通饲料补足，共喂养 6 周。

（3）机械损伤法：兔喂食含 1% 胆固醇和 6% 猪油的饲料一周后，实施颈动脉（或股动脉）球囊损伤术，术后每天继续喂食高脂饲料 120 g，8 周后可出现典型的动脉粥样硬化斑块。

颈动脉球囊损伤术：将直径为 2.5 F（F 为法式医用导管管径单位，1 F=1/3 mm）的球囊导管插入颈总动脉约 5 cm，用压力泵向球囊内注入生理盐水，使球囊充盈后，将球囊导管缓慢往回拖动并拉出，持续 0.5 ~ 1 min。拉出后将压力调零，再重复上述操作，总共 3 次。血管内皮损伤是动脉粥样硬化发生的始动环节，通过外力损伤血管内皮，使内皮通透性、黏附性和血液凝固功能发生改变，造成动脉内膜损伤或功能障碍，再辅助喂食高脂、高胆固醇饮食，可诱导动脉粥样硬化形成。

2. 模型的评价指标

（1）病理形态学观察

1）肉眼观察：从主动脉和冠状动脉分别取材，将动脉血管沿纵轴剪开，用苏丹Ⅲ与Ⅳ混合染色、投影格子计数法，分别计算每条动脉内膜的总面积以及染色阳性的病变面积，计算出各类病变的面积百分比。分级标准为：0 级，无病变；Ⅰ级，病变为 1% ~ 25%；Ⅱ级，病变为 26% ~ 50%；Ⅲ级，病变为 51% ~ 75%；Ⅳ级，病变为 76% ~ 100%。

2）光镜观察：从主动脉和冠状动脉典型病变处分别取材，常规石蜡切片，HE 染色。镜下可见血管内膜增厚，平滑肌细胞移行增殖，脂质沉积，弹力纤维和胶原基质生成，粥样斑块形成等。

（2）免疫组化指标：AS 是一种炎症反应，炎症反应贯穿于 AS 发生发展的全过程。对标本进行免疫组化染色，通常可见斑块内有单核巨噬细胞、T 淋巴细胞等参与 AS 免疫反应的细胞增多表现，这可对动脉斑块进行定性。

（3）生化指标检测：在动物饲养过程中，每周应进行 1 次血脂检测。常规检测的指标有血清

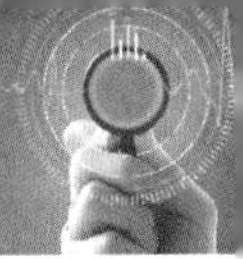

总胆固醇（TC），甘油三酯（TG），低密度脂蛋白（LDL），高密度脂蛋白（HDL），载脂蛋白 A Ⅰ（ApoA Ⅰ），载脂蛋白 B（ApoB）等。除 HDL 和 ApoA Ⅰ外，其他指标应出现不同程度的升高。

【注意事项】

1. 兔、鸡、鸽和猴等较易形成动脉粥样硬化病变，单用含胆固醇的饲料即可引起血清胆固醇的升高。若用大鼠、小鼠及狗等则不易形成，除喂给胆固醇外，还需要加入胆酸盐或抑制甲状腺功能的药物如甲硫氧嘧啶，方可引起血清胆固醇升高。

2. 实验性动脉粥样硬化模型复制是一项慢性实验，动物的饲养管理很重要，应认真仔细。

3. 球囊损伤术可造成严重的内弹力板及中膜损伤，所以造模过程中要注意球囊和血管直径的比例及手法的得当。

【思考题】

1. 动脉粥样硬化可引起机体发生哪些病理变化？

2. 用家兔复制动脉粥样硬化模型有何优、缺点？

第七节　心律失常模型的复制与药物治疗

【实验目的】

1. 学习大鼠心律失常模型的复制方法。

2. 观察心律失常时大鼠心电图的表现。

3. 观察普萘洛尔的抗心律失常作用。

【实验原理】

心律失常是由于心脏兴奋的起源和（或）传导障碍导致心脏搏动的频率和（或）节律发生异常的一组疾病。体表心电图检查是诊断心律失常最直接的方法，也是确诊心律失常性质的重要依据。

在研究药物的抗心律失常作用时，常用实验性动物心律失常模型来进行治疗观察。同时，实验性心律失常模型对探讨心律失常的发病机制也很重要。引起实验性心律失常的方法很多，常用的方法有药物诱导心律失常、电刺激引起心律失常、外科手术法等。本实验采用氯化钡诱发的方法来复制大鼠心律失常模型。

氯化钡有与 Ca^{2+} 相似的作用，可抑制心肌细胞内 K^{+} 的外流，使自律细胞 4 期自动去极化的最大复极电位绝对值减小，提高了心房传导组织和房室束－浦肯野系统等快反应细胞的自律性，从而引起室性心律失常。

普萘洛尔即心得安，能阻断心肌 β_1 受体，抑制 Ca^{2+} 和 Ba^{2+} 的内流，降低窦房结、心房和浦肯野纤维的自律性，起到抗心律失常的作用。

【实验对象】

体重 200 ~ 300 g 大鼠。

【实验器材与药品】

BL–420N 生物机能实验系统，心电图导联线，针形记录电极，小动物手术台，1 mL 注射器；10%

水合氯醛，4% 氯化钡，0.025% 普萘洛尔。

【实验步骤和方法】

1. 麻醉与固定　取大鼠一只，称重，腹腔注射水合氯醛 0.3 g/kg（0.3 mL/100 g）麻醉，仰卧位固定于小动物手术台上。

2. 颈静脉插管　行常规颈静脉插管供注射药物之用。

3. 记录心电图　将心电图导联线插入 BL-420N 系统的全导联心电输入插口，选用标准肢体导联。按红 - 右前肢、黄 - 左前肢、黑 - 右后肢的规则，将导联线上的针形电极刺入动物四肢皮下，描记正常 Ⅱ 导联心电图。

4. 模型复制　由颈静脉注射 4% 氯化钡 4 mg/kg（0.1 mL/100 g），动物可立即出现心律失常，一般多为室性双向性心动过速或室性早搏，30 min 左右可自行恢复窦性心律。注射后即刻及之后每隔 2 min 记录一次心电图，直到心律恢复正常，记录心律失常持续的时间。

5. 观察普萘洛尔的抗心律失常作用　待心律恢复正常 10 min 后，再经颈静脉注射 0.025% 普萘洛尔 0.25 mg/kg（0.1 mL/100 g），5 min 后再经颈静脉注射同样剂量的氯化钡，并用同样的方法记录心电图及心律失常维持的时间。

6. 实验结果统计分析　收集各组实验结果，比较前后两次氯化钡引起心律失常维持的时间，并作统计学分析。

【注意事项】

1. 各种药液需要新鲜配制。第一次注射氯化钡 30 min 后，如果心律失常没有恢复，可以接着注射普萘洛尔，心律能很快恢复。

2. 腹腔麻醉给药时，速度不宜过快，否则容易导致动物呼吸抑制。

3. 针形电极应插入皮下，针尖指向心脏。

【思考题】

1. 氯化钡引起心律失常的机制是什么？

2. 普萘洛尔抗心律失常的机制是什么？临床主要用于何种心律失常的治疗？

第八节　急性心肌梗死模型

【实验目的】

1. 学习大鼠急性心肌梗死模型的复制方法。

2. 观察急性心肌梗死大鼠心电图的变化。

【实验原理】

心肌梗死是由于冠状动脉病变引起严重而持久的心肌缺血与部分心肌坏死。临床常表现为胸痛、急性循环功能障碍、心电图出现缺血、损伤和坏死的系列特征性改变，以及血清特异性酶浓度的序列变化。心肌梗死发病率高，患者死亡率高，是威胁人类生命健康的常见疾病，对其防治

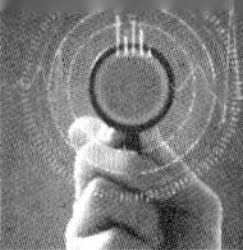

非常重要。

急性心肌梗死动物模型制备的方法很多，大致可概括为两类：一是开胸法，诸如冠脉结扎法、电刺激法、化学灼烧法等；二是闭胸法，如微珠堵塞法以及冠脉内注射药物诱发冠脉痉挛法等。目前以结扎冠脉的方法最为常用。本实验用结扎左冠状动脉前降支的方法来复制大鼠急性心肌梗死模型，以对心肌缺血和心肌梗死的预防和治疗进行研究。

【实验对象】

大鼠，体重 250 ~ 300 g。

【实验器材与药品】

手术台，BL-420N 生物机能实验系统，动物呼吸机，心电图肢体导联引导电极，哺乳动物手术器械，缝合针，缝合线，注射器；20% 氨基甲酸乙酯。

【实验步骤和方法】

1. 术前准备　大鼠经腹腔注射 20% 氨基甲酸乙酯 5 mL/kg 麻醉，仰卧位固定于兔手术台上。将心电图导联线插入 BL-420N 系统的全导联心电输入插口，选用标准肢体导联。按红 - 右前肢、黄 - 左前肢、黑 - 右后肢的规则，将导联线上的针形电极刺入动物四肢皮下，描记正常Ⅱ导联心电图 1 min。

2. 气管插管　颈部正中皮肤切口，暴露气管，行气管插管并与动物呼吸肌相连以维持呼吸，将潮气量设为 5 ~ 6 mL，呼吸频率为 60 ~ 70 次 /min。

3. 胸部手术

（1）左胸部皮肤去毛，碘伏消毒。

（2）沿胸骨左缘心脏搏动处纵向剪开皮肤约 2 cm，用止血钳逐层游离皮下组织、肌肉，暴露左第 2 ~ 4 肋，可清晰看到心脏搏动的暗影。

（3）用弯头止血钳迅速沿胸骨左缘 3、4 肋间隙插入胸腔分开肋骨，使心脏弹出胸腔，充分暴露心脏及其表面的血管。

（4）用医用缝合线在左冠状动脉前降支挂线，然后迅速将心脏送回胸腔，医用缝合线的两端留置体外备用。

4. 观察心电图指标　用长嘴止血钳将胸部皮肤和肌肉以及心脏挂线夹紧，防止气胸发生，观察心电图的变化。

5. 心肌梗死动物模型复制成功的标志　造模成功后，心电图表现为 ST 段抬高，和（或）T 波高耸或者倒置呈弓背向上单向曲线为心肌缺血标志。如心电图改变不明显，可稍松开止血钳，拉紧一端线头，直至明显看到心电图改变。

【注意事项】

1. 注意控制麻醉深度，避免动物因呼吸抑制而死亡。

2. 尽量缩短手术时间，以保证模型复制的成功率。

【思考题】

1. 试述心肌缺血和心肌梗死的发病机制及其对机体的影响。

2. 简述冠状动脉阻塞部位与心肌梗死范围的关系。

第九节　肾性高血压模型

【实验目的】

1. 学习大鼠肾性高血压模型复制的方法。
2. 学习大鼠动脉血压测量的方法。

【实验原理】

高血压病血压的升高，是由于全身小动脉（主要是内径约 100 μm 的小动脉）痉挛从而引起外周阻力增大所致。小动脉痉挛与精神因素、肾脏缺血、肾上腺的作用以及钠离子等有关。动物高血压模型主要有神经源型、肾型和内分泌型高血压模型，其中肾型高血压动物模型应用较多。动物肾型高血压模型具有血压升高明显、持久而恒定，较易反映药物的降压作用；形成高血压所需时间较短，工作量较小；临床降压药的效果与人体比较一致等优点。在进行高血压病治疗药物筛选的实验研究中，肾型高血压模型是最为常用的模型。本实验通过结扎大鼠肾动脉，使肾动脉狭窄，肾小球滤过率减小，引起球旁器分泌肾素增多，激活肾素 - 血管紧张素 - 醛固酮系统，使阻力血管收缩、血管阻力增大，同时肾脏钠水重吸收增加，尿量减少，体液容量增加，导致血压升高，复制肾性高血压模型。

【实验对象】

大鼠，体重 200 g 以上。

【实验器材与药品】

2.5 倍手术放大镜，多功能大鼠尾动脉血压测量仪，常规手术器械 1 套，注射器，棉枝；20% 氨基甲酸乙酯，生理盐水，2% 盐水，碘伏。

【实验步骤和方法】

1. 动物麻醉　取大鼠 1 只，腹腔注射 20% 氨基甲酸乙酯 5 mL/kg 麻醉。
2. 游离肾脏　背部去毛，常规消毒。于一侧背肋缘下作长 1.5 ~ 2.0 cm 的皮肤纵形切口，剪开皮下及肌肉进入腹腔，将拇指置于鼠背，食指或中指于鼠腹触摸到肾脏后，将肾脏推出切口，用生理盐水湿棉枝将肾脏周围的大网膜和其他组织推回腹腔，暴露肾脏。
3. 结扎肾动脉后支　在 2.5 倍放大镜下可见肾动脉后支位于肾静脉的后上方，用湿棉枝轻压肾脏的中外侧使肾脏稍向外旋，用镊子或湿棉枝于内侧切口处轻压肾蒂，肾动脉后支因张力关系而与静脉自动分开，两者之间出现小间隙，利用此间隙用丝线结扎肾动脉后支，回纳肾脏，分层间断缝合肌层和皮肤。用同样方法结扎对侧肾动脉后支。术后切口消毒，预防感染，必要时可用抗生素。
4. 高盐喂养　手术 1 周后，用 2% 盐水替代饮水喂养 3 个月。
5. 测量动脉血压　用多功能大鼠尾动脉血压测量仪测量 3 个月时大鼠的血压。

【注意事项】

1. 直接分离肾动脉后支极易损伤肾静脉造成出血，此时应用湿棉枝轻压，用镊子或湿棉枝于内侧切口处轻压肾蒂，使出现小间隙，再做结扎。
2. 分离肾动脉时应注意有无分支，若只结扎分支，则无法形成高血压。
3. 结扎肾动脉松紧要适当，过度狭窄容易造成动物死亡。

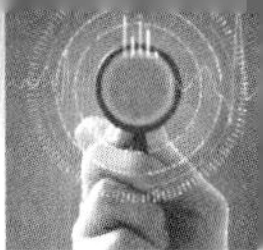

【思考题】

1. 肾性高血压产生的机制是什么?

2. 大鼠出现高血压有哪些异常表现?

第十节　糖尿病模型

【实验目的】

1. 学习大鼠糖尿病模型的制作方法。

2. 了解糖尿病的发病机理。

【实验原理】

糖尿病是以长期高血糖为主要特征的一组代谢紊乱综合征，其基本病理改变是由于胰岛素的绝对或相对不足，引起糖、脂肪、蛋白质、水及电解质等的代谢紊乱，并可引起眼、肾、神经、心血管等多脏器的慢性继发性损害。糖尿病分为Ⅰ型糖尿病和Ⅱ型糖尿病。Ⅰ型糖尿病即胰岛素依赖型糖尿病，是由于胰岛B细胞功能损害，导致胰岛素分泌减少所引起的代谢紊乱综合征；Ⅱ型糖尿病即非胰岛素依赖型糖尿病，是由于机体对胰岛素的敏感性降低（相对缺乏）所导致的代谢紊乱综合征。

适量的四氧嘧啶注入动物体内，可选择性损害胰岛B细胞，使B细胞合成胰岛素的功能发生障碍而导致胰岛素分泌减少，血糖升高。因此，四氧嘧啶可用来复制Ⅰ型糖尿病模型，该模型具有高血糖、体重减轻以及多饮、多食、多尿等特点，与临床人体Ⅰ型糖尿病吻合。给大鼠注射小剂量四氧嘧啶，造成B细胞轻度损伤，使动物产生糖耐量异常。在此基础上，给予动物高脂脂肪乳灌胃，引起动物肥胖，同时伴有高血脂、高胰岛素血症及胰岛素抵抗，可复制Ⅱ型糖尿病。

【实验对象】

8周鼠龄雌性大鼠，体重200 ~ 250 g。

【实验器材与药品】

血糖仪，注射器；四氧嘧啶，生理盐水，猪油，甲硫氧嘧啶，胆固醇，谷氨酸钠，蔗糖，果糖，吐温，丙二醇，25% 葡萄糖。

【实验步骤和方法】

1. Ⅰ型大鼠糖尿病模型

将大鼠禁食12 h。以四氧嘧啶（ALX）为诱导剂，注射前将ALX用生理盐水配制为10% 的溶液，按200 mg/kg剂量一次性注射入大鼠腹腔。给药后大鼠自由取食。24h及1周后血糖≥ 16.5 mmol/L、尿糖≥ +++ 为造模成功。此后每日尾静脉穿刺采血测血糖，每周测体重。

2. Ⅱ型大鼠糖尿病模型

（1）制备脂肪乳：猪油20 g，甲硫氧嘧啶1 g，胆固醇5 g，谷氨酸钠1 g，蔗糖5 g，果糖5 g，吐温20 mL，丙二醇30 mL，加水至100 mL，即配成脂肪乳。

（2）用高脂脂肪乳给大鼠灌胃，共10 d。

（3）第1天，将灌胃脂肪乳10 d的大鼠禁食不禁水12 h，腹腔注射ALX 120mg/kg，15 min后再腹腔注射胰岛素 0.4 U，并于注射 ALX 后的 2.5 h 和 5 h 分别给鼠灌胃 25% 葡萄糖 10 mL/kg。

（4）第二天，同上大鼠禁食不禁水 12 h 后，腹腔注射 ALX 100 mg/kg，15 min 后腹腔注射胰岛素 0.4 U，并于注射 ALX 后的 2.5 h 和 5 h 分别给鼠灌胃 25% 葡萄糖 10 mL/kg。

（5）用葡萄糖氧化酶法测末次给药 72 h 后的空腹血糖值，空腹血糖≥ 16.7 mmol/L 者为Ⅱ型糖尿病大鼠。

【注意事项】

1. 造模用大鼠体重不可过低，否则造模不易成功。
2.ALX 不稳定，需注射前临时配制。
3. 一次腹腔注射的 ALX 剂量不能过高，否则可导致大鼠死亡。

【思考题】

1. Ⅰ型和Ⅱ型糖尿病的发病机理各是什么？
2. Ⅰ型和Ⅱ型大鼠糖尿病的异常表现有哪些？

第十一节　急性全心衰竭模型及实验性治疗

【实验目的】

1. 学习家兔急性全心衰竭模型复制的方法。
2. 观察比较不同的治疗方法对急性心衰的治疗作用及效果。

【实验原理】

急性心力衰竭是指因急性心肌损害或心脏负荷加重，造成急性心排血量骤减、肺循环压力升高、周围循环阻力增加，引起肺循环充血而出现急性肺淤血、肺水肿并可有伴组织、器官灌注不足和心源性休克的临床病理综合征。急性心衰危及生命，必须紧急抢救。

大剂量戊巴比妥钠可抑制动物心功能，导致心衰，使心肌收缩力降低，左室内压最大变化速率降低，心排血量减少。通过给家兔注射大剂量戊巴比妥钠，可复制家兔急性全心衰竭模型，并观察心衰时机体血流动力学的改变。

急性心力衰竭的治疗主要包括利尿、强心、镇静和合理应用血管活性药物。本实验运用利尿、强心及扩血管等不同措施治疗急性心衰，比较不同治疗措施的疗效。

【实验对象】

雄性家兔，体重 2 ～ 2.5 kg。

【实验器材与药品】

BL-420N 生物机能实验系统，动物人工呼吸机，常规手术器 1 套，注射器，输液装置，心导管，气管插管，静脉插管，水检压计，小动脉夹，导尿管，纱布，手术线；3% 戊巴比妥钠，生理盐水，1% 肝素，1% 呋塞米，毒毛花苷 K（毒 K）注射液，酚妥拉明，液态石蜡。

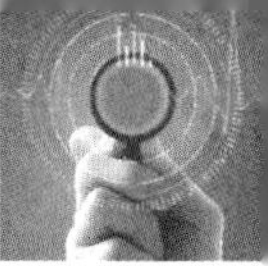

【实验步骤和方法】

1. 麻醉与固定　取家兔 3 只，称重，以 3% 戊巴比妥钠经耳缘静脉注射麻醉，仰卧位固定。

2. 膀胱插管与记录尿量　将充满生理盐水的导尿管蘸少许液体石蜡，从尿道插入膀胱 8 cm 左右，见有尿液滴出即可，并记录每分钟尿量。

3. 颈部操作　做颈部正中切口，分离左侧颈总动脉、右侧颈外静脉和气管。

4. 气管插管　行气管插管，接动物人工呼吸机，将潮气量设置为 50 mL，呼吸频率设置为 45 次 / min，呼吸时程比为 1.5 : 1。

5. 颈静脉插管　从右颈外静脉插入长约 5 cm 的静脉导管，导管外端通过三通管与水检压计和静脉输液装置连接，用以测定中心静脉压和给药。

6. 左心室插管与心功能指标测定　将与压力换能器连接并充满肝素生理盐水的心导管，从颈总动脉直接插入左心室，压力换能器的输出端插入 BL-420N 系统 1 通道，以采集左室舒张末期压力（LVEDP）、左室收缩压力峰值（LVSP）、左室压力最大变化速率（LV$dp/dt_{max}$）（参见本章第三节）。

7. 记录心电图　将心电图引导线的针型电极按红 – 右前肢、黄 – 左前肢、黑 – 右后肢的对应方式，分别插入四肢踝部皮下，描记肢体Ⅱ导联心电图，记录心率。

8. 全心衰模型复制与治疗　待动物稳定 10 min 后，经颈外静脉插管缓慢推注 3% 戊巴比妥钠 3 ~ 5 mL，每隔 10 min 注射一次，直至心衰形成（LV$dp/dt_{max}$ 下降 1/2）。再以 0.25 mg/（kg · min）静脉滴注戊巴比妥钠，以维持稳定心衰状态。收集 20 min 尿量。心衰形成 30 min 后，将 3 只家兔分别静脉注射呋塞米 2 mg/kg、毒 K 0.25mg/kg、酚妥拉明静脉滴注，初始剂量为 1.67 μg/（kg · min），根据反应调节滴速，可逐渐增大剂量，最大可至 33 μg/（kg · min）。分别记录给药前、后的上述各项指标和 20 min 尿量。

9. 实验结果统计分析　实验结束后，汇总全部实验室数据，进行统计分析。

【注意事项】

1. 左心室插管时，应缓慢轻柔以免刺穿心脏。

2. 静脉推注 3% 戊巴比妥钠时，速度应缓慢且用量应根据实际情况调整，一般所需总量为 5 ~ 10 mL。

3. 心衰模型制作及维持时，以 LV$dp/dt_{max}$ 控制在 400 ~ 500 mmHg/s 最佳，至少不低于 300 mmHg/s，此时心衰已形成，且相对稳定并具有较好的可逆性。

【思考题】

1. 左心衰与右心衰的临床表现有何不同?

2. 三种药物治疗心衰的药理学基础是什么？结合本实验，比较三者在急性心衰治疗中所体现的特点。

第十二节　急性呼吸窘迫综合征模型

【实验目的】

1. 学习家兔急性呼吸窘迫综合征模型的复制方法。

2. 观察家兔急性呼吸窘迫综合征的病理生理改变。

【实验原理】

急性呼吸窘迫综合征（ARDS）是一种以进行性呼吸困难与顽固性低氧血症为特征的急性呼吸衰竭。ARDS 多发生于原心肺功能正常的患者，是由于肺内或肺外的严重疾病引起的广泛的肺泡－毛细血管膜损伤，通透性增加，继发急性高通透性肺水肿和进行性缺氧性Ⅰ型呼吸衰竭。ARDS 常继发于感染、创伤、休克等，是造成急性危重病人死亡的重要原因之一。动物 ARDS 模型的建立对研究其发病原因、发病机制和治疗方法具有重要意义。

油酸是一种毒性很强的脂肪酸，注入体内后，首先通过神经、体液因素使肺微血管强烈收缩。随后，由于脂肪栓子阻塞肺毛细血管，造成肺微循环障碍；油酸还可直接刺激血管，损伤血管内皮细胞和肺泡上皮，增加呼吸膜的通透性，引起间质水肿、出血等病理改变，从而导致 ARDS。本实验用油酸致家兔 ARDS 发生，观察 ARDS 发生时的病理生理变化。用油酸复制 ARDS 模型方法简单，可重复性高，成功率高，可引起典型的 ARDS 表现，但病因与临床差距甚远。

【实验对象】

健康家兔，雌雄不限，体重 2 ～ 3 kg。

【实验器材与药品】

BL-420N 生物机能实验系统，气管插管，动脉插管，血气分析仪，常规手术器械 1 套，注射器，天平，滤纸；20% 氨基甲酸乙酯，生理盐水，油酸，10% 福尔马林。

【实验步骤和方法】

1. 取家兔 1 只，耳缘静脉注射 20% 氨基甲酸乙酯，麻醉后仰卧位固定。

2. 颈部手术暴露气管，行气管插管，接呼吸换能器并与 BL-420N 生物机能实验系统连接，采集记录呼吸流量指标及呼吸频率。

3. 行颈总动脉插管，由颈总动脉处采血 1 mL 用于血气分析，测定 PaO_2、PCO_2、pH（参见第六章第二节）。

4. 经耳缘静脉注射油酸 0.08 mL/kg，观察记录家兔的呼吸指标。

5. 于注射油酸后 30 min、60 min、90 min、120 min 各采血 1 mL，重复测定血气指标。

6. 收集呼吸及血气相关数据，做统计学分析，与注射油酸前作比较。

7. 注射油酸 3 h 后将动物放血处死。开胸取肺，用滤纸吸去表面水分，观察肺组织的大体变化。用天平称重，计算肺系数。ARDS 兔肺组织肉眼可见呈暗褐色，有点状或片状出血，局灶性坏死，多数动物气管内有粉红色泡沫样液体，肺体积增大，重量增加，肺系数明显大于正常值。

8. 观察了 ARDS 兔肺组织的大体变化后，将标本用 10% 中性福尔马林固定液固定，按常规作病理切片镜检。镜检可见部分肺泡呈代偿性扩张，部分肺泡萎陷呈局部肺不张，肺泡内有水肿液及出血，偶可见有透明膜形成。

【注意事项】

1. 造模用动物必须健康，造模前若有明显呼吸困难或 PaO_2 在 70 mmHg 以下者不予选用。

2. 每次颈总动脉采血作血气分析时，须先弃掉插管内的少量血液。采血后注射器针头立即插入软

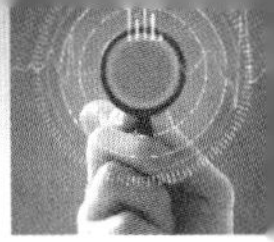

木塞以隔绝空气，并尽快送检。

3. 因为油酸总量甚微，如稍有外溢影响很大，故必须保证准确注入于血管内。

4. 处死动物以放血为宜。取肺时需相同位置剪断气管，去除心脏及血管，务必准确测得肺重量。

【思考题】

1.ARDS 的发病机制是什么？

2.ARDS 可引起哪种类型的呼吸衰竭？为什么？

第十三节　肝硬化模型

【实验目的】

1. 学习大鼠肝硬化模型的复制方法。

2. 观察肝硬化的病理变化。

【实验原理】

由于各种原因如炎症、中毒、营养不良等，使肝脏受到长期、反复且广泛的损害时，可引起肝细胞的变性和坏死，继而引起肝细胞再生和纤维组织增生，使肝组织的结构破坏、质地变硬，最终导致肝硬化。科研过程中可采用复合因素（低蛋白高脂肪膳食、乙醇饮料、四氯化碳注射）或单用四氯化碳（CCl_4）的方法来复制肝硬化动物模型，其中复合因素复制效果较好。本实验采用皮下注射 CCl_4 和饮用食用白酒的方法来诱导雄性大鼠发生肝硬化，并观察肝硬化的病理变化。

【实验对象】

雄性大鼠，体重约 200 g。

【实验器材与药品】

常规手术器械 1 套，注射器；99.5% 四氯化碳（CCl_4），菜籽油，0.35% 苯巴比妥钠，55 度食用白酒。

【实验步骤和方法】

1. 将 99.5% CCl_4 与菜籽油分别按 1∶1、3∶2 的比例配制成 50% 和 60% 的 CCl_4 中性菜籽油溶液；将 55 度食用白酒与蒸馏水按比例配制成 10%、20% 和 30% 的乙醇溶液。

2. 取雄性大鼠 1 只，以 0.35% 苯巴比妥钠溶液代替饮用水 2 周。随后双下肢皮下交替注射 50%CCl_4 中性菜籽油溶液 0.5 mL/100 g，每周 2 次，持续 4 周。第 7 周开始改为用 60% CCl_4 中性菜籽油溶液，按 0.5 mL/100 g 双下肢皮下交替注射，持续 5 周。同时在第 3、4 周以 10% 乙醇溶液为其唯一饮用水，第 5、6 周改为 20% 乙醇溶液，第 7 周开始至实验结束以 30% 乙醇溶液为其唯一饮用水。诱导肝硬化模型时间共计 11 周。

3. 在诱导肝硬化模型期间观察动物对外界的反应情况。

4. 开腹后切取肝脏，先观察其大体变化，再作切片镜下观察其病理变化，包括肝细胞坏死情况、炎性细胞浸润、纤维间隔及假小叶的形成等病理变化特点。

【注意事项】

1. 本实验大鼠饮用的是食用白酒，若用医用酒精会引起大鼠拒饮而且会导致大鼠的死亡。

2. 在诱导前以 0.35% 苯巴比妥钠溶液代替饮用水 2 周，增加肝细胞对 CCl_4 的敏感性，可促进大鼠产生持久的肝硬化。

【思考题】

1. 饮用苯巴比妥钠溶液为什么能促进大鼠产生持久的肝硬化？

2. 肝硬化的发病机制是什么？

第十四节　高血脂模型

【实验目的】

学习大鼠高血脂模型的复制方法。

【实验原理】

高血脂一般指高脂血症，是指血脂水平过高，血浆中甘油三酯（TG）和（或）总胆固醇（TC）升高，也包括低密度脂蛋白（LDL-C）升高和高密度脂蛋白胆固醇（HDL-C）降低。高血脂可直接引起一些严重危害人体健康的疾病，如动脉粥样硬化、冠心病、胰腺炎等。

目前已经建立的人类高脂血症动物模型较多，由于选择不同的动物对象和使用不同的高脂饲料配方，通常不同的高脂血症动物模型可出现不同水平的血脂异常，且后续出现动脉粥样硬化的可能性也不相同。由于大鼠血清中 HDL 是血胆固醇的主要载体，并且大鼠本身具有对抗动脉粥样硬化的特点，后续不易形成动脉粥样硬化。本实验选用大鼠作为模型复制对象，用高脂饲料喂养法，在短期内即可形成血脂水平的升高，不强调发生动脉粥样硬化等病理改变。

【实验对象】

雄性大鼠，体重 150 ~ 250 g。

【实验步骤和方法】

1. 配方一：1% ~ 4% 胆固醇，10% 猪油，0.25% 甲硫氧嘧啶，86% ~ 89% 基础饲料（其中面粉 20%、米粉 10%、玉米面 20%、麸皮 25%、豆粉 20%、骨粉 2%、鱼粉 2%）。

2. 配方二：10% 蛋黄粉，5% 猪油，0.5% 胆酸钠，85% 基础饲料。

3. 选择上述一种配方，每日喂 15 ~ 20g，连续喂食 2 ~ 4 周，即可形成高血脂。

大鼠血浆胆固醇明显升高可达 250 ~ 500 mg/dL，可用于降血脂的实验研究。

【注意事项】

1. 本动物模型早期病变与人体病变相似，但不易形成较明显的主动脉粥样硬化病变，故一般不用于抗动脉粥样硬化作用的实验研究。

2. 大鼠对高脂肪、高胆固醇饮食具有耐受性，故在高脂饲料中除加入胆固醇外，还需加入胆酸钠或甲硫氧嘧啶。

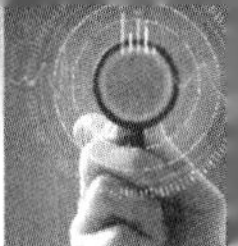

【思考题】

什么是高脂血症？其临床有哪些表现？对机体有哪些危害？

第十五节　多器官功能不全模型

【实验目的】

1. 学习多器官功能不全实验模型的复制方法。
2. 了解肝、肾、肺功能不全的检测方法。

【实验原理】

多器官功能不全又称为多器官功能不全综合征（MODS），是指机体由于受到严重打击，同时或相继出现 2 个或 2 个以上的器官或系统功能障碍甚至衰竭的临床综合征。MODS 多见于严重创伤、大型手术、重度感染、急性中毒、长时间休克及猝死等。MODS 病情凶险，发展迅速，一般会有休克表现，死亡率极高。MODS 是一个动态的病理生理过程，早期表现为全身炎症反应综合征（SIRS），进一步发展则为多器官功能衰竭（MOF）。多器官功能衰竭需依据临床表现以及实验室检查指标来诊断，具有以下 2 个或 2 个以上的器官系统功能衰竭，可诊断为多器官功能衰竭：

1. 心血管系统　急性心力衰竭患者表现为心动过速、心律失常、心肌损伤或毛细血管通透性增加等；休克患者表现面色苍白、四肢湿冷、尿少等。突然发生低血压，心指数< 1.5 L/（min · m^2），对正性肌力药物不起反应。

2. 神经系统　表现为意识障碍，对语言、疼痛刺激反应减退等。

3. 呼吸系统　发生急性呼吸窘迫综合征（ARDS），有明显呼吸困难，低氧、发绀等，动脉血氧分压低于 50 mmHg。

4. 消化系统　应激性溃疡、消化道出血、胰腺炎等患者，表现为呕血、便血、腹胀和肠鸣音减弱等。急性肝衰竭患者，可出现黄疸、肝性脑病如意识障碍、行为改变、性格改变和扑翼样震颤等表现。

5. 血液系统　表现为贫血、血小板减少及皮下出血、弥散性血管内凝血等。

6. 泌尿系统　少尿、无尿，血清肌酐> 110 μmol/L。

【实验对象】

雄性大鼠，体重 250 ~ 300 g。

【实验器材与药品】

BL-420N 系统，哺乳动物手术器械 1 套，手术台，气管插管，20 mL 注射器 1 只，1 mL、5 mL 注射器各 2 只，小试管，小三角烧瓶，滴管，血管钳，分光光度计，恒温水浴锅、草酸钠抗凝试管，1 mL 奥氏吸管，1 mL 容量吸管，10 mL 刻度吸管，试管，15 mL 离心管，离心机；粗制内毒素，磷酸盐缓冲液，0.4 mol/L NaOH，0.75 mol/L NaOH，0.04 mol/L 苦味酸溶液，2% 草酸钠溶液，考马斯亮蓝 G250，95% 乙醇，85% 磷酸，肌酐，牛血清白蛋白。

【实验步骤和方法】

1. 多器官功能不全模型的复制　取大鼠 2 只，禁食 12 h，自由饮水。腹腔注射 1% 戊巴比妥钠

3.5 mL/kg，麻醉后固定于实验台上。分离左颈动脉，行动脉插管并将插管与 BL-420N 系统连接用以测量动脉血压；分离右侧颈外静脉，行静脉插管用于输液和给药。将 1 只大鼠经静脉输入粗制内毒素 3 mL/kg，20 min 内注完。另 1 只大鼠静脉输入等量生理盐水作为对照。2 ~ 5 h 取材检测。

2. 肝功能不全的检测—血清谷丙转氨酶活性的测定

（1）试剂配制

1）谷丙转氨酶基质液：取分析纯 α 酮戊二酸 29.2 mg 和 DL-α 丙氨酸 1.78 g，加 0.4 moL/L 氢氧化钠 0.5 mL 及 pH7.4 磷酸缓冲液约 50 mL 溶解，校正 pH 至 7.4，再以 pH 7.4 磷酸缓冲液稀释至 100 mL，加氯仿数滴，置冰箱中备用，可保存半年。

2）2，4 二硝基苯肼溶液：取分析纯 2，4 二硝基苯肼 19.8 mg，加 10 mol/L 盐酸 10 mol/L 溶解，溶解后加蒸馏水稀释至 100 mL，此溶液溶解较慢，宜置暗处，不时摇荡，待全部溶解后置于棕色瓶中，置冰箱保存备用。

3）丙酮酸钠标准液：取丙酮酸钠 22 mg，溶于 100 mL pH 7.4 磷酸缓冲液内。此溶液须新鲜配制，冰箱中最多保存 3 d。

（2）检测方法

1）血清谷丙转氨酶（SGPT）标准曲线的制作：取试管 6 支编号，按表 10-2 加样。加样完毕后，以 520 nm 波长比色，用水调“0”，测定管减去空白管光密度，取光密度为纵坐标，以相当于每 100 mL 血清的 SGPT 单位数为横坐标绘制标准曲线。

表 10-2　血清谷丙转氨酶标准曲线的制作

项　目	空　白	1	2	3	4	5
丙酮酸钠标准液 /mL	—	0.05	0.10	0.15	0.20	0.25
相当于 100 mL 血清 SGPT 单位	0	28	57	97	150	200
谷丙基质液 /mL	0.50	0.45	0.40	0.35	0.30	0.25
蒸馏水 /mL	0.10	0.10	0.10	0.10	0.10	0.10
2，4 二硝基苯肼 /mL	0.50	0.50	0.50	0.50	0.50	0.50
混匀，置 37 ℃水浴保温 20 min						
0.4 mol/L NaOH/mL	5.0	5.0	5.0	5.0	5.0	5.0
混匀，5 min 后 520 nm 比色测光密度						

2）血清谷丙转氨酶活性的测定：取 4 支试管，分别标注实验动物空白、测定管和对照动物空白、测定管。按表 10-3 加样：

表 10-3　血清谷丙转氨酶活性的测定

项　目	实验动物		对照动物	
	空白管	测定管	空白管	测定管
血清 /mL	0.1	0.1	0.1	0.1
谷丙基质（37 ℃预温 5 min）	—	0.5	—	0.5
摇匀，置 37 ℃水浴保温 30 min				
2，4 二硝基苯肼 /mL	0.5	0.5	0.5	0.5

（续表）

项　目	实验动物		对照动物	
	空白管	测定管	空白管	测定管
谷丙基质（已预温）/mL	0.5	—	0.5	—
		混匀，置 37 ℃水浴保温 20 min		
0.4 mol/L NaOH/mL	5.0	5.0	5.0	—
		混匀，5 min 后 520 nm 比色测光密度		

加样完毕后摇匀各管液体，室温放置 5 min 后，用 520 mm 波长比色，用水调“0”，测定管减去空白管光密度，查标准曲线求得 2 只大鼠 SGPT 的单位数。SGPT 的正常值为 0 ～ 40 U/L。

2. 肾功能不全的检测—血浆肌酐的测定

（1）试剂配制：

1）0.1 mol/L 碳酸缓冲液（pH 10.6）：精确称取 10.5g 分析纯碳酸钠和 0.9 g 分析纯无水碳酸氢钠，用蒸馏水稀释至 1000 mL。

2）测定用缓冲液：取上述碳酸缓冲液 700 mL 加 0.4 mol/L 氢氧化钠溶液 300 mL。

3）空白用缓冲液：取上述碳酸缓冲液 700 mL 加 0.1 mol/L 氢氧化钠溶液 300 mL。

4）苦味酸（12 g/L）：取苦味酸 20 g 加蒸馏水 1000 mL，煮沸冷却，待结晶析出后，倾出上清液进行滴定。滴定时取苦味酸上清液 5 mL，加 1% 酚酞 1 滴，用 1 mol/L 氢氧化钠溶液进行滴定，到呈橘红色为止（每毫升 1 mol/L 氢氧化钠相当于 0.2292 g 苦味酸），计算后其浓度常超过 12 g/L，再用蒸馏水稀释至 12 g/L。

5）测定用苦味酸：取测定用缓冲液加等量的 12 g/L 苦味酸液。

6）空白用苦味酸：取空白用缓冲液加等量的 12 g/L 苦味酸液。

7）肌酐标准储存液（1 g/L）：精确称取肌酐 100 mg，加适量 0.1 mol/L 盐酸溶解，再加蒸馏水至 100 mL。

8）肌酐标准应用液（0.02 mg/mL）：取肌酐标准储存液 2 mL 加 0.1 mol/L 盐酸至 100 mL，冰箱保存。

（2）血浆肌酐的测定：按表 10–4 步骤操作。

表 10–4　血浆肌酐的测定

项　目	标准管（S）	标准空白管（SO）	测定管（R）	测定空白管（RO）
肌酐标准应用液 /mL	0.25	0.25	—	—
血清或血浆 /mL	—	—	0.25	0.25
测定苦味酸 /mL	5.0	—	5.0	—
空白苦味酸 /mL	—	5.0	—	5.0

混匀，置 37 ℃水浴中 20 min，再放到冷水盆中迅速转动 1 min 使其冷却，在 520 nm 波长处以各空白管调零比色。根据下面公式计算血浆肌酐含量（正常值为 0.5 ～ 1.4 mg）：

$$\text{血浆肌酐（mg）} = 2 \times \frac{R-0.1}{S-0.1} - 0.23$$

3. 肺功能不全的检测—肺泡支气管灌洗液蛋白含量的测定

（1）试剂配制：

1）染色液：取 100 mg 考马斯亮蓝 G250 溶解于 95% 乙醇 50 mL 中，加入 85% 磷酸 100 mL，加蒸馏水稀释到 1 L。

2）蛋白标准液：取牛血清白蛋白 100 mg，溶解于 100 mL 蒸馏水（或 0.05 mol/L NaOH）中，配成 1 mg/mL 的标准液。

（2）灌洗肺泡和支气管：用注射器将 2.5 mL 生理盐水通过导管缓慢注入肺内，再回抽，反复 10 次，最后回收，此为第一次灌洗液。重复 3 次，将 3 次灌洗液混合用作后续测定。

（3）蛋白含量的检测：考马斯亮蓝 G250 测定法，按表 10–5 绘制标准曲线及测定样品中蛋白含量。

表 10–5　肺泡支气管灌洗液蛋白含量的测定

项　目	样　品		蛋白标准曲线						
试管号	对照	衰竭	1	2	.3	4	5	6	7
肺泡灌洗液 /μL	60	60	—	—	—	—	—	—	—
蛋白标准液 /μL	—	—	0	10	20	30	40	50	60
蒸馏水 /μL	0	0	60	50	40	30	20	10	0
染色液 /mL	3	3	3	3	3	3	3	3	3

注：室温 15 min，595 nm 处比色测光密度 A595。

以标准蛋白含量为横坐标，A595 值为纵坐标作图，从图中查出样品的蛋白含量。

【注意事项】

1. 高浓度 Tris、EDTA、尿素、甘油、蔗糖、丙酮、硫酸铵、去垢剂等对测定有干扰。
2. 考马斯亮蓝染色能力很强，测定后要立即将比色杯清洗干净。

【思考题】

1. 试述Ⅱ型呼吸衰竭患者给低浓度氧吸入的病理生理基础是什么？
2. 试述肝功能衰竭患者氨生成增多的机制，肝功能衰竭患者为何发生氨清除不足？
3. 多器官功能不全的治疗原则是什么？

【附注】粗制内毒素的制备

将营养琼脂按 4 g/100 mL 蒸馏水的比例混匀，置于三角烧瓶中高压加热融化，在无菌条件下制备成琼脂平板。将 0111B4 大肠杆菌接种到琼脂平板上，置 37 ℃恒温箱内培养 24 h。用生理盐水冲洗生长的细菌制成大肠杆菌悬液，将悬液过滤后用细菌浓度比浊管将大肠杆菌的浓度调节为（5 ~ 10）mL^{-1}。将大肠杆菌悬液置沸水浴中煮 15 min。再反复冻融 3 次，即制得粗制内毒素。

第十一章 病案讨论

病案讨论（一）

【病史】

某男，33 岁。工作勤奋，经常加班至深夜，久而久之，逐渐感觉全身疲乏无力，肌肉关节酸痛，食欲不振。到医院作全面检查，未发现阳性体征和检验结果。

【思考题】

1. 该患者身体处于何种状态？
2. 是否需要治疗？

【参考答案】

1. 处于亚健康状态。
2. 因为他在体检后没有发现疾病的存在，但又有疲劳、食欲不振等表现，并不属于健康状态，而是处于疾病与健康之间的第三种状态即亚健康状态。处于亚健康状态的个体不需要治疗，但需要通过自我调节如适当休息、放松、增加睡眠等逐步消除这些症状，使机体早日恢复健康。

病案讨论（二）

【病史】

患者李某，男，73 岁。在家突然晕倒，随即昏迷而急诊入院。患者既往有高血压病史 20 余年。经体检和 CT 诊断为脑干出血，给予药物治疗。次日心跳、呼吸停止，深度昏迷。经呼吸机和药物抢救后，心跳恢复至 130 ~ 140 次 / min，但瞳孔始终散大，脑电波消失，脑血流停止。

【思考题】

该患者是否已经死亡？为什么？

【参考答案】

该患者已经死亡。临床是以脑死亡作为判断死亡的标志，脑死亡是指全脑包括大脑皮质和脑干功能的永久性丧失。随着心肺复苏技术的发展，脑死亡患者在较长一段时间内，心脏仍然可以产生自发的节律性运动，心脏停搏不能作为脑死亡的判断标准。该患者确诊为脑干出血，经抢救虽心跳恢复，但无自主呼吸，而且深度昏迷，瞳孔始终散大，脑电波消失，脑血流停止，根据这些指标可以判断患者已经脑死亡，脑死亡即标志患者已经死亡。

病案讨论（三）

【病史】

王某，男，15 个月。因腹泻、呕吐 4 d 入院。发病以来，每天腹泻 6 ～ 8 次，水样便，呕吐 4 次，不能进食，每日补 5% 葡萄糖溶液 1 000 mL，尿量减少，腹胀。

【体检】

精神萎靡，体温 37.5 ℃（肛）（正常 36.5 ～ 37.7 ℃），脉搏速弱，150 次 / min，呼吸浅快，55 次 / min，血压 86/50 mmHg（11.5/6.67 kPa），皮肤弹性减退，两眼凹陷，前囟下陷，腹胀，肠鸣音减弱，腹壁反射消失，膝反射迟钝，四肢凉。

【生化检验】

血清 Na^+ 125 mmol/L，血清 K^+ 3.2 mmol/L。

【思考题】

试分析该患儿发生了何种水、电解质代谢紊乱？为什么？

【参考答案】

1. 低渗性脱水

（1）病史：呕吐、腹泻、不能进食，4 d 后才入院，大量失液而只补水，因此由等渗性脱水转变为低渗性脱水。

（2）体检：两眼凹陷、前囟下陷、皮肤弹性减退，为脱水貌的表现。

（3）生化检验：血清 Na^+ 125 mmol/L（正常 135 ～ 145 mmol/L）。

2. 低钾血症

（1）病史：呕吐、腹泻、不能进食，使 K^+ 摄入不足而丢失增多（小儿失 K^+ 的主要途径是胃肠道）；补葡萄糖使细胞外液 K^+ 转移到细胞内液。

（2）体检：精神萎靡，腹胀，肠鸣音减弱，腹壁反射消失，膝反射迟钝等，为急性低钾血症引起神经 – 肌肉兴奋性降低的表现。

（3）生化检验：血清 K^+3.2 mmol/L（正常 3.5 ～ 5.5 mmol/L）。

病案讨论（四）

【病史】

李某，女，37 岁。因神志不清而急诊入院。患糖尿病半年，近三天食欲减退，呕吐频繁，精神萎靡不振，乏力。入院后注射胰岛素 72U 并输入生理盐水及乳酸钠，患者神志逐渐清醒，但有烦躁不安并出现心律不齐。

【体检】

浅昏迷、呼吸深大，血压 80/64 mmHg（10.7/8.53 kPa），键反射减弱。

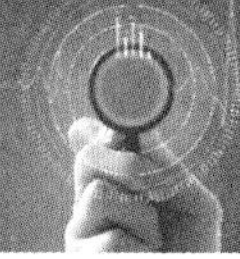

【生化检查】

尿常规：尿蛋白 +，尿糖 +++，尿酮体 +。

查血：K^+2.0 mmol/L，Na^+141 mmol/L。

【思考题】

试分析患者主要发生了哪种水电解代谢紊乱？为什么？

【参考答案】

患者主要发生了低钾血症。

1. 病史　患糖尿病半年，近三天食欲减退，频繁呕吐，精神萎靡不振，乏力。入院后注射胰岛素 72 单位，并输入生理盐水及乳酸钠。呕吐导致消化道失钾，应用胰岛素导致细胞外液 K^+ 移向细胞内液。

2. 体检　浅昏迷、键反射减弱，心电图出现 T 波低平，频繁室性早搏，均为低钾血症的临床表现。

3. 生化检验　血 K^+ 2.0 mmol/L（正常 3.5 ～ 5.5 mmol/L）为最直接的证据。

病案讨论（五）

【病史】

某冠心病继发心力衰竭患者，服用地高辛及利尿药数月。血气分析和电解质测定显示：pH 7.59，$PaCO_2$ 30 mmHg（3.99 kPa），HCO_3^- 28 mmol/L。

【思考题】

试分析该患者发生了何种酸碱平衡紊乱？

【参考答案】

患者 pH 为 7.59，明显高于 7.45，存在碱中毒。引起 pH 上升有两种可能性：$PaCO_2$ 原发性减少引起呼吸性碱中毒；HCO_3^-原发性升高引起代谢性碱中毒。本患者既有 $PaCO_2$ 下降，又存在 HCO_3^-增高，故患者可能两种情况均存在。根据单纯性酸碱平衡紊乱代偿调节的规律，当 $PaCO_2$ 原发性减少引起呼吸性碱中毒时，HCO_3^-则应代偿性减少，低于 24 mmol/L 的正常水平，该患者实际 HCO_3^-为 28 mmol/L，故存在代谢性碱中毒；当 HCO_3^-原发性增高引起代谢性碱中毒时，$PaCO_2$ 则应代偿性增高，其数值应高于 40 mmHg（5.55 kPa）的正常水平，该患者实际 $PaCO_2$ 为 30 mmHg（3.99 kPa），故存在呼吸性碱中毒。

病案讨论（六）

【病史】

某慢性肺心病患者，其血气分析和电解质测定结果为：pH 7.40，$PaCO_2$ 67 mmHg（8.9 kPa），血 HCO_3^- 40 mmol/L，Na^+ 140 mmol/L，Cl^- 90 mmol/L。

【思考题】

试分析患者发生了何种类型的酸碱平衡紊乱?

【参考答案】

该患者同时存在呼吸性酸中毒和代谢性碱中毒。

根据病史和 $PaCO_2$ 指标可推测存在呼吸性酸中毒。根据病史，肺心病发生缺氧可发生乳酸性酸中毒，但根据 AG 值测定 AG=140—（90+40）=10 mmol/L，可排除患者有代谢性酸中毒。根据患者 pH 值在正常范围，可推测患者发生了代偿性呼吸性酸中毒，或者发生了呼吸性酸中毒合并代谢性碱中毒。若是代偿性呼吸性酸中毒，则 HCO_3^- 代偿升高的值应等于实测值，若合并有代谢性碱中毒，则实测值应大于 HCO_3^- 代偿升高的值。慢性呼吸性酸中毒时 HCO_3^- 的预计值应等于：

$$
\begin{aligned}
HCO_3^- &= 24 + HCO_3^- \\
&= 24 + 0.4 \times \Delta PaCO_2 \pm 3 \\
&= 24 + 0.4 \times (67-40) \pm 3 \\
&= 24 + (10.8 \pm 3) \\
&= 31.8 \sim 37.8\ \text{mmol/L}
\end{aligned}
$$

因为 HCO_3^- 实测值为 40 mmol/L，高于预测范围的最高值，说明患者除存在呼吸性酸中毒外，还存在代谢性碱中毒。

病案讨论（七）

【病史】

患者李某，入院后进行实验室检查各血氧指标为：PaO_2 97 mmHg，PvO_2 60 mmHg，血氧容量 10.8 mL/dL，动脉血氧饱和度 97%，动静脉血氧含量差为 2.8 mL/dL。

【思考题】

试分析此患者可有何种类型缺氧？为什么?

【参考答案】

1. 患者发生了血液性缺氧和组织性缺氧。
2. 血液性缺氧：因为血氧容量降低，正常值为 20 mL/dL。
3. 组织性缺氧：因为 PvO_2 升高、动静脉血氧含量差减小。

病案讨论（八）

【病史】

患者李某，女，30 岁。患慢性肾小球肾炎 8 年。近年来，尿量增多，夜间尤甚。本次因妊娠反应严重，呕吐频繁，进食困难而急诊入院。

【生化检查】

血 K^+ 3.6 mmol/L，HCO_3^- 26.3 mmol/L，Na^+ 142 mmol/L，Cl^- 96.5 mmol/L。内生肌酐清除率为正常

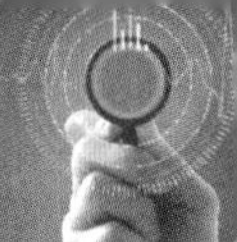

值的 24%，pH 7.39，$PaCO_2$ 43.8 mmHg。

【思考题】

该患者有无肾功能衰竭、酸碱平衡和钾代谢紊乱？依据是什么？

【参考答案】

1. 该患者有肾功能衰竭。根据其有长期慢性肾炎病史，近年又出现多尿和夜尿等慢性肾衰的临床表现，尤其是患者内生肌酐清除率仅为正常值的 24%（慢性肾功能衰竭发展的阶段），可见已发生肾功能衰竭。

2. 该患者发生了混合型酸碱平衡紊乱。从表面上看，其 pH 在正常范围，似乎没有酸碱平衡紊乱，但根据其有慢性肾炎病史，已发生肾功能衰竭，可导致体内有机酸的排泄减少而发生代谢性酸中毒。该患者 AG = [Na^+] –（[HCO_3^-] + [Cl^-]）= 142 –（26.3 + 96.5）= 17.2 mmol/L（AG 正常值 12 mmol/L）±2 mmol/L），提示发生了 AG 增大型代谢性酸中毒。该患者又有呕吐病史，加之有 $PaCO_2$ 的继发性升高，考虑有代谢性碱中毒。由于这两种酸碱平衡紊乱使其 pH 变化的趋势相反，互相抵消，故 pH 仍处于正常范围，但确是发生了混合型酸碱平衡紊乱。

3. 该患者发生了钾代谢紊乱（缺钾）：表面上看患者似乎没有钾代谢紊乱，因为血清 K^+ 3.6 mmol/L 在正常值范围内。但是，患者进食困难导致钾的摄入减少，而频繁呕吐又导致钾的丢失过多，碱中毒又可加重低钾血症的发生。之所以血钾浓度降低不明显，是由于同时发生酸中毒造成的假象。

病案讨论（九）

【病史】

某患儿，发热，呕吐、皮肤有出血点，出血点涂片检查见脑膜炎双球菌。治疗中出血点逐渐增多呈片状，血压由入院时的 92/64 mmHg 降至 60/40 mmHg。

【思考题】

1. 可能的诊断是什么？依据是什么？
2. 应进一步对该患儿作什么检查？

【参考答案】

1. 弥散性血管内凝血（DIC）。依据：出血、血压下降。

2. 为了确诊，应进一步检测血小板计数，凝血酶原时间，进一步检测纤维蛋白原含量。DIC 患者血小板计数通常低于 $100 \times 10^9\ L^{-1}$、凝血酶原时间延长（> 14 s），血浆纤维蛋白原含量低于 1.5 g/L。

病案讨论（十）

患儿，男，2 岁。因咽痛、发热 3 d，全身抽搐 0.5 h 而入院。3 d 前出现畏寒、皮肤苍白起鸡皮疙瘩。当晚体温升高，烦躁。次日思睡，偶有恶心、呕吐。尿少、色深。入院前 0.5 h 突发全身抽搐急诊入院。体检：T 41 ℃，P 116 次 / min，BP 100/60 mmHg，R 26 次 / min。嗜睡，面红，口唇干燥，咽部明显充血，双侧扁桃体肿大，颈软，双肺呼吸音粗。生化检查：WBC $17.4 \times 10^9\ L^{-1}$，HCO_3^- 17.9 mmol/L。

【思考题】

1. 该患儿体温升高的原因是什么?
2. 对该患儿应如何治疗和护理?

【参考答案】

1. 该患儿是由于发热激活物刺激，引起体温调节中枢调定点上移而引起发热。发热过程中，机体物质代谢增强，患儿持续高热，交感神经兴奋，进而出现高热惊厥。

2. 治疗和护理措施：①立即进行物理降温，输液，纠正酸碱平衡紊乱，抗生素治疗；②补充能量。发热时能量消耗大大增加，需要补充多糖、高蛋白饮食以补充能量消耗。同时，由于交感神经兴奋，消化液分泌减少，胃肠运动减弱，导致患儿消化能力减弱，食欲不振，所以饮食应清淡、易消化；③补充水、电解质，预防脱水；④安静休息，减少体力活动，预防心衰。

病案讨论（十一）

【病史】

某女，29 岁。因车祸头部及肢体多处创伤，伴有大量出血（估计约 1 200 mL）。经清创手术及输血（500 mL）、输液（生理盐水 1 000 mL）处理后血压一直不能恢复，处于半昏迷状态，采用人工呼吸、心电监护，同时用 2 mg 去甲肾上腺素静脉缓慢滴注，总量达 8 mg。最终因抢救无效而死亡。

【思考题】

1. 该患者应属何种休克?
2. 你认为对该患者的处理措施是否合理? 为什么?

【参考答案】

1. 属失血性休克。

2. 处理措施不合理。因为去甲肾上腺素虽然可收缩血管，有助于升高血压，但是浓度过高可加重微循环的缺血、缺氧，进一步加重休克的发展。

病案讨论（十二）

【病史】

患者黄某，男，19 岁。外出务工，不慎从高处坠落，事发后由他人救起送医。

【体检】

面色苍白、脉搏细弱，四肢冷、出汗，左耻骨联合及大腿根部大片瘀斑、血肿。血压 65/50 mmHg，心率 125 次 / min，体温 36.8 ℃。伤后送医院，途中患者渐转入昏迷，皮肤瘀斑，最终死亡。

【思考题】

1. 该患者发生了何种休克?

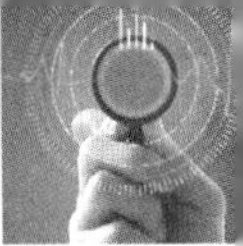

2. 送医前患者处于休克哪一阶段?

3. 此阶段微循环变化的特点是什么?

4. 请从病理生理学的角度提出抢救此患者的原则。

【参考答案】

1. 该患者发生失血性休克（低血容量性休克）。

2. 送院前该患者处于休克初期（缺血缺氧期）。

3. 此阶段微循环变化的特点是：大量真毛细血管关闭；动静脉吻合支开放；毛细血管前阻力↑↑ > 毛细血管后阻力↑；少灌少流，灌少于流。

4. 抢救原则：止血，补充血容量（需多少补多少、及时尽早、心肺功能允许），纠正酸中毒，合理应用血管活性药物（休克早期可用舒张血管药物、后期在充分扩容的基础上可适当应用缩血管药物），防治细胞损伤、防治器官衰竭、支持营养等。

病案讨论（十三）

【病史】

某肺心病、呼吸衰竭合并肺性脑病患者，用利尿剂、激素等治疗。

【化验】

pH 7.43，$PaCO_2$ 61 mmHg，血 HCO_3^- 38 mmol/L，血 Na^+ 140 mmol/L，血 Cl^- 74 mmol/L，血 K^+ 3.5 mmol/L。

【思考题】

试分析该患者发生了何种酸碱平衡紊乱?

【参考答案】

分析：该患者 $PaCO_2$ 原发性升高，为慢性呼吸性酸中毒，计算代偿预计值为：$\Delta[HCO_3^-]\uparrow=0.35\Delta PaCO_2\pm3=0.35(61-40)\pm3=7.45\pm3$

代偿预计值为：正常 $[HCO_3^-]+\Delta[HCO_3^-]=24+(7.45\pm3)=31.45\pm3$，而实际测得的 $[HCO_3^-]$ 为 38 mmol/L，大于代偿预计值，因此肯定有另外一种碱中毒即代谢性碱中毒的存在。那么有没有代谢性酸中毒呢？用 AG 值可以分析：$AG=[Na^+]-[Cl^-]-[HCO_3^-]=140-38-74=28$，明显升高。因此可判断代谢性酸中毒的存在。可见此患者发生了呼酸、代酸、代碱三重型的酸碱平衡紊乱。

病案讨论（十四）

【病史】

患者，王某，男，47 岁。急性淋巴细胞性白血病，经连续化疗 8 周，自觉症状减轻，但食欲减退，轻度脱发，有低热。抽血，分离淋巴细胞作 DNA 琼脂糖电泳、常规透射电镜检查及核酸内切酶活性测定，DNA 电泳谱呈梯状条带，细胞皱缩，胞膜及细胞器相对完整，核固缩，核酸内切酶活性显著增强。

【思考题】

试分析病人淋巴细胞发生什么病理改变？为什么？

【参考答案】

病人淋巴细胞发生凋亡改变，依据是 DNA 琼脂糖电泳、电镜检查及核酸内切酶活性测定结果。

病案讨论（十五）

【病史】

朱某，男，47 岁。3 d 前开始发热，体温 38 ℃左右，伴咽喉痛、鼻塞及咳嗽，无呕吐与腹泻。体检：体温 38.2 ℃，咽部充血。心律齐，心率 90 次 / min，无杂音闻及。两肺呼吸音清晰。腹平软无压痛。肝脾未扪及。

【思考题】

试分析该患者发热的原因是什么？

【参考答案】

根据患者的病史和体检，患者最大的可能是发生了上呼吸道感染。上呼吸道感染多由病毒引起，主要有流感病毒、副流感病毒等。细菌感染可直接或继病毒感染之后发生，尤以溶血性链球菌为多见。患者常在受凉、疲劳等诱因作用下，机体或呼吸道局部防御功能降低，使原已存在于呼吸道或从外界侵入的病毒或细菌大量繁殖，引起上呼吸道感染。病毒、细菌等作为发热激活物，使机体产生内生性致热原，进而导致机体发热。

病案讨论（十六）

【病史】

某女，33 岁。妊娠晚期，因大叶性肺炎入院，曾有心肌炎病史。发热 39 ℃ 2 h，心率 120 次 / min。

【思考题】

试讨论该病人是否需要采取解热措施，如需要可采取哪些方法？

【参考答案】

需要解热。因曾有心肌炎病史，且心率已达 120 次 / min。

可采取以下措施：

1. 控制原发病：积极治疗大叶性肺炎；
2. 物理降温：如酒精擦浴等；
3. 药物解热；
4. 支持治疗：补充营养、维生素等。

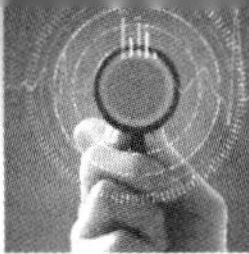

病案讨论（十七）

【病史】

患者陈某，男性，10 岁。左臂、左下肢大面积烫伤。入院时体温 37.5 ℃，心率：125 次 / min，血压 135/80 mmHg，白细胞 1.5×10^9 L^{-1}，中性粒细胞 90%，血糖 10 mmol/L（正常空腹血糖为 3.9 ~ 6.0 mmol/L）。2 ~ 3 日后出现上腹部不适，伴黑便两次，大便潜血阳性。

【思考题】

1. 该患者处于什么病理状态？
2. 患者为什么出现黑便，其发病机制如何？
3. 患者神经 – 内分泌系统有何变化？与黑便发生有何关系？

【参考答案】

1. 该患者处于应激状态。

2. 患者发生应激性溃疡。发生机制：胃、十二指肠黏膜缺血；胃腔内 H^+ 向黏膜内的反向弥散；酸中毒、胆汁反流等。

3. 交感 – 肾上腺髓质系统兴奋→胆汁反流；

交感 – 肾上腺髓质系统兴奋→黏膜缺血→内毒素血症、酸中毒、氧自由基↑、前列腺素合成↓。下丘脑 – 垂体 – 肾上腺皮质系统兴奋→ β 内啡肽↑；下丘脑 – 垂体 – 肾上腺皮质系统兴奋→糖皮质激素大量分泌→黏膜屏障作用↓。

病案讨论（十八）

【病史】

患者，男，65 岁。风湿性心脏病史 20 年。近日感冒后出现胸闷、气促、夜间不能平卧，腹胀，双下肢水肿。

【体检】

颈静脉怒张，肝颈静脉回流征阳性，双肺可闻及湿啰音，心界向两侧扩大，心音低钝，心尖部可闻及Ⅲ级舒张期隆隆样杂音。肝大，肋下三指。

【思考题】

1. 患者发生了什么病理过程？请用病理生理学知识解释其临床表现。
2. 试述该患者的发病原因及机制。

【参考答案】

1. 患者发生了右心衰竭。患者有双下肢水肿、肝颈静脉回流征阳性、肝淤血肿大、颈静脉怒张等体循环淤血的体征，这些都是典型右心衰的临床表现。

2. 患者有 20 年风湿性心脏病史，累及二尖瓣，导致二尖瓣狭窄。二尖瓣狭窄使舒张期左心房血液不能有效流入左心室，因此左心房代偿性肥大，血液在加压情况下快速通过狭窄的瓣膜口，产生涡流和震动，出现舒张期隆隆样杂音。失代偿后，左心房内血液淤积，内压增高，肺静脉回流受阻致肺淤血、肺水肿。继而出现肺动脉收缩致肺动脉高压，右心代偿性肥大，失代偿后出现右心室扩张，三尖瓣相对关闭不全，最终右心衰竭出现体循环淤血。

病案讨论（十九）

【病史】

患者患肝硬化已 5 年，平时状态尚可。1 次进食不洁肉食后，出现高热（39 ℃）、频繁呕吐和腹泻，继之出现说胡话，扑翼样震颤，最后进入昏迷状态。

【思考题】

试分析该患者发生肝性脑病的机制。

【参考答案】

1. 肝硬化病人，因胃肠道淤血，消化吸收不良及蠕动障碍，细菌大量繁殖。现进食不洁肉食，可导致肠道产氨过多。

2. 高热病人，呼吸加深加快，可导致呼吸性碱中毒；呕吐、腹泻，丢失大量 K^+，同时发生继发性醛固酮增多，引起低钾性碱中毒；呕吐丢失大量 H^+ 和 Cl^-、可造成代谢性碱中毒。碱中毒可导致肠道、肾脏吸收氨增多，而致血氨升高。

3. 肝硬化病人常有腹水，加上呕吐、腹泻丢失大量细胞外液，故易合并肝肾综合征，肾脏排泄尿素减少，大量尿素弥散至胃肠道而使肠道产氨增加。

4. 进食不洁肉食后高热，意味着发生了感染，组织蛋白分解，导致内源性氮质血症。

病案讨论（二十）

【病史】

患者，女，11 个月。因呕吐、腹泻 3d 于 11 月 23 日入院，起病后每日呕吐 5 ~ 6 次，进食甚少。腹泻每日 10 余次，为不消化蛋花样稀汤便。低热、嗜睡、尿少。体检：体温 38 ℃（肛温），脉搏 160 次 / min，呼吸 38 次 / min，体重 8 kg。精神萎靡，神志清楚，皮肤干燥，弹性较差。心音弱。肺正常。肝肋下 1 cm。实验室检查：血红蛋白 98 g/L（正常值 120 g/L），白细胞 12×10^9 L^{-1}（正常值 4 ~ 10×10^9 L^{-1}），大便常规阴性。

血气分析	治疗前	血液生化	治疗前	治疗后
pH	7.29	血钠 /（mmol/L）	131	142
AB/（mmoL/L）	7.29	血氯 /（mmol/L）	94	98
SB/（mmoL/L）	11.7	血钾 /（mmol/L）	2.26	4.0
BE/（mmoL/L）	−16.5			
$PaCO_2$/mmHg	23.4			

【思考题】

试分析此病例的病理过程、发病机制和防治原则。

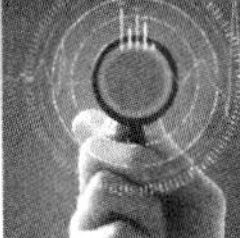

【参考答案】

1. 病理过程

（1）水电解质平衡紊乱

1）等渗性脱水：精神萎靡、皮肤干燥、弹性差。

2）低血钾：低于 2.26。

（2）酸碱失衡：各血气指标明显改变

1）pH 下降，有酸中毒。

2）病史，腹泻、丢失 HCO_3^-，所以 HCO_3^- 下降为原发，$PaCO_2$ 下降为继发，判断为有代谢性酸中毒。

3）AG=131-（94+9.8）=27.2

ΔAG=27.2-12=15.2

判断为高 AG 型代谢性酸中毒，缓冲前 HCO_3^-=AB +ΔAG= 9.8+15.2=25，在正常范围之内，无代碱。

4）预测代偿公式，确定单纯型还是混合型。

用代偿公式：预测 $PaCO_2$ =1.5×9.8+8±2=22.7±2，实测 $PaCO_2$ =23.4 在代偿范围之内，所以本病为单纯型代酸。

（3）缺氧：Hb9.8，贫血导致血液性缺氧。

（4）发热：肛温 38 ℃（非感染性）。

2. 发病机制

严重呕吐、腹泻，导致体液及电解质丢失，引起等渗性脱水、低血钾、酸碱失衡。

该病例主要表现为：高 AG 型代酸 → 谷氨酸脱羧酶活性↑→ γ－氨基丁酸生成↑→中枢抑制（精神萎靡、嗜睡等）。

该患者是以腹泻为主引起的酸碱失衡，一般应为正常 AG 型（高血氯性）代酸，但该患者为高 AG 型的代酸，可能原因有：①严重呕吐丢失 Cl^-，使血 Cl^-不增高；②发热使肌肉耗氧增强，但 Hb 降低使机体供氧不足，使葡萄糖无氧酵解增强，乳酸产生增多，导致 AG 升高。

3. 防治原则

补碱、补钾、根据 BE 负值多少来补碱（补 0.3 mmol $NaHCO_3$/ 每个负值）。

病案讨论（二十一）

【病史】

患者，男，33 岁。特发性肺间质纤维化，因气短入院。

【体检】

体温 36.5 ℃，心率 104 次 / min，呼吸 60 次 / min。呼吸急促，发绀，两肺底有细湿啰音。肺活量 1 000 mL（正常成年男性平均 3 500 mL）。

【血气分析】

PaO_2 58 mmHg，$PaCO_2$ 32.5 mmHg（正常 40 mmHg），pH 7.49（正常 7.35 ～ 7.45）。

【思考题】

1. 该患者发生了哪种类型的呼吸衰竭？机制如何？

2. 患者为什么发生呼吸困难？

3. 该患者发生了哪种类型的酸碱平衡紊乱。

【参考答案】

1. 该患者发生了Ⅰ型呼吸衰竭，因为血气分析显示 PaO_2 低于 60 mmHg，但不伴有 $PaCO_2$ 高于 50 mmHg。其机制是由于肺间质纤维化使部分肺组织顺应性降低，发生限制性通气不足、气体弥散障碍以及通气 / 血流比例失调，导致 PaO_2 低于 60 mmHg。

2. 肺顺应性降低，机体缺氧，牵张感受器或肺泡毛细血管旁感受器受刺激而反射性引起呼吸运动变浅变快。

3. 患者发生了呼吸性碱中毒。

参考文献

[1] 王建枝，钱睿哲 . 病理生理学 [M]. 第 9 版 . 北京：人民卫生出版社，2018.
[2] 万海同 . 中西医结合脑血管病临床与科研方法 [M]. 北京：中国中医药出版社，2015.
[3] 杨芳炬 . 机能实验学 [M]. 北京：高等教育出版社，2010.
[4] 周裔春，王爱梅，张敏 . 机能学实验教程 [M]. 北京：科学出版社，2011.
[5] 李汉汀，张文峰 . 机能实验技术 [M]. 南昌：江西高校出版社，2005.
[6] 周光兴 . 医学实验动物学 [M]. 上海：复旦大学出版社，2012.
[7] 周利玲 . 医学机能实验学 [M]. 北京：中国科学技术出版社，2006.
[8] 周光兴 . 人类疾病动物模型复制方法学 [M]. 上海：上海科学技术文献出版社，2008.
[9] 汪晖 . 药理学实验 [M]. 武汉：湖北科学技术出版社，2002.
[10] 李仪奎 . 中药药理实验方法学 [M]. 上海：上海科学技术出版社，2006.
[11] 李剑敏 . 机能学实验指导 [M]. 郑州：河南科学技术出版社，2010.
[12] 汪长华 . 病理生理学实验教程 [M]. 武汉：湖北科学技术出版社，2002.
[13] 李才 . 人类疾病动物模型的复制 [M]. 北京：人民卫生出版社，2008.
[14] 刘恩岐 . 人类疾病动物模型 [M]. 北京：人民卫生出版社，2014.
[15] 金春华 . 机能实验学 [M]. 北京：科学出版社，2006.
[16] 周岐新 . 人体机能学实验 [M]. 北京：科学出版社，2008.
[17] 袁秉祥 . 机能实验学教程 [M]. 西安：西安交通大学出版社，2003.
[18] 涂自智，刘欣 . 病理生理学实验 [M]. 武汉：华中科技大学出版社，2012.
[19] 胡还忠 . 医学机能学实验教程 [M]. 北京：科学出版社，2010.
[20] 陆源，林国华，杨午鸣 . 机能学实验教程 [M]. 北京：科学出版社，2010.
[21] 王建红，董艳芬、陈伟强 . 医学机能学实验 [M]. 北京：中国医药科技出版社，2010.
[22] 申杰，韩萍，何伟 . 医用科研方法学 [M]. 北京：人民军医出版社，2007.
[23] 胡维诚 . 医学机能学实验 [M]. 北京：科学出版社，2007.
[24] 舒安利，李小媚 . 生理学实验教程 [M]. 西安：世界图书出版公司，2013.
[25] 胡浩 . 机能实验学 [M]. 北京：高等教育出版社，2021.
[26] 胡还忠 . 医用机能学实验教程 [M]. 武汉：湖北科学技术出版社，2021.
[27] 张晓 . 医学机能实验学 [M]. 北京：科学出版社，2015.

学习重点：

学习难点：

必考点：

记录：

学习重点

学习难点

必考点

记录

学习重点：

学习难点：

必考点：

记录：